肝病用药十讲

尹常健 著

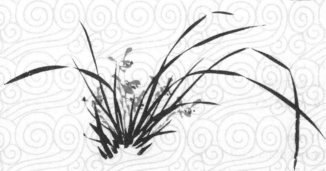

中国中医药出版社
·北京·

图书在版编目（CIP）数据

肝病用药十讲/尹常健著.—3版.—北京：中国中医药出版社，2018.6

ISBN 978-7-5132-4847-1

Ⅰ.①肝…　Ⅱ.①尹…　Ⅲ.①肝病（中医）—用药法

Ⅳ.① R256.4

中国版本图书馆 CIP 数据核字（2018）第 062666 号

中国中医药出版社出版

北京市朝阳区北三环东路 28 号易亨大厦 16 层

邮政编码　100013

传真　010-64405750

廊坊市三友印务装订有限公司印刷

各地新华书店经销

开本 880×1230　1/32　印张 12.5　字数 314 千字

2018 年 6 月第 3 版　2018 年 6 月第 1 次印刷

书号　ISBN 978-7-5132-4847-1

定价　48.00 元

网址　www.cptcm.com

社 长 热 线　010-64405720

购 书 热 线　010-89535836

维 权 打 假　010-64405753

微信服务号　zgzyycbs

微商城网址　https://kdt.im/LIdUGr

官 方 微 博　http://e.weibo.com/cptcm

天猫旗舰店网址　https://zgzyycbs.tmall.com

如有印装质量问题请与本社出版部联系（010-64405510）

内容提要

　　本书是论述肝病用药的专著。全书共列十个专题，对肝病用药的研究现状、存在问题、有关理论探讨、原则方法、经验总结、现代研究等进行了系统阐述，并详细介绍了100味肝病常用中药，提出了独到新颖的见解，还通过验案介绍和临床总结展示了个人的用药经验，既具有学术价值，又切合临床实用，是肝病临床工作者不可多得之参考书。

前　言

　　肝病用药是肝病临床研究的最重要环节，用药正确与否直接关系到疗效优劣和疾病预后，随着医学科学的发展与进步，在宏观调治与微观研究相结合、临床观察与实验研究相结合等原则指导下，肝病用药的思路更加宽阔，针对的目标更加准确而具体，用药方法也日趋多样化，使肝病用药的研究内容丰富多彩并渐成体系。鉴于国内目前尚无系统论述肝病用药理论与临床的专著，临床工作者颇感不便，为此，在总结国内外研究文献的基础上，结合个人多年肝病用药的经验、心得与体会撰写了本书，有些章节系我给研究生讲课的内容，这次也进行了补充与修删，一并编入书内，期望能对广大肝病工作者有所帮助。

　　本书以肝病用药为总纲和主线，主要内容分为十讲，就国内目前肝病用药研究的现状与问题、与肝病用药有关的几个概念与理论问题、肝病用药的原则与方法、肝病用药的现代研究等进行系统的探讨、阐述与评价，提出了自己的看法与见解；对100味肝病应用频率最高的中药进行了性味归经、主治功用及药理学研究等方面的全面介绍，并谈了临床应用的心得；分别介绍了肝病常见症状、主要体征、谷丙转氨酶升高及常见肝

1

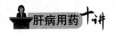

脏疾病的证治与用药经验。除以上主要内容外，考虑到临床验案最能反映我的用药特点与风格，本书在附加内容中介绍了我对 51 例肝病患者的证治与用药，从病种看对最主要的肝脏疾病都有所涉及，这些经验或许对临床工作者有所助益。

中国中医药学会肝胆病专业委员会多年来为我国中医肝病学术研究做了大量卓有成效的工作，先后组织有关专家制定了病毒性肝炎辨证标准和中医疗效判定标准，对规范肝病用药发挥了重要作用，本书亦作了详细介绍。

本书对国内有关研究资料中的各种观点尚难一一收入，只能列入主要或大多倾向的意见，更多的是结合临床提出了我自己的看法，难免有偏颇和错误之处，尚祈同道批评指正。

尹常健

2018 年 3 月 30 日

修订说明

　　《肝病用药十讲》出版至今已经二十多年了。承蒙中国中医药出版社和广大读者的关心和厚爱，使本书得到修订再版的机会，我对此表示最诚挚的感谢！

　　《肝病用药十讲》主要是讨论肝病临床用药的一些问题，个人就其中感受较深、体会较多的某些方面谈了自己的看法和见解，期望能对肝病用药研究有所助益。本书出版后，收到很多读者的来信，包括专业工作者及部分患者，他们给予了很高的评价，还有的患者带着此书不远万里来找我诊病，这些都给了我极大的鼓励，使我深深地为之感动。

　　本书于1998年出版后虽经多次印刷，仍不能满足广大肝病临床工作者的需求，因此2007年出版社又进行了再版，受到广大读者的欢迎。

　　本书出版至今的二十多年来，特别是再版至今的十余年来，中西医肝病研究的许多领域都取得了许多重大进展，很多研究成果对临床用药发挥了重要的指导作用，我个人也感到以现在的观点审视《肝病用药十讲》，其中有些内容是粗略的，有些认

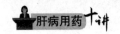

识是肤浅的，因此，我盼望有修订再版的机会，以对本书进行增删、修改和完善，这次再版实现了我的这个愿望。

本次修订再版，在保持原来结构和框架的基础上对部分内容进行了必要调整，考虑到本书的主要着眼点重在临床，因此对原书十讲之外有关科研课题的介绍内容进行了删减，使总体内容更为集中，也更贴近临床。由于近年来新的抗乙肝病毒药物相继出现，特别是丙肝小分子直接抗病毒药物取得重大突破，使抗病毒治疗的临床格局发生了根本的变化，因而此次再版也对中医药治疗乙肝病毒携带者及丙型肝炎的相关章节进行了调整和删减，以使之更为适应当前临床进展的实际需要。中成药的合理应用是肝病临床用药的重要组成部分，此次修订特增加了我为《中西医结合肝病杂志》写的专论"肝病中成药的合理应用"一文，期望能对肝病临床工作者合理应用中成药有所启示。

我从事肝病中医、中西医结合临床研究已近四十年，深知肝病用药研究的重要意义，深感国内在这一研究的许多领域还远非尽如人意，如规范用药问题，临床用药的盲目性和随意性问题，给药途径与方法的选择问题，中药疗效的科学定位问题，作用环节问题，中成药的应用问题等，均未得到根本的解决，我们在肝病用药研究方面所面临的研究任务仍然是繁重的。

我个人认为肝病用药的最高境界应该是规范、准确、有效、无毒，既符合君臣佐使的配伍原则，又符合现代药理学、毒理学结论；既对证、又对病；肝病用药还应明确某一治法和方药对某一疾病或某一环节所能发挥主导治疗、辅助治疗或善后治疗等不同作用目标；还应根据病情的轻重缓急而选择正确的给药途径和剂型；肝病用药还应明确对肝病某一阶段、某一环节的恰当疗程、调方指征、停药标准等，以各适其所，只有如此，才能最大限度地克服临床用药的盲目性，使用药更为规范与合理。

规范用药是肝病临床研究的最高科学境界，每一位临床工作者都应为最终实现从经验用药到规范用药的过渡而努力探索，如果《肝病用药十讲》能为此发挥一点作用，略尽绵薄之力，我将不胜欣慰。

尹常健

2018 年 4 月 30 日

于山东中医药大学附属医院

目　录

第六讲　肝病常见症状与体征的证治与用药 / 185

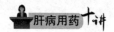

第一讲　国内目前肝病用药的研究现状

我国自 20 世纪 50 年代开展中医药治疗肝脏疾病的临床用药研究至今已走过了六十多年漫长的路程，这期间 50 年代及 60 年代以甲型肝炎、肝硬化临床治疗研究为主，70 年代末及 80 年代则主要对乙型肝炎开展了多层次、全方位的攻关研究，其规模之大、涉及范围之广及研究的广度与深度都是空前的，取得的研究成果也最多。中医药治疗丙型肝炎的临床研究始于 20 世纪 90 年代初，而近几年始见有关报道，虽因起步较迟，对丙型肝炎临床用药的许多问题尚未形成统一的认识，其证治规律也尚在探索之中，但也已经出现了一些可喜的苗头，展现了广阔的研究前景。

六十多年来的研究历程与实践充分证明，在我国，中医药治疗病毒性肝炎、肝硬化等肝脏病已经成为其他治法难能替代的重要治疗方法，有资料表明，目前约有 70％以上的肝病患者接受过或正在接受中医药治疗，其重要性可见一斑，这也是我国中医学术界对丰富肝病治疗学内容所作出的最可贵的贡献。

肝病用药研究是肝病临床研究的重要内容和最终落足点，肝病用药正确与否不仅直接关系到疗效优劣和疾病预后，同时又可反过来检验其他研究环节的对错与优劣，临床用药是建立在病因学、病机学、证候学、方药学等研究基础之上的，而用药既是整个临床研究过程的重要环节之一，同时与其他环节相比而言用药研究又具有更多的特殊性，因为用药准确与否、水平高低除与用药者的理论水平与专业技能密切相关外，还常因临床医生学识、经验、悟性及思维方法等方面的差异而相去甚远，因此，也可以

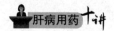

将临床用药研究视为一个相对独特的研究系统，通过这个系统基本上可以折射和反映出肝病临床研究的水平与状况。本讲对目前国内肝病用药的研究现状与存在的主要问题进行回顾与总结，并作简要评介，旨在总结经验、认识不足，从而切实提高临床用药的水平。

第一节　辨证用药研究概况

辨证论治是中医临床用药的基本指导原则，也是肝病用药的主要方法，多年来，广大肝病工作者为此进行过许多有益的探索，并根据不同肝病的发病规律尝试和创立了一些新的辨证方法，使辨证用药的内容更为丰富和具体，目前，对绝大部分肝脏疾病辨证用药的总体规律已基本形成共识。

一、常用辨证方法

1. 整体辨证　整体辨证即传统的辨证方法，也是肝病最基本、最常用的辨证方法，即根据某一肝脏疾病或疾病的某一阶段的发生发展规律和临床表现特点，在对病因病机病位等进行全面分析的基础上进行证候归纳，划分若干临床证型，而后分别设立治法，确定方药。以慢性肝炎为例，各地分型虽不尽一致，但大都包括气滞血瘀、肝胆湿热、肝郁脾虚、肝肾阴虚、脾肾阳虚等主要证型。

朱曾柏认为慢性肝炎的演变过程，一般总是依据脾胃肝胆湿热、气滞血瘀、肝脾两虚，而病至后期，病情严重者则多呈现肝肾阴血耗损，或虚中夹实，并认为"病至后期，总是以虚为多"。临床分为脾胃湿热壅滞证、气滞血瘀证、肝脾两虚证、肝阴亏损证四型，分别施以清热化湿解毒，兼以和胃舒肝；疏肝理气，兼以清肝解毒；扶脾养肝，兼以解毒；养阴柔肝兼以清肝解毒等治法。王文正将慢性肝炎分为肝气郁滞型，多见于慢性肝炎稳定期；肝血瘀滞型，多见于慢性肝炎及早期肝硬化；肝郁脾虚型、肝肾阴虚型，多见于肝病日久患者；肝胆湿热型则往往见于慢性肝炎活动期。对此五个证型分别予以疏肝健脾、理气调中，舒肝化瘀、活血攻坚，舒肝健脾、培土益中，滋肾养肝及清利肝胆湿热等法治之。罗鸣歧认为本病临床可分为湿热蕴蒸、气滞血瘀、肝阴不足三型，其中湿热蕴蒸又分为湿重于热及热重于湿，气滞血瘀又分为肝郁偏重及瘀血偏重，而分别给予相应的治法与方药。关幼波将慢性肝炎分为湿热未清、肝胃不和、肝郁脾虚、肝郁血滞、脾虚湿困、脾肾两虚、肝肾阴虚、气血两亏八型。傅大名将迁延性慢性肝炎分为脾虚肝郁型、肝阴亏损型及气滞血瘀型三型，并认为各型的划分是相对的，各型既可单独存在，亦可二三型兼有，型与型之间在一定条件上可互相转化。刘镜如等将本病归纳为六个基本证型，肝郁气滞、肝胆湿热、肝脉瘀滞、肝肾阴虚、脾虚湿阻及气血亏虚等。李石成辨证分型治疗慢性迁延性肝炎获得满意疗效，分为脾虚湿滞、肝郁气滞、肝肾阴虚等三型。

朱彬彬辨证施治慢性肝炎300例，按中医辨证论治和西医辨病，结合肝功生化变化，将本病整个演变过程分为三期七型：

（1）肝脾湿热壅盛期 ①肝热型（261例，占87%）；②肝湿型（30例，占10%）；③肝脾湿热型（9例，占3%）。

（2）肝热阴虚期 ①肝阴虚型（46例，占15.3%）；②脾肾阴虚型（32例，占10.7%）。

（3）肝脾肾虚损期 ①气阴两虚型（26例，占8.7%）；②脾肾阳虚型（4例，占1.3%）。观察结果表明1～3年远期显效率达80%，有效率达90%。

蒋森治疗275例，分为肝郁脾虚型（66例）、脾肾阳虚型（50例）、气血两虚型（27例）、肝肾阴虚型（19例）、血热血瘀型（66例）、湿热稽留型（47例），并认为血热血瘀不同于单纯的瘀

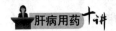

血阻滞。结果慢迁肝治愈 42 例，占 39.6％；慢性活动性肝炎治愈 51 例，占 30.1％。

综合各家资料表明，慢性肝炎虽然虚实错杂，证候纷繁，但仍有一定规律可循，20 世纪 80 年代中国中医药学会内科肝胆病专业委员会则将其分为湿热中阻证、肝郁脾虚证、肝肾阴虚证、瘀血阻络证、脾肾阳虚证，并对每一证分列主证次证标准，使分型更为规范化。

2. 症状与体征辨证　在肝病过程中有多种突出症状与典型体征，这些症状与体征往往成为肝病某一阶段的主要矛盾，国内不少学者主张对症状与体征进行辨证。又因患者个体差异而表现不一，近年来一些专家学者主张对本病进行症状辨证。朱曾柏认为治疗本病，特别是那些病程长、肝功损害明显的患者，在解除主要临床症状之后，往往正气来复，肝功也随之改善，他认为抓住主要症状进行辨治具有重要的临床意义。关幼波将胁痛辨证分为肝气郁结、气滞阻络，湿热瘀阻肝经，肝郁血滞，肝阴不足、血虚，湿热凝痰阻络五型；腹胀分为停食腹胀、积滞作胀、气滞作胀、湿困作胀、脾虚作胀、腹水作胀；低热分为肝胆湿热、阴虚血热、气血两虚，而分别治之，效果较好。王文正等认为，如果忽视对常见症状的全面辨证，不掌握其各自的病理实质，就会使治疗带有一定的盲目性。辨胁痛分为隐痛——多责之于阴虚；胀痛——须分气滞与湿热；热痛——应辨虚实；柱痛——多发于血瘀痞块；坠痛——总由乎气虚；串痛——病发于气郁。辨腹胀分气滞作胀、脾胃虚寒致胀。辨乏力分肝之气病乏力——气郁与气虚；肝之血病乏力——血虚与血瘀；肝病及肾之乏力——肾水不足与肝肾双亏；湿热蕴结之乏力、肝热蕴结之乏力——肝胆湿热与湿热困脾。低烧辨虚实；高热辨肝郁化火与风火相煽；辨食少分正虚、湿热、阴虚、食积等。

3. 体质辨证　某些肝病有时会出现这样一种情况，即疾病诊断明确，客观指标异常，如个别脂肪肝病人丙氨酸氨基转移酶（ALT）升高，却无任何症状与体征，无证可辨，使用药无从入手，给辨证带来极大困难，有人提出可采用体质辨证法。姜春华认为，通过客观检查了解病的本质，通过诊查了解人的体质，两者结合，辨证论治才能达到治病的目的。对临床上不少病人并无不适，只有化验指标异常而无证可辨者，匡耀祖采用体质辨证方法，将患者体质划分为五个类型，即心火热质、肝木风质、肺金燥质、脾土湿质及肾水寒质，分别治以清心泻火、泻肝泄火、补益肺气、温脾化湿、温补肾阳等法，取得较好的效果。

体质辨证分型，目前单独应用较少，作为一种辨证分型方法，可以与其他辨证分型方法互为补充、共同完善。

4. 对某些客观检测指标的辨证用药 在肝脏疾病中，某些客观检测指标常作为重要的诊断标准，这些指标不仅可以直接反映疾病的性质与程度，还可以帮助我们判断预后，某些指标的变化又是重要的疗效标准，因而不少学者主张以某些客观指标为主线索进行辨证，如 ALT、浊絮异常及乙肝病毒表面抗原（HBsAg）阳性等。

（1）丙氨酸氨基转移酶（ALT）异常 转氨酶活力测定是肝病最敏感的指标之一，转氨酶活力增高一般反映肝细胞损害或有急性活动性炎症，在慢性肝炎则常可持续或反复升高。中医药的降酶效果早已为中西医临床工作者所肯定，虽然国内对单味和复方中药降酶的研究和运用取得了一定成果，但绝大部分学者仍然主张改善肝功（包括降酶）应当坚持辨证论治。葛继民认为改善肝功的方法亦离不开辨证论治法则，必须从整体出发辨证与辨病相结合，病证同参、审证求因；临床肝功异常，如单纯见肝治肝、酶高降酶，则有失辨证论治实质。葛继民辨证降酶，分别采用清利湿热法，适用于湿热蕴伏型；疏肝理脾法，适用于肝气郁结型；滋养肝肾法，适用于肝阴亏损型；活血化瘀法，适用于气滞血瘀

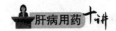

型。并将上述四法视为降酶大法，可互相结合，随证而施，灵活运用。孟琳升认为转氨酶增高，其病机多以正虚为本，夹邪为标，而气机阻滞是本病的核心，他将 ALT 升高患者分为肝气郁滞型、脾气虚弱型、肝阴不足型、气血两虚型进行治疗，获得较为满意的效果。

（2）浊絮异常　浊絮试验，主要指麝香草酚浊度试验（TTT，麝浊）、麝香草酚絮状试验（TFT，麝絮）及硫酸锌浊度试验（ZnTT，锌浊），麝浊度持续增高及锌浊度增高往往提示病情向慢性转化。目前对浊絮异常的单独辨证分型尚不多见。孟琳升综合全国对降浊絮的治疗概况，归纳为实证、虚证及夹杂证。实证分为：湿热互结，宜清利之法；肝气郁滞，治当疏理；瘀血内结，应活血化瘀。虚证分为：脾虚气弱，治以健脾补气；肝肾阴虚，治以滋养肝肾为主；气阴两虚，治以并补气阴；还有脾肾两虚型等亦各随其治。夹杂证则当分寒热虚实而治之。他认为降低浊絮乃是治疗肝病的重要环节，并指出各地浊絮异常的治疗仍以辨证论治为原则。

（3）白蛋白/球蛋白（A/G）比例异常　杨芬明对蛋白比例倒置的慢性肝炎患者从整体观念出发，辨证分型治疗，效果满意。临床分为：①脾失健运、气血亏虚型，治以健运脾胃、补益气血；②脾肾两虚、湿热未尽型，治以调补脾肾、清利湿热；③肝肾亏损、血热毒蕴型，治以滋补肝肾、凉血解毒；④肝郁气滞、瘀血阻络型，治以疏肝理气、活血化瘀、清解余毒。章文亮辨证治疗慢性活动性肝炎高蛋白血症 52 例，气滞血瘀型 27 例，肝郁脾虚型 20 例，肝脾湿热型 5 例，结果 52 例血清丙种球蛋白全部下降，近期显效者 29 例，有效 18 例，总有效率为 90.4%。

（4）HBsAg 阳性　龚坚曾综合各地资料，归纳为清热解毒法，适用于湿热疫毒型患者；扶正固本法，适用于虚证患者；活血化瘀法，适用于瘀血证明显者。联合用药，熔上述治法于一炉，或精选药物，组成定方，或辨证论治，灵活加减，从而把对乙肝的治疗水平提到一个新的高度。蒋健等曾对 88 例迁延性乙型肝炎进行临床观察，其中设辨证分型组，分湿热蕴结型（10 例）、肝郁脾虚型（6 例）、肝肾不足型（11 例），益肾温肾为主，清化湿热为辅的治疗组（41 例）；对照组（20 例），用单味陈皮制剂。结果表明：辨证分型组与益肾组所用治疗方法均有一定的促使 HBsAg 转阴或使其滴度下降的作用，且能使部分患者的乙肝病毒核心抗体（抗 –HBc）、乙肝病毒 e 抗原（HBeAg）和乙肝病毒多聚酶（DNA–P）转阴，而对照法对 HBsAg 几乎无作用，从而认为从实验室筛选出有降低 HBsAg 滴度作用的药物对于指导临床应用的价值是有限的。胡源民辨证治疗乙型肝炎 100 例，分为肝胆湿热、脾虚、肾虚、瘀滞四型，与西医病因学相结合，分别拟定乙型肝炎Ⅰ、Ⅱ、Ⅲ、Ⅳ号方，结果近期疗效较为满意，远期疗效也显示有希望。

5. 定法定方、辨证加减用药　为了在辨证论治理论指导下寻找对慢性肝炎有效的治法与方药，不少学者采用固定治法、固定方药、辨证分型加减的方法进行观察与研究。

李芝舫以健脾法为主治疗乙型肝炎 68 例，以脾虚为共同的病理基础，兼有肝郁、湿热、阴虚、血瘀、肾虚之证者分别辅以泻木、化湿、养阴、化瘀、益肾之法，结果临床治愈 29 例，好转 21 例，无效 18 例，总有效率为 73.5%。阎国瑞以补中运脾法为主，佐以疏肝理气、活血化瘀、清热解毒法，以补中益气汤加减治疗慢性肝炎 302 例，结果总有效率为 92.36%。肖立渭用活血化瘀为主法，佐疏肝理气、清热利湿、益气健脾、滋阴养血治疗慢性肝炎 500 例，疗效较好。陈增潭在辨证基础上固定处方，统一服中药汤剂复肝 24 号，随证加减，最短 3 个月，结果症状均有明显改善，转氨酶、麝浊与治疗前有明显差异，24% 病例 HBsAg 转阴，从而设想以中医辨证理论为指导，结合西医学理论，用中药

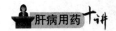

调整机体免疫功能，对提高慢性肝炎的治疗效果会有帮助。戴馨仪等用单方中药制剂"益肝"，对肝胆湿热型、肝郁脾虚型及肝肾阴亏型均有效，以肝郁脾虚型疗效最好，免疫功能改善也最显著，肝胆湿热型次之，肝肾阴虚型稍差。徐加辛自拟清肝汤为基本方治疗乙型肝炎 100 例，辨证分为正虚邪恋型、脾虚湿滞型、肝肾阴虚型、肾气不足型及肝郁血瘀型，分别加用相应药物，疗效满意。

各地辨证方法虽有不同，但其实质内容却是互相渗透、互为补充的。临床实践已经表明强调整体观念、突出辨证论治仍是目前和将来中医治疗慢性肝炎的重要的研究课题，这一点已为不少专家学者所肯定。钱英认为中医治疗慢性肝炎属于整体疗法，而不是单纯为了解决某项检测指标，其疗效具有可重复性。合理的治则必须建立在正确的辨证基础上，突出辨证论治是提高肝炎治疗效果的关键。朱曾柏认为分型论治有一定的好处，能在一定范围发挥中医理法方药及其加减运用的特点。这些论述提示应进一步不断统一与完善分型方法，充实分型内容，使之更好地指导中医对慢性肝炎的治疗。

二、辨证用药的临床优势

所谓优势是与其他用药方法或西医学治疗方法相比较而言的，是相对的，一般说来，辨证用药的优势主要体现在以下几个方面。

1. 宏观调控，注重综合疗效　辨证用药是建立在中医学整体观基础上的，就病毒性肝炎、肝硬化等主要肝脏疾病而言，其病变十分复杂，临床治疗不单单追求某一指标的疗效，往往既要治疗疾病本身，又要调节和改善人体本身的状况，只有进行宏观调控，才能收到较好的综合疗效，而辨证用药恰恰最能体现宏观调控的原则与方法。辨证过程中对不同的体质、病程长短、病情轻重及种种不同的临床表现进行全面分析所确立的治法与方药，对病因、病位、病机转归规律、体质状况等都有一定的针对性，从而收到较好的综合疗效。辨证是宏观的、总体的，疗效是综合的、多方面的。此外，体质差异等也是辨证的重要内容之一，因此，治法的确定与方药的应用也应有所兼顾，这对改善整个疾病的预后当然是最重要的。

2. 有效的对症治疗　作为病人主观感觉和外在表现的症状与体征是临床辨证最重要最直接的客观依据，因此，治法和方药对症状和体征针对性更强，有些治法就是直接针对症状与体征的，如理气止痛治胁痛、行气消胀治腹胀、利胆退黄治黄疸、和胃消食治纳呆等，均法有所指、药有所对、明了具体、疗效确切。临床所见，辨证用药在取得综合疗效的基础上，以症状和体征的改善和消除最为明显。减轻和消除症状与体征是肝病临床治疗的重要目标之一，症状和体征的改善与消除直接减轻了患者的痛苦，体质的改善又为最终康复奠定了必要的身体条件。20世纪70年代已有人指出，主观症状疗效比之客观指标疗效有时更加重要，因为前者是对人的稳态及其调节的贡献度，后者可能仅仅表明药物对机体的直接干预作用。

这种直接改善消除症状体征的治疗方法唯有通过辨证用药才能达到和实现，是目前西医学治疗所不具备的。

3. 用药灵活，适宜于多环节治疗和阶段性用药　"有是证、用是药"是辨证用药的基本特点，这就最大限度地体现了肝病用药的灵活性，根据疾病的不同阶段的不同情况而采取不同的治法与方药，如病毒性肝炎可以表现为急性、慢性和肝硬化等不同的临床过程和病理阶段，每一阶段的临床表现是不同的，治疗环节也不一样，是不可能用一种固定的方法来统治的，辨证用药的方法就可以证变而法变，法变而药异；就同一阶段而言，亦会表现为纷繁不同的证候，治法也因之而异，如急性肝炎有以湿热证候为主者，用清利法，选清利药；以肝郁证候为主者，用疏达法，选

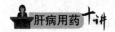

解郁药，则可随机应变，法出万端。

辨证用药的灵活性使治疗方法丰富多彩，从而极大地扩大了药物选择的余地，也更适合于个体化治疗方案的确立，从而使肝病治疗学的内容更为丰富。

4. 疗效优势　辨证用药的方法学优势已如上述，几十年来肝病辨证用药的实践经验还告诉我们，辨证论治作为中医药治疗肝病最基本也是应用最广泛的治疗方法，其疗效优势是明显的、多方面的。主要体现在：①有较好的改善和消除患者症状和体征的疗效；②促使肝功恢复，如降酶、退黄、降絮浊及调整蛋白比值；③抗肝纤维化作用，阻断慢性化进程，软缩肿大肝脾；④调整免疫疗效，包括免疫抑制作用、免疫促进作用和双向调控作用；⑤有一定的抗病毒作用，表现为病毒指标的阴转等，而这些又恰恰是病毒性肝炎等肝脏疾病临床治疗的主要目标。多年来国内许多有关的实验研究结果也证实了上述疗效的存在，并对其作用机理进行了深入的探讨。

总之，辨证用药的临床优势已为世人所公认，可以肯定，在可以预见的一个时期内，辨证用药仍将是肝病用药的主流。

三、辨证用药的片面性与局限性

辨证用药的主要方法是将多种不同的临床证候归纳为若干证型进行分型论治，这种用药方法和优势已如上述，但我们现在临床治疗的已不再仅仅是中医的病证如"胁痛""黄疸"等，而是西医学意义上的各种肝脏疾病，其片面性与局限性是显而易见的。

首先，虽然多年来不少学者在探索中医证型与某些客观指标的关系方面作了大量研究工作并总结了一些初步的规律，但迄今为止，仍未完全证明"证"与某些实质病变与客观检测指标有必然的相关性，"证"的规范化的标准亦未建立，临床医生对于证型的确定及对证候量、度的判断又往往带有较大的随意性，证型就难免存在表象化问题，常难以准确地反映病变的实质，在治疗上有时治法与方药对"证型"而言可能是恰当的，但对病变实质却不一定有很强的针对性，其疗效就会出现"证"与某些客观检测指标结果分离的现象，"证"消除了，而作为判定疗效重要标准的客观指标却不一定改善；或客观指标已经改善而证却依然存在；或者二者的疗效都是确切的，但却经不起重复，使用药带有明显的片面性，有时常难达到医生与患者共同期望的临床症状体征与客观检查指标的同步改善。

其次，许多患者可无任何不适及阳性体征，如部分乙肝病毒携带者，只是病毒免疫指标异常，既无任何体征，又无任何不适，无证可辨，立法颇感困难，用药无所适从，疗效难以保证，其局限性也是显而易见的，目前尚无更恰当的辨证用药方法。

辨证用药的片面性与局限性主要体现在以下两个方面：

1. 主观随意性　辨证用药具有较大的主观随意性，同样的临床资料，不同的医生因经验与学识等方面的差异，就可能有不同的辨证结论，如胁痛腹胀、小便黄赤、大便黏滞不爽等症，有人可能辨为肝胆湿热，用龙胆、栀子、黄芩、柴胡、车前子等药，而有人也可能辨为中州湿热，用黄连、木香、连翘、薏苡仁、佩兰等，究竟何为最佳方案，有时难以确定。此外，即使同一病证，治法相同，用药也会存在较大差别，如同为肝胆湿热，有喜用龙胆、栀子、黄芩者，也有善用茵陈、田基黄、金钱草者，究竟孰优孰劣，亦难定论。正因如此，往往很难总结出辨证用药的规律与经验，使某些经验介绍重复性较差，经常出现张三用之则灵，李四用之则不灵的状况。多年来，国内广大肝病工作者在认识和阐述辨证用药的规律方面做了大量工作，积累了丰富的用药经验，但普遍疗效较好、屡用屡验、经得起重复的真正成熟的东西尚少，更难产生最佳方案，许多实质性问题亦无较为统一的认识与结论，其原因正在于此。

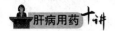

2. 以"证"代病，套用固定的传统方药 借鉴中医学某些相关病证的辨证规律和方法，为肝病辨证用药提供理论参考是必要的，但以中医病证与西医学疾病对号入座，生搬硬套显然是错误的。

多年来，国内在辨证用药研究的过程中，普遍存在以"证"代病，套用固定的传统方药现象，如病毒性肝炎，不少人将其与"胁痛""黄疸"对号，介绍临床经验、撰写学术论文，开宗明义，先讲病毒性肝炎一病中医学早有认识，隶属于"胁痛""黄疸"范畴，而后完全按"胁痛"或"黄疸"的框架进行辨证用药，从根本上忘记了肝炎是西医学之疾病，与"胁痛"是完全不同的两个概念，肝炎除可以有"胁痛"之表现外，更有自身的发生发展的规律，辨证用药必须符合其规律，才会用药准确。如肝气郁滞一证既是"胁痛"的一个重要证型，也可以出现在肝炎的某些临床阶段，如完全套用柴胡疏肝散，对肝炎来讲显然是远远不够的，因为肝炎治疗还有病毒需要清除、肝功需要恢复等多个环节，辨证用药时就更需要全面而准确，这不是套用固定的传统方药所能解决的。

第二节　单方单药应用研究概况

所谓单方单药主要指某些与肝病临床与实验研究有关的传统方药、经验方药及单味中药，其研究方式主要为临床应用与实验研究两个方面。几十年来，各地肝病工作者对单方单药在肝病中的应用进行了大量的观察，对其作用机理进行了深入探讨，取得了一大批令世人瞩目的成果，对某些单方单药的作用机理有许多新的发现，使某些单方单药成为肝病治疗的重要内容，从而大大拓宽了中医用药的范围。

一、传统方药的应用研究

许多传统的肝病方药至今仍广泛应用于临床并常可获得满意疗效，深入研究这些方药在组方配伍方面的特点与规律，阐明其对某些肝脏疾病的疗效原理，认识其局限性，以便为最佳方药选择提供理论依据，具有十分重要的意义。多年来国内对许多有关传统方药进行了大量的临床观察，如茵陈蒿汤治疗急性黄疸型肝炎的临床总结，五苓散治疗肝硬化腹水的疗效观察，鳖甲煎丸治疗肝脾肿大，也有人用龙胆泻肝汤治疗急性无黄疸型肝炎收到较好疗效等，均属此类。至于对肝病某些环节的治疗，传统方药的应用就更为广泛，如平胃散治疗肝病腹胀、柴胡疏肝散治疗肝病胀痛、杞菊地黄汤治疗慢性肝病头晕、香砂六君子汤治疗肝病脾虚腹泻、玉屏风散治疗肝病气虚自汗、温胆汤治疗肝病呕吐等，或单独应用，或联合应用，常可收到独特的疗效。沿用传统方药治疗肝脏疾病，古方新用，扩大了这些方药的应用范围，对解决肝脏疾病的某些治疗环节发挥了积极作用。

在临床观察取得较好疗效的基础上，对某些传统方药进行药效学、药理学及毒理学等实验研究，获得了许多中肯的结论，如对小柴胡汤的实验研究证实，该方能抑制 D- 半乳糖胺对肝脏的损害作用，有诱导干扰素形成的作用，同时小柴胡汤通过改善因四氯化碳（CCl_4）引起的细胞持续性炎性坏死而间接抑制了肝纤维化，初步阐明了小柴胡汤对实验性肝炎抑制作用的机理。

综合近 20 年国内文献，临床观察和实验研究涉及的常用传统方药近百首之多，并获得了许多有意义的结论，广泛应用于病毒性肝炎、肝硬化腹水等肝脏疾病，反映了传统方药在肝病治疗中的强大生命力。

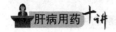

二、经验方药应用

经验方药是单方研究最重要的内容，其临床应用较之传统方药范围更为广泛，研究也更为深入，许多经验方药往往出自具有丰富临床经验的名家之手，一般说这些方药是在学习传统方药的配伍原则与方法、根据肝脏疾病的发生发展规律借鉴西医学的研究成果的基础上，特别是结合了方药创立人的临床经验，从某种意义上说，大部分经验方药本身就是中西医结合的产物，也是创立人临床经验和用药特色的最好体现，因此，这类经验方药的优势是显而易见的。近20年来国内立项和获奖的肝病临床科研课题绝大部分为经验方药治疗某一肝脏疾病的临床与实验研究，如"荣肝汤治疗慢性活动性乙型肝炎的临床与实验研究""中药复方抗丙肝Ⅰ号治疗丙型肝炎的临床观察与实验研究"等，这已不仅是一种常用的模式，更有其深刻实用的内涵。

除个人创立的经验方药外，还有一些经验方药的产生为集体智慧的结晶，一些临床科室、课题组、研究室、研究所在长期的攻关研究中，熔传统方药学、现代中药药理学及本单位集体研究的成果与经验于一炉，对某一肝脏疾病或疾病的某一环节，精选药物，组成相对固定的方剂进行临床与基础研究，如山西肝病研究所研制的强肝汤（丸）Ⅰ号、Ⅱ号及强肝软坚汤等，其临床与实验研究都非常深入，结果是令人振奋的，对临床的指导意义无疑是巨大的。

综上所述，所谓之经验方药，其含义已远非传统意义上的临床验方，而是配伍严谨、组成合理、针对性较强、作用独特、相对固定的中药复方，其研究广度与深度都是空前的。

三、单味药应用研究

近20年来，随着中医药治疗肝病临床研究的深入开展，单味中药的研究更为活跃与深入，主要以单味药的实验研究为主，在研究方式上也主要有两种情况：一是通过实验研究获得某味中药的药效、药理、毒理等结果，特别是对肝脏生理的影响及对某些肝病的治疗作用等，如对冬虫夏草、桃仁抗肝纤维化的研究，猪苓调节免疫的研究，黄芩、板蓝根护肝降酶的研究，白术、车前子利水作用的研究等，均属此类。二是对多味中药进行遴选具有某种特定疗效或作用的药物，如据有关研究表明，对 HBV 具有抑制作用的中药不下数百种；对 DNA-P 直接抑制率达到和超过 50％的计有木瓜、大蓟、仙鹤草、丹参、夏枯草、栀子、丹皮、赤芍、紫草、青蒿、黄连、秦皮、金银花、败酱草、蒲公英等 28 种，对 DNA-P 直接抑制率在 25％～50％的有金钱草、龙胆、马齿苋、谷精草、生地、白薇、土茯苓、射干等 18 种。对部分中药降解 HBV-DNA 的实验研究表明，能降解 25％以上定量 HBV-DNA 的药有蒲公英、木瓜、蚤休、夏枯草、紫草 5 种。

单味中药实验研究的结果不仅使我们对中医药治疗肝病的机理产生深刻的认识，同时单味药的药效学结果还会对我们产生许多启发，使我们经常对肝病用药的思路与方法进行反思、补充、完善与调整，在不违背辨证用药的前提下适当选择某些实验研究证实具有某种功效的药物，以加强对疾病的针对性，弥补辨证用药的不足，对于提高疗效、改善预后都是十分有益的。

目前，对单味药临床应用研究的报道尚少。

第三节　中成药临床应用概况

长期以来，肝病用药多以汤剂为主，虽可收到吸收较充分、发挥作用较快等优势，但其局限性也是显而易见的，如乙肝病毒携带者疗程较长，汤剂往往使人难以接受，小儿患者亦不适宜长期服用汤剂，重型肝炎患者口服给药常有困难等，这些都限制了中医药的广泛应用，因此，多年来，国内不少学者都积极主张开展多剂型、多途径给药研究，并对剂型改革提出不少有益的建议。

目前，我国肝病治疗中中成药的应用主要有两种情况：一是传统中成药如龙胆泻肝丸、当归芦荟丸、杞菊地黄丸、安宫牛黄丸、逍遥丸、鳖甲煎丸、保和丸等，这些中成药对某些肝病的某些症状与体征有较强的针对性，疗效较好，有时常作为汤剂用药的补充；二是近年来国内研制生产的大量治疗肝病特别是病毒性肝炎的中成药包括片剂、丸剂、冲剂、散剂、口服液、注射剂等广泛应用于临床，这是可喜的。但就国内目前常用的近百种中成药而言，普遍公认的疗效较好的药物尚少，临床应用实践证明，疗效仍普遍较汤剂为逊，主要的原因有两个方面：一是研制者在适应证及主治方面贪大求全，如研制某种中成药治疗乙型肝炎，药味庞杂，适应范围太广，而用一种成药真正治疗乙型肝炎是不可能的，乙型肝炎可有多种临床类型，而每一临床类型又有许多不同的情况，如急性乙型肝炎就分为黄疸型和无黄疸型，慢性肝炎又分为轻度、中度、重度，而在治疗上是完全不同的，怎么可能用一种中成药治疗乙型肝炎呢？这显然是不太可能的。另一种情况是研制者在某一验方的基础上或仅依据某些药物的药理作用组方，或药味单薄，或药物堆砌，失去了中医方药配伍的原则和特色，自然也难以收到理想的治疗效果。

总之，目前国内中成药在肝病治疗中的运用基本上是作为汤剂的补充或辅助，单独应用的机会尚少。中成药真正的希望与前途在于系列中成药的研制，每一种只针对某一环节，如消胀、止痛、回缩肝脾、利水、降酶、止血、退黄等，或消除症状和体征，或改善肝功，这样针对性强，疗效较确切，又可根据病情而各取所需，或单独用，或联合用，从而给广大患者带来真正的福音。

如前所述，几十年来国内对肝病中医治疗与用药的研究内容丰富多彩，富于成效，积累了许多成功的经验，在探讨肝病中医用药的规律方面取得的成果是丰硕的，对肝病临床研究所作的贡献是巨大的，但在一些基本理论、方法等深层次问题上也还存在着许多欠缺和不足，目前肝病中医用药从总体上仍然处于经验用药的水平，距离规范用药的科学境界相差甚远，从而妨碍了肝病中医研究的进程，因此，肝病用药研究的目标与方向、思路与方法皆需进一步明确，摆在我们面前的任务是艰巨的。

第二讲　与肝病用药有关的
几个概念与理论问题

　　中医药治疗病毒性肝炎、肝硬化等主要肝脏疾病的研究虽然已进行了多年，但一些概念仍然含混不清，许多理论问题亦未得到根本解决，这些概念与理论的混乱常使肝病临床工作者感到困惑，从而妨碍了临床用药研究的深入开展。如我们目前在临床上面对和治疗的都是如肝炎、肝硬化等西医学肝脏疾病，而不再是中医之"肝风""肝郁"及"胁痛"等肝病，但应用的却都是传统的辨证论治的思维方法，沿用的也主要是传统的方药，这就带来许多理论上的问题，如受历史条件的限制，古人并未对肝炎、肝硬化等肝脏疾病形成完整的认识与概念，也未对这些疾病设计好现成的治法与方药，用传统治法与方药治疗西医学之肝脏疾病在理论上是否站得住脚？中医肝与西医学之肝脏，中医肝病与西医肝脏疾病是否存在广泛的一致性？如若不然，为何有效？如果有效，其理何在？如果无效，原因又是什么？怎样确定我们选择的治法与方药是否为最佳方案？依据是什么？等等，凡此种种理论问题，皆有待我们进一步认识与阐述。

　　现将中医学中"肝""肝病"等概念及西医学之肝脏与肝脏疾病的广泛的内在联系分述于后，有助于我们理清肝病用药研究的思路。

一、中医学中肝的解剖学概念

　　虽然由于历史条件的限制，古人还不能用现代解剖学的知识

18

来对肝脏的解剖位置进行精确的描述，但是肝既然含有"肝体"即肝脏器官本身的物质基础存在，在人体就应用自己确切的位置，历代医学家经过长期的医疗实践和临床观察，已经对肝的解剖位置产生了比较科学的认识，许多论述即使在今天看来也仍不失其正确性。

《内经》说："阙……在下者肝也。"这里"阙"指的是胸廓，在下即指季肋部，可见古人已经认识到肝的位置在季肋。《难经·四十一难》说："肝独有两叶。"《难经·四十二难》又说："肝重四斤四两，左三叶，右四叶，凡七叶，主藏魂。"文中所言肝重四斤四两，原作二斤，两者平均取之则为1600g左右，与廖亚平《肝脏解剖学》中所言男性肝重1450g大致相近。前者所言肝独有两叶当指肝脏本身，后者似指肝脏下面之胆囊、肝门等邻近器官，这些描述虽然不尽精确，但却真实地反映了中医关于肝脏最早的解剖学概念。

至于《内经》中提到的"肝生于左，肺藏于右"一说，系指肝的生理功能及病理改变而言，而并非指肝脏器官本身。滑伯仁在《十四经发挥》中提到"肝之为藏，其治在左，其藏在右胁右肾之前"，这是对"肝生于左"的最好解释。《内经》说："肝气受于心，传之于脾。"是论肝气的作用与心脾密切相连，而心脾二脏皆位于左，实际上这也是对"肝生于左"的一个补充解释。以上这些论述明确地指出肝脏是位于右肋下的，并且与右肾相邻，这与西医学之解剖学是完全一致的。

此外，中医还从病理学角度阐明了肝脏的解剖部位，《内经》说："肝大则逼胃近咽，近咽则苦膈中，且胁下痛。"《医宗金鉴》谓："肝居膈下……经常多血少气。"这些论述说明古人不仅认识到肝脏的位置在右胁下，还描绘了肝病反映出的相应症状，同时，正是因为肝的经脉布于胁肋，故而胁痛也就往往作为肝病常见的证候而出现。

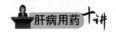

二、西医学肝脏的解剖学

肝脏是人体最大的实质性腺体。在成年男性，其平均重量为 1400 ～ 1600g，女性平均为 1200 ～ 1400g。胎儿时期，肝脏占体重的 1/20 ～ 1/16，成人肝脏占体重的 1/50 ～ 1/30。

1. 形态 外形为不规则的楔状。表面呈红褐色，质实而脆。

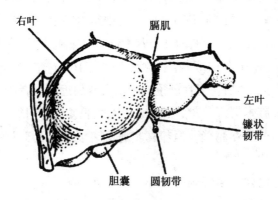

图 2-1 肝脏的前面观

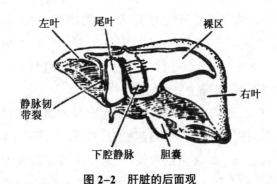

图 2-2 肝脏的后面观

上面光滑而隆起，下面凹陷不平。右半粗厚，左半扁薄。后

20

缘肥厚，前缘锐而薄（图 2-1、图 2-2）。

肝脏的上面隆起，和膈相适应，在右锁骨中线上相当于第五肋间水平。

下面和腹腔内其他器官接触。此面有纵沟两条，横沟一条，呈"H"形，因此将肝脏分成左叶、右叶、尾叶、方叶。左纵沟的前部为脐静脉萎缩成的肝圆韧带，后部为静脉导管缩成的静脉韧带。右纵沟的前部为胆囊窝，后部为腔静脉窝。横沟即肝门所在，位于左、右纵沟之间，有肝管、门静脉和肝动脉分支出入（图 2-3）。

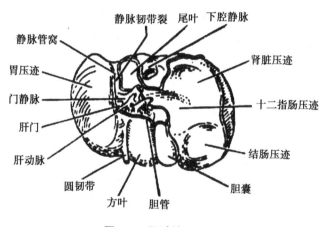

图 2-3　肝脏的下面观

2. 分叶　肝脏习惯上可分为以下 4 叶：

（1）左叶较小，为整个肝脏的 1/5 ～ 1/4，位于镰状韧带以左部分。

（2）右叶最大，为整个肝脏的 4/5，位于镰状韧带以右部分。

（3）尾叶在肝的下面后部。

（4）方叶在肝的下面前部。

因尾叶和方叶均为右叶之分叶，故实际上可将肝脏简单地分为右叶和左叶，以镰状韧带为其分界线。

3. 位置　肝脏由韧带固定而与膈、腹壁、胃和十二指肠相连。肝脏的位置虽和韧带有关，但是下列几个因素，如膈的高低、腹内压力的改变以及胸廓的形状，对于肝脏的位置具有很大的影响。

肝脏位于腹腔上部，大部分位于右季肋部，充满膈圆顶右侧的全部空间，小部分位于上腹部和左季肋部。因此，除在上腹部的部分外，其余均被肋骨、肋软骨所遮盖。

肝脏的上缘在右锁骨中线上相当于第五肋间，下缘到达肋缘。

4. 血管和肝管　肝内的管道有二个系统，即门管系统（Glisson系统）和肝静脉系统。前者包括门静脉、肝动脉和肝管，三者的行径一致，均为结缔组织鞘所包裹。

肝脏的血液供应是双重的，其特点是同时接受动脉和静脉的血液。肝动脉将含氧丰富的血液输入肝脏，门静脉则把来自消化道富含养料的血液送至肝脏。肝动脉和门静脉在肝门处进入肝脏，在肝内成为小的分支，最后形成血窦而与肝细胞接触，一般认为流入肝脏的血液，大部分（约3/4）来自门静脉，小部分（1/4）来自肝动脉，但其比例可因各种情况而改变。

门静脉：门静脉系统是指来自腹腔内消化道（直肠下部肛管和肛除外）以及脾、胰和胆囊等部位的静脉血，经门静脉而入肝。

肝动脉：肝动脉是腹腔动脉的分支，腹腔动脉是腹主动脉的分支。

肝静脉：是肝脏血液输出的唯一通路。收集各肝小叶中央静脉血液的血管，逐渐汇合成左、中、右三支肝静脉，在肝的后上缘处（即第一肝门处）直接注入下腔静脉。

肝管：左肝管由左内叶和左外叶肝管汇合而成，主要引流左半肝的胆汁。右肝管由右前叶和右后叶肝管汇合而成，主要引流右半肝的胆汁。左、右肝管汇合成肝总管，然后进入胆总管。

综上所述，中医对肝脏及其解剖位置的认识与描述与西医是基本一致的，说明中医关于肝的理论首先是建立在解剖学基础上的。

三、中医对肝脏机能的认识

中医学对肝生理功能的认识主要体现在以下几个方面。

1. 主疏泄而调畅气机　在正常情况下，肝就是依其条达疏泄之性来保证其本身和其他脏腑的正常活动的。疏泄功能又体现在：

一是调精神而出谋虑。中医认为人的精神情志与肝有密切的关系，《内经》提到："肝者将军之官，谋虑出焉"，"肝藏魂"。"谋虑"和"魂"都是精神情志的反映。《内经》还载："肝气虚则恐，实则怒。"唐容川说："夜则魂归于肝而为寐。"这些论述都反映了人的精神情志与肝脏的关系，肝疏泄正常，气机调达，则精神畅悦，疏泄失其常度则引起神志方面的改变，反过来，任何情志的刺激则都可导致肝气的郁结和逆乱，二者互为因果。同时，由于气机郁滞，常可引起血行受阻，气滞血瘀，或为气血逆乱。《内经》说："大怒则形气绝而血菀于上，使人薄厥。"临床所见肝气郁结者多有两胁胀痛、胸闷不畅，而妇女则有月经不调等现象，都说明肝的疏泄作用与气血运行的关系。

二是促进消化，帮助吸收。《内经》云："食气入胃，散精于肝。"消化吸收功能活动的正常进行需要脾胃之气的升降和胆汁的分泌，而脾胃升降和胆汁的分泌又必须依赖肝的正常疏泄，如果疏泄失调就会出现相应的消化系统症状，如食欲不振、脘闷腹胀或大便溏泄等。

2. 主藏血而调节血运　《内经》提到"肝者……其华在爪……以生血气"，还提到"故人卧而血归于肝"，李梴《医学入门》也提到"人动则血运行诸经，人静则血归于肝脏"，这些都是说明肝脏对于血量的调节作用的。血液在人体保持一定衡量，以供机体之需要，当人体进行剧烈活动或白天从事其他活动时，机

23

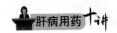

体需血量就多，而当夜间睡眠或休息时，则机体需血量相应减少。需血量多时，肝脏就排出贮存的多余血液；需血量少时，则多余血量又归肝脏。古人认为肝为藏血之脏，藏血这一生理过程对人体的正常代谢是非常重要的，所以唐容川说："治一切血症总不外乎理肝也。"又说："补血者，总以补肝为要。"

3.养筋脉而充润爪甲 《内经》说："食气入胃，散精于肝，淫气于筋。"还说："肝气衰，筋不能动。"可见，筋脉是依赖肝的濡养才能维持其正常的功能的。李梴说："人身运动皆力所为，肝养筋。"肝血充足，筋脉得其濡，则强劲有力，屈伸灵活，反之就会出现筋力衰惫，四肢酸软无力，体倦身懒，肝病中经常见到这些症状。

古人还认为肝为罢极之本，其荣在爪，其充在筋，爪为筋之余，肝濡筋以养爪甲，肝血充沛，筋力强健，爪甲明润，肝血不足则爪甲枯脆，临床常用养血的治法取得疗效，道理即在于此。

4.肝受血而上养二目 中医认为肝与目关系密切，《内经》说："肝受血而能视。"还说："肝气通于目，肝和则目能辨五色矣。"临床上肝血不足则目暗不明、昏花、痛胀、干涩，《内经》提到"肝病者……虚则目䀮䀮无所见，耳无所闻"就是指的这种情况，还提到"肝木受郁……目赤痛皆疡"则指肝火上炎所致的眼病，可见肝与二目的关系是非常密切的，所以古人谓"肝开窍于目"，中医很早就认识到用动物肝脏来治疗目盲就是很好的例子。

总之，肝正是由于具备上述生理功能，才能保证其畅达自然之性，升降气机，周转气血，促进消化吸收，维持筋脉肌肉的营养，这些理论对于肝病的用药具有重要的指导意义。

中医的整体观认为，人体脏腑气血是一个有机的整体，靠相互协调和制约来保证其生理功能的完成，肝脏亦然。

以肝而言，其正常的生理功能有赖于肾水之滋养，营血之濡润，肺金之制约，脾土之栽培，方遂其条达畅茂之性，得为柔和之体，为无病之肝，四者若失其一，兼或气血失调，皆可变生疾病，同时肝的疏泄周转功能又有助于脾胃气机的升降、饮食的消化和吸收、肺气的宣发和敷布、胆汁的排泄及气血的周转，它们是一个生命活动的有机整体，共同协调，维持脏腑气血的平衡。

（1）肝与胆的关系　肝与胆，一脏一腑，各有经脉相连，互为表里关系，肝胆位置邻近，生理关系密切。《内经》提到"肝左者胆也"，《难经》则更明确地提出"胆在肝之短叶间……盛精汁三合"，胆的主要功能为贮存和排泄胆汁，而胆汁的生成则在肝脏，所以《脉经》也说"肝之余气溢于胆，取而成精"，在这里，精就是胆汁，说明胆汁源于肝而藏于胆，这与西医学的观点是非常一致的。胆汁由胆排入小肠，以助消化吸收，而胆汁排泄是否通畅，是由肝的疏泄功能是否正常来决定的，肝气条畅是胆汁正常排泄的动力和条件，肝一旦疏泄不利，则胆汁就不可能排泄通畅而形成胆汁郁积，甚或外溢而发为黄疸。

（2）肝与脾胃的关系　脾胃是主饮食消化的主要脏腑，在生理上，肝依五行关系而克脾土，这种克制是生理范围内的。脾胃的消化功能是通过脾升胃降来完成的，脾气健旺，胃气和降，则能纳谷且能运化吸收，而脾胃的升降又是离不开肝的调节气机的功能的，肝的疏泄功能正常，脾气能升，胃气能降，则既能纳，又能化，从而保持正常的消化吸收功能。另一方面，只有脾胃正常的消化吸收，饮食物的精微物质才能不断予肝以营养，才使肝血充足，肝体柔和。

（3）肝与肾的关系　肝为乙木，肾属癸水，肝藏血，肾藏精，精血同源，肝与肾在生理上关系十分密切。一方面在五行上为相生关系，水生木，母实则子壮，水涵则木荣，肝正是依赖于肾水的滋养才得以适其柔润之体，从而发挥其正常的生理功能。而肾藏精也离不开肝的疏泄功能的相互协调、相互抑制。另一方面从精血同源来看，肝血既来源于脾气之化生，又依赖于肾精之滋养，

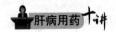

而肾精又由血化精而成，肾精肝血，同盛同衰，休戚相关。同时肝肾水火相济，对人体之阴阳平衡起着重要的协调作用。

（4）肝与肺的关系　肺主气居上于上焦，为阳中之阴脏，其气肃降，肝藏血位于下焦，为阴中之阳脏，其气升发，如此阴阳升降，共同维持人体正常的气机运行。肝气疏畅顺达，肺气才能清肃畅顺，若肝气郁结或郁久化火，循经上行，阻碍肺气之肃降，甚至灼肺伤津，而出现咳逆、咳血、易怒及胁痛等症；若肺失清肃，也可移热下行，引起肝失条达，而在咳嗽气短的同时兼有胸胁引痛、烦躁、头晕头痛等。

（5）肝与心的关系　肝为贮藏血液的重要脏器，而心主血脉，为血液循环的中心，肝血充足，心血就旺盛，肝血不足则心血亦可因之而虚，二得互为因果。此外，肝主疏泄、心主神志，都与精神活动有关，因而在某些精神因素所致的病变中，心肝二脏互为影响，如情志刺激导致的肝气不舒可见到胁痛肋胀、心烦易怒、失眠多梦等肝心二经的证候。

四、肝脏的生理学

肝脏是维持生命必不可少的一个重要器官，其生理功能十分复杂，其作用主要有下列几方面：

1. 分泌和排泄胆汁　胆汁是肝细胞所产生的一种分泌液，胆汁的生成和排泄是肝脏的重要功能之一。肝脏每日合成和排出胆汁 500 ～ 1200mL。

胆盐是胆汁中最重要的成分。胆汁进入肠道后所起的作用，主要是因为有胆盐存在之故。人类的胆盐均为胆烷之衍生物，主要是胆酸、去氧胆酸等之钠盐，在胆汁中，此类胆酸均与氨酸或牛磺酸结合在一起，成为甘胆酸钠和牛胆酸钠。

胆汁为一种重要的消化液，其功能为：

（1）脂肪的消化　胆盐能帮助脂肪乳化，使脂肪滴变得更细，增加脂肪颗粒和脂肪酶之间的接触面；同时，胆盐又能激活脂肪酶，故有利于脂肪的消化。

（2）脂肪酸的吸收　胆盐可与脂肪结合，形成水溶性复合物，促进脂肪酸的吸收。

（3）脂溶性维生素的吸收　维生素 A、D、E 及 K，均需在肠道内有胆盐的作用下成为水溶性才能吸收。

（4）铁和钙的吸收　亦需有胆盐方能加速。

（5）对胃肠动力学的影响　胆盐可刺激小肠和结肠的蠕动，所以具有轻度泻下作用。

（6）抑制肠道腐败菌　胆盐能抑制肠道腐败菌的生长和繁殖。

（7）排泄激素和有害物质　性腺、甲状腺、肾上腺素的激素可借胆汁排出体外。某些有害物质亦可随胆汁而被排泄，例如重金属盐类（如汞、砷等）、奎宁、阿托品、士的宁等药物以及硫酸盐等。

2. 参与物质代谢

（1）糖代谢　肝脏参与糖代谢过程，在机体的贮存、分布和血糖的调节上具有重要的意义。

肝脏是维持血糖恒定的主要器官。饭后血糖浓度高，大部分葡萄糖合成肝糖原，贮存于肝脏。空腹时肝糖原又分解为葡萄糖，进入血液，提高血糖水平。肝脏能将已吸收的葡萄糖、果糖和半乳糖转化为肝糖原。如糖的供应不足，肝糖原贮备减少时，肝脏可以通过糖原异生作用，使一些非糖物质如蛋白质、脂肪、乳酸、丙酮酸等转变为糖原。

（2）脂类代谢　肝脏对脂肪性物质的吸收和代谢起着重要作用。不仅机体利用脂肪时要有肝脏参与，而且在脂肪代谢紊乱时亦易引起肝脏某些病变。

肝脏是制造胆盐的唯一场所，胆盐直接影响脂肪的消化和吸收。

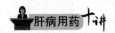

肝脏能氧化脂肪酸，产生酮体。在正常情况下，这些少量的酮体可为肝外组织提供部分能量。但在病理情况下，大量酮体产生可致酸中毒。

肝脏的类脂代谢非常活跃，血浆中的磷脂、胆固醇及胆固醇酯主要由肝脏合成。肝脏向血液输送脂蛋白，例如磷脂或蛋白质合成不足，脂肪便堆积于肝中，形成脂肪肝。

正常肝脏含脂类不多，磷脂约3％，脂肪约1％。脂肪肝时，肝中脂类常在10％以上，而且增加的全是脂肪。这些脂肪占据了肝细胞的很大空间，因而影响了肝细胞的功能进而可使肝细胞破坏，结缔组织增生，形成肝硬变。

（3）蛋白质代谢　肝脏除了合成本身的蛋白质外，又是合成血浆蛋白的主要场所。全部的白蛋白、纤维蛋白原、凝血酶原和部分的球蛋白，是在肝脏合成的。当肝功能损害时，血浆蛋白，特别是白蛋白含量减少；纤维蛋白原及凝血酶原合成减少，可致凝血时间延长及发生出血现象。

肝脏是氨基酸代谢的重要器官。氨基酸代谢过程中的转氨基、脱氨基作用，蛋氨酸的转甲基和半胱氨酸的脱硫作用等，均在肝内旺盛地进行。

体内的氨，主要是氨基酸脱氨时以及肠道内细菌分解含氮物质时所产生，氨是一种有毒的代谢产物，氨的解毒主要是在肝脏合成尿素。当肝功能衰竭时，尿素合成减少，血氨含量增加，可以引起肝性脑病。

肝脏在血红蛋白代谢中起重要作用，能把血液运来的间接胆红素改造成直接胆红素，由胆汁排入肠内。由肠道吸收的胆素原，大部分由肝脏重新排入肠内。当患肝脏病时，肝脏改造、排泄胆红素的能力下降，血中胆红素的浓度增加，便形成黄疸。

（4）维生素代谢　肝脏与维生素代谢关系密切，不但能贮存多种维生素，而且也直接参与它们的代谢过程。

肝脏所分泌的胆盐，能促进脂溶性维生素的吸收。胆道阻塞时，会引起脂溶性维生素的吸收障碍。

肝脏可将胡萝卜素转变为维生素 A 并加以贮存。可将维生素 K 转变为凝血酶原。

B 族维生素在肝脏内可形成各种辅酶，参与各种物质代谢。例如维生素 B_1 构成脱羧酶的辅酶，参与糖代谢。

维生素 C 可以促进肝糖原的形成。

（5）激素代谢　许多激素在肝脏经过处理后失去活性。例如类固醇激素（如醛固酮、可的松及各种性激素）和抗利尿激素等，在肝脏同葡萄糖醛酸或硫酸盐结合而灭活，再随胆汁或尿液排出体外。

有些肝脏病人，因雌激素灭活障碍而在体内积蓄，可引起性征的改变（如男性乳房发育）。雌激素有扩张小动脉的作用，肝脏患者出现肝掌和蜘蛛痣，可能是雌激素蓄积的结果。如果醛固酮和抗利尿激素灭活障碍，可引起水、钠在体内潴留，甚至引起水肿。

3. 解毒功能　肝脏是人体主要的解毒器官，外来的或是体内代谢产生的有毒物质，都要经过肝脏处理，使毒物成为比较无毒的或溶解度较大的物质，再随胆汁或尿液排出体外。但也有例外，有的经肝处理后毒性增加。

肝脏解毒原理有下列几种：

（1）化学作用　氧化、还原、分解及结合作用，其中，结合作用是肝脏解毒的最重要方式。毒物与葡萄糖醛酸或硫酸盐等结合后变成无害物质。

（2）分泌作用　一些重金属如汞，以及来自肠道的细菌，可经胆汁分泌排出。

（3）蓄积作用　某些生物碱如士的宁及吗啡，可蓄积于肝脏，然后逐渐小量释出，减少中毒程度。

（4）吞噬作用　细菌、染料及其他颗粒性物质，可被肝脏的网状内皮细胞（Kuffer细胞）吞噬。

4. 造血作用　胚胎时期肝脏能制造红细胞，至后期则因肝内有铁、铜及抗恶性贫血因子，亦间接参与造血。

此外，肝脏本身储藏大量血液，在紧急出血时能输出相当数量的血，以维持循环血量之平衡。

5. 对凝血机制的影响　肝脏在凝血原理中起重大作用，肝脏损害严重或有阻塞性黄疸的患者常有明显的出血倾向。

当血液流出血管后，在凝血活酶和钙离子的作用下，凝血酶原转变成凝血酶，然后，纤维蛋白原在凝血酶的作用下变成纤维蛋白，随即形成血凝块。其中，凝血酶原和纤维蛋白均由肝脏合成。如果肝脏缺乏脂溶性的维生素K时，便不能生成凝血酶原，而肠道中如无胆盐存在时，维生素K就不能吸收入肝脏。而肝脏受到严重损害时即使注射维生素K也不能提高血浆的凝血酶原值。相反，肝外胆道阻塞者注射维生素K后血浆的凝血酶原将有显著提高。这对于鉴别肝内或肝外阻塞性黄疸有参考价值。

如上所述，中医学对肝脏生理功能的认识如肝藏血与肝脏对血流量的调节、肝主疏泄与肝脏对胆汁分泌、排泄及消化系统功能的影响等都是非常吻合的，当然，"肝"在广义上还具有某些神经系统、内分泌系统、血液系统、运动系统及视觉器官功能等，这些功能在"肝者，将军之官，谋虑出焉""肝之合筋也，其荣爪也""肝开窍于目"等许多论述中都有充分的体现。上述功能虽然并不属于西医学肝脏生理功能的范畴，但当肝脏发生某些病变时，这些系统的生理功能则往往出现相应的紊乱，以病毒性肝炎为例，则不但可以出现肝脏本身消化系统的症状与体征，还常常表现有神经症状如烦躁易怒、神经衰弱，甚至肝性昏迷等；运动系统症状如周身疲惫乏力甚至肌肉酸痛；血液系统症状如鼻衄、牙衄甚至吐血便血等；视觉器官症状如二目干涩、视物昏花等。

总之，所有这些都从不同的侧面证明"肝"与肝脏在生理功能的许多方面都是一致的或相近的。

五、肝的病理特点

临床上导致肝病的原因很多，病理变化非常复杂，归纳起来总不外虚实两大类，具体体现在以下几个方面。

1. 肝气易郁　如前所述，肝是主疏泄的，有周转气血的功能，生性刚悖，恶抑郁之变，任何情志的刺激都可造成肝气的郁而不畅，疏泄失常，轻则气郁，甚或气逆，而气郁气逆又可引起血瘀和血溢。肝郁的病理特点主要体现在：一气滞，《内经》云："悲怒气逆则伤肝。"李冠仙论肝气说："五脏之病，肝气居多……治病能治肝气，则思过半矣。"这里的肝气即为气郁，这是言肝气郁的多发性。《丹溪心法》也提到"胁痛者肝气也，其脉沉涩"。在肝病如肝炎、肝硬化中，多有肝气郁滞的证候出现，疏肝理气也就成为主要的治疗方法。二气逆，气郁太过，就会产生气机逆乱，在临床上主要表现为肝气上逆和肝气横逆犯胃，引起胃气上逆而产生呕恶，上逆可扰及头目而引起眩晕头胀、易怒、失眠等。如《笔花医镜》所论"肝之实……其症为左胁痛……呕吐，为呃逆"即指肝气横逆犯胃之证。治疗则以平肝降逆为主。三血瘀，肝气郁滞，可导致血瘀。《难经》说："肝之积，名曰肥气，在左胁下，如复杯，有头足……"朱丹溪提到的"皮间有缕赤痕者，血肿也"都是说的因气滞致瘀的证候。在肝病中常见的体征如肝脾大、蜘蛛痣等，即都是血瘀的结果，治疗就常以活血化瘀为主。

2. 肝火易炽　肝火易炽的病理特点主要是由于：一是肝属木，内寄相火；二是肝气郁久化热。在临床表现上也有两大类，即湿热蕴结和肝火上扰。戴思恭说："常者为气，变者为火。"气有余便是火，肝气郁久可以化热，同时，肝郁影响脾的健运，水湿不得

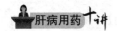

运化而停聚，湿与热合则形成湿热，发为黄疸，小便黄赤，大便黏腻等症状，这在肝病中是很多见的。《内经》曾说："肝热病者，小便发黄，而肝反受枯燥之害。"又说："肝传之脾，名曰脾风、发瘅，腹中热，心烦出黄。"发瘅即是黄疸。如果湿热循肝经下注，则出现泌尿生殖方面的症状如尿道感染、睾丸炎等。治疗上以清泻肝经湿热为主。

热与火本同一类，只是程度上有轻重之不同，热为火之渐，火为热之极，热极化火，火性上扬，则可见到目赤肿痛，头晕目眩或耳聋等症，即《内经》中说的"肝木多郁……目赤痛皆疡、耳无所闻"的情况。在常见的肝胆系疾病中，肝火上扰主要表现在：一是热扰心神，轻者心悸怔忡、烦躁易怒，重者神昏谵语，如在重型肝炎和肝性昏迷中常可见到。二是肝火对肺的危害，即木火刑金，出现咳嗽、气喘、黄痰等。

3. 肝风易动　《内经》喻谓"诸风掉眩，皆属于肝"，临床上造成肝风易动的主要原因有两个：一是肝阳化风，多系肝病日久，肝肾阴虚，水不涵木，肝阳浮越，阳亢日久则化风，如《临证指南》说："肝为风脏，因精血衰耗，水不涵木，木少滋荣，故肝阳偏亢，内风时起。"二是热极生风，多系肝郁热久化火，热极则生风，表现为肢抽、项强，甚则角弓反张、神识昏糊等。《河间六书》说："诸风掉眩，皆属肝木，风气甚而头眩晕者由风木旺，必是金衰不能制木，而木复火，内火皆阳，阳多兼，阳主乎动，两动（阳）相搏，则为之旋转。"又有因脾不健运水聚者，肝火旺，则煎熬成痰，痰火交炽，风水相煽，出现痰聚中焦而上泛，火借风力而飞扬的病理表现，在治疗上就重在清肝泻火或镇肝潜阳，或清上填下以达到息风的目的。

4. 肝阴易虚　肝火素旺或肝郁久而化热最易耗伤肝阴，引起肝阴亏虚。《内经》说："肝病者……虚则目眈眈无所见，耳无所闻。"这里的虚即指肝阴虚而言。《笔花医镜》亦说："肝之虚……其症为……头眩。"在一些肝病中，特别是慢性肝病后期，多可出现肝阴虚的证候，如胁隐痛、耳鸣、多梦、烦热等，而且肝阴虚日久常可累及肾阴，使肾水亏竭，形成肝肾阴虚的局面。

5. 肝血易亏　肝以血为本，有藏血之能，而血又是极为重要的营养物质，五脏六腑、四肢百骸，皆赖其所养。肝受病日久，最易耗动肝血，引起肝血虚少。《笔花医镜》说："肝之虚……血少也。"说明了所谓肝虚，总以肝血亏虚为多。《内经》讲到："年五十岁，肝气始薄，胆汁始减，目始不明。"也是指肝血虚而不能上养二目的。肝血亏耗可以出现爪甲枯脆、乏力等。在治疗上统以补养肝血为治则，所以唐容川说："补血者总以补肝为要。"

综上所述，肝的病理特点为阳常有余，阴常不足，肝火常盛，肝血常亏，临床上掌握这些要点，便可以更好地抓住肝病辨证要领。

除上述肝自身的病理特点外，肝病还可对其他脏腑气血产生广泛的病理影响，有时会带来严重的后果，临床证治与用药常须审慎。

由于肝胆互为表里，生理关系密切，因而在病理上，肝病最容易影响及胆，导致胆病发生或肝胆同病。《内经》说："肝气热则胆泻口苦。"李冠仙也说："胆在肝叶之下，肝气上逆，必挟胆气而来。"临床上，肝气郁滞或肝火旺都可以影响胆的肃降通顺，使胆汁不能正常排泄，外溢则可发为黄疸，同时肝热往往胆亦热，形成肝胆湿热蕴结，出现呕恶、厌油、溲赤、大便黏腻、腹胀等，肝气郁滞还可以引起胆气不利，从而使胆汁排泄不畅，泛溢于肌肤而发为黄疸。这种肝胆同病的情况在急慢性肝病都是可以经常见到的。所以在治疗上就多疏肝以利胆。

肝病及脾：《内经》说："五脏受气于其所生，传之于其所胜。"

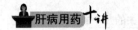

又说："气有余则制已所胜而侮所不胜。"这是用五行生乘侮的理论来说明五脏疾病的传变规律。在生理上，肝依五行关系而克脾土，而在病理情况下就可以乘脾，产生病理影响。在临床上，无论急性或慢性肝炎都有一个肝病及脾的病理过程，肝气郁结或疏泄失常，常常首先影响到脾胃气机的升降，使脾的运化功能受到妨碍，而产生一系列肝郁脾虚的临床证候，如大部分肝病病人都会出现食欲差、乏力、腹胀、便溏等症状，甚至因脾虚水湿凝聚而发为水臌，湿与热合发为黄疸，这些症状都是肝病及脾引起的病理反映，所以李冠仙提到"肝气一动，即乘脾土，作痛作胀，甚则作泄"，即乘，是说肝病极容易、也较快地对脾产生病理影响。肝病传脾是一个非常重要的病理过程，有时甚至贯穿疾病的始终，因而健脾法在肝病治疗中应用频率也最高。

肝病及肾：中医学认为肝肾同源，在五行关系上，水生木，是母子关系，一般也把肝病及肾称为子病及母。临床上肝病及肾的影响主要是肝郁久而化热，热盛伤阴所引起的肾阴不足，肾水亏竭，在表现上除肝经本身症状外，主要反映肾阴亏虚，如腰膝酸软、梦遗滑精、失眠多梦等，在慢性肝炎等疾病中是极为常见的。《医宗必读》曾对治疗作过很好的描述："东方之木，无虚不可补，补肾即以补肝；北方之水，无实不可泄，泻肝即所以泻肾。"又说："血不足者濡之，水之属也，壮水之源，木赖以荣。……气有余伐之，木之属也，伐木之干，水赖以安。"具体地说明了肝肾的病理联系和肝肾同治的意义，对临床是有指导作用的。

肝病及肺：在五行关系上，肺属金，金是克木的，肝的经脉上行，贯膈而注于肺。肝病则不但不受肺金制约，反过来侮肺，对肺造成病理影响的主要为肝气壅肺与肝火灼肺两种情况，表现为气逆作咳、黄痰、胸痛甚或咳血，也称为"木火刑金"，李冠仙曾说："……又或上而侮肺，肺属金，原以制肝木，而肝木太旺，不受金制，反来侮金，致肺之清肃不行而呛咳不已，即所谓木击金鸣也。"在临床上肝火犯肺或肝气壅肺之呛咳等，常以平肝凉肝为治疗原则，也叫做"清金制木法"。

肝火扰心：心属火，为木所生，肝热郁久，肝火上扬，常可扰乱心神，使神明无主，出现神志方面的改变，这在某些肝病，如重型肝炎或肝硬化、肝性昏迷中是常见的，李冠仙对此也有提及，他说："……又或上而冲心，致心跳不安。"在治疗时常在清心的同时辅以清肝治疗，也称作"实则泻其子"。

肝气犯胃：胃主受纳腐熟水谷，为水谷之海，其气以和降为顺。肝气郁结或疏泄失常则使胃的这种和降的功能受到影响，胃气不降则上逆而呕恶、嗳腐，所以李冠仙又说："……又或上犯胃土，气逆作呕，两胁胀痛……"《类证治裁》谓："肝木性升散，不受遏郁，郁则经气逆，为嗳，为胀，为呕吐，为暴怒胁痛，为胸满不食、飧泄，为癥疝，皆肝气横决也。"也是对肝气横逆犯胃很好的描述。

因为消化吸收是靠脾升胃降共同完成的，实际上肝气犯胃常常不是单独存在，而每多兼有肝郁脾虚，而脾气不升也直接影响胃气的和降，在临床上是很难截然分开的。治疗上多以疏肝和胃为主，所以有人称为："治肝即可以安胃。"

肝病扰及气血：中医学非常重视"气"对于人体生理活动的重要作用，《内经》曾提到："人之所有者，血与气耳。"气既是生命活动的动力，又是脏腑生理功能的基础，所以，气机的流畅通调是人体脏腑、营卫、血脉进行正常功能活动必不可少的条件，气顺则平，气逆则病，杨仁斋在论气时曾说："人以气为主，一息不运则机缄穷，一毫不续则穿壤判。阴阳之所以升降者气也，五脏六腑之所以相养相生者亦此气也。盛则盈，衰则虚，顺则平，逆则病，气也者，独非人身之根本乎。"

肝是主调达气机的脏器，所以肝病最容易引起本经和全身气机的逆乱。如肝疏泄不及为肝气郁，疏泄太过为肝气逆，都是肝

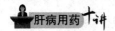

气的病理后果，肝气上逆则犯心肺，引起肺气不宣，心气逆乱；横逆则乘脾犯胃，引起脾气虚弱，胃气上逆，影响脾胃气机的因素是多方面的。临床上调理气机，多从肝入手，也是这个道理。

血是人体主要的营养物质，血液的正常运行依赖心的推动，脾的统摄和肝的调节，肝与血的关系是非常密切的。

临床上肝病对血的病理影响主要反映在三个方面：

一是肝病导致血虚。造成血虚的原因有两个：肝病藏血失职，造成肝血亏虚是其一；肝病伐脾，使脾虚而气血化生无源，造成血虚是其二。临床表现多为面色无华，乏力，爪甲枯脆，停经等。

二是肝病导致血瘀。肝气郁结不行，则血瘀滞不通，在慢性肝脏疾病中，大部分病人有血瘀的征象出现，如两胁刺痛、肝脾肿大、肝掌、蜘蛛痣等，都是肝血瘀阻导致的后果。治疗则多以舒肝化瘀为主，近年来大量实践也证明，活血化瘀是慢性肝病治疗的一个不容忽视的重要途径。

三是肝病引起出血。肝病衄血，多由肝火灼伤血络而引起，灼伤肺络则咳血，灼伤胃络则吐血，胃火上逆则齿衄，正如唐宗海所说："木郁为火，则血不和；发为怒，则血横决，吐血错经，血病诸证作焉。"衄血在肝病后期是非常多见的。

总之，肝的病理变化是复杂的，对肝脏气血的影响是广泛的，可以引起全身一系列功能紊乱，上述许多病理变化和表现可以出现在西医学许多肝脏疾病之中，西医学也认为许多肝病如病毒性肝炎、肝硬化等都是全身性疾病，其病变涉及的范围是广泛的，损害往往是多系统的。在这些肝脏疾病中，中医"肝"的病理特点及对脏腑的影响都有充分的反映，在病理变化的广泛性方面"肝"与肝脏也颇多吻合之处。

综上所述，虽然中西医学对肝脏的病理变化特点认识与描述方法不同，但许多实际内容是存在广泛的一致性与相关性的，充分说明古人的认识是在长期临床实践观察的基础上产生的，符合肝脏疾病的发病规律，用于指导辨证与用药是可行的。

六、关于肝病

此之为肝病系指肝自身之病，有如下数种。

1. 肝郁 肝脏气血不能条达舒畅，导致气血郁滞，一般以气郁为先导，先由情志郁结，引起气郁，继而使血行障碍，造成血瘀。在气表现为郁郁寡欢，意志消沉，胸胁苦满，饮食呆钝，甚至烦躁易怒；在血则表现为胁痛如刺，肌肉消瘦，赤痕纹缕及妇女月经不调等。肝郁是为疏泄无能，作用不及，其性消沉，木不疏亦可影响中焦，出现痞满腹胀、消化呆滞等，另一方面，由于情志忧思郁结，气机不舒，久则化热，这种热也郁伏于内，不易发泄，出现急躁忧愤，小便黄赤等，甚或热郁于内，耗气烁血，出现潮热盗汗、失眠惊悸等。如《类证治裁》所言："肝木性升散，不受遏郁，郁则经气逆，为咳为胀、为呕吐、为暴怒胁痛、为胸满不食、飧泄、为癥疝，皆肝气横决也。"

2. 肝火 凡肝病机能亢进，出现热证即冲逆现象，统称肝火。肝火之原因，一是肝木与胆火同居，容易形成风火交煽；也可由肝气转化而来，即古人之所谓"气有余便是火"。由于火性上炎是其症状，以头晕胀、面热面红、口苦口干、目赤耳鸣最为常见，冲逆无制，常可影响他脏，如《类证治裁》所言："木郁则化火，为吞酸胁痛，为狂，为痿，为厥，为痞，为呃噎，为失血，皆肝火冲激也。"肝火来势较猛，临床表现大都是实证，其治多为苦寒直折。同时应注意到火盛伤阴的一面，泻肝火而勿忘护阴液。

3. 肝风 肝为风木之脏，内寄相火，血虚化燥而后生风，故称肝风。因不同于外来之风，故亦称"内风"。风性动摇，其主要表现为眩晕欲仆，耳鸣，肢麻，抽搐，亦可引起呕恶、心悸。《内经》云："诸风掉眩，皆属于肝。"《类证治裁》也说："风依于木，木郁则化风，为眩、为晕、为舌麻、为耳鸣、为痉、为痹、为类

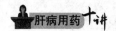

中，皆肝风震动也。"又说："肝阳化风，上扰清窍，则巅痛、头晕、目眩、耳鸣、心悸、心烦。"临床上概称为肝风证。

4. 肝虚　肝主藏血，肝虚证多指血虚和阴虚，主要表现为眩晕、失眠、消瘦、脉细弱、面㿠白，妇女有月经量少，色淡及经闭等。肝虚除血亏而体不充外，还有体衰而气不充的一种，这就包括气血阴阳在内的四种虚证。《太平圣惠方》说："肝虚则生寒，寒则苦胁下坚胀，寒热腹满不欲饮食，悒悒不乐，如人将捕之，视物不明，眼生黑花，口苦，头痛，关节不利，筋脉挛缩，爪甲干枯，善悲恐，不得太息，诊其脉沉滑者，此皆肝虚之候也。"

5. 肝厥　厥证有三个特点，一为气自下上逆，二为手足逆冷，三为昏仆不省人事。一般所说的肝厥往往不只一个证候，但总不外这三种现象，如急怒引起之气厥，证见猝然昏倒、牙关紧闭、手足不温、形似中风；肝阳上扰引起之晕厥，证见头目晕眩、昏倒不省人事、汗出、面白、肢冷；肝火上冲导致的薄厥，证见猝仆、面赤、气道不利、喉有痰声、脉弦紧而数；肝肾阴虚内风而引起的"痉厥"，证见神昏、舌謇烦躁、手足抽搐、时时欲脱等，临床上称肝厥。

6. 肝积　肝积为五脏积之一，指肝脏体积增大，按之有形，《难经》说："肝之积曰肥气，在左胁下，有头足，久不愈，令人咳逆，痎疟，连岁不已。"又说："脾之积曰痞气，在胃脘覆大如盘，久不愈，令人四肢不收发黄疸，饮食不为肌肤。"以上肝积脾积若颠倒过来，不但恰与肝脾肿大在解剖位置上极一致，而且症状亦极为相符，可见古人是在实践观察的基础上提出这一结论的，只是描述时提法不同而已，在实际内容上与西医学是一致的。

七、与肝病密切相关的几个病证

在中医内科学范围内与肝病密切相关的几个病证主要是胁痛、

黄疸、积聚、鼓胀。

1. 胁痛 胁痛是以一侧或两侧胁肋疼痛为主要表现的病证，其性质有胀痛、隐痛、灼痛、坠痛、串痛、刺痛等。早在《内经》中就有关于胁痛的记载，明确指出胁痛的发生主要是由于肝胆病变，因肝居胁下，其经脉布于两胁，胆附于肝，其脉亦循于胁，故胁痛之作，主要责之于肝胆，其主要病因病机为肝气郁结、瘀血停着、肝胆湿热、肝阴不足等，胁痛的性质、程度及持续时间等常因病因病机的不同存在较大差别。胁痛几乎是肝炎、肝硬化等肝脏疾病的共有症状。

2. 黄疸 黄疸是以身黄、目黄、尿黄为主的一种病证，尤以目睛黄染为本病之主要特征。黄疸在临床上主要分为阳黄、阴黄、急黄或瘟黄三大类，这三类黄疸在临床表现、病因病机、临床用药等方面均有较大差异。黄疸的病因病机虽然有外邪侵袭，疫疠感染、嗜酒过度、积聚日久不消等不同，但最终导致黄疸的发生则均为胆汁输送排泄失常、溢于肌肤所致，黄疸是西医学许多肝脏疾病的重要体征。

3. 积聚 积聚是腹内结块，或胀或痛的病证。积之与聚，一为有形，一为无形，一在血分，一在气分，一属脏，一属腑。就肝病而言以有形之痞块者为多，如临床常见之肝肿大，其病因病机主要为情志失调、酒食不节、寒湿外侵等，其基本的病理变化为气滞血瘀或痰凝气结，慢性肝病、肝硬化、门脉高压及脾功能亢进者每多见之。

4. 鼓胀 鼓胀是以腹部膨胀如鼓、皮色苍黄、脉络暴露为主要特征的病证，不但其外在证候与肝硬化腹水无半点差异，即使中医学所论其病因病机如酒食不节、血吸虫感染、黄疸积聚日久不愈等亦与肝硬化腹水完全相同，故古人之论鼓胀之治法方药至今仍沿用于临床且每可获效。

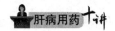

八、关于肝病治法

传统肝病治法的确立源于《内经》,对肝病的治疗《内经》提出三个原则,即"肝苦急,急食甘以缓之","肝欲散,急食辛以散之,用辛补之,酸泻之",寥寥数语,明确地提出了甘缓、辛散、酸收三大治法,成为后世治肝的理论基础。这三大治法所针对的实际上已经包容了肝体和肝用两大方面的病变。因肝血宜藏,宜润养,肝气宜疏畅,宜条达,若肝体受到损害,即用酸收甘缓的方法,使肝体慢慢得到恢复,若肝脏的气化功能受到抑郁,则可用辛散的方法,以宣发疏畅。《难经》上说:"损其肝者,缓其中",《金匮要略》中也说:"肝之病,补用酸,助用焦苦,益用甘味之药调之",这除继承《内经》的治疗原则之外,又增添了苦味,将这些原则联系起来,可以归纳为四个原则:①补肝用酸味;②缓肝用甘味;③疏肝用辛味;④清肝用苦味,以药的四气五味加以配伍,即产生不同的作用,即酸甘化阴,辛甘化阳,苦寒泻火,甘寒生津等,实践证明,这是非常符合临床实际的。

《金匮要略》论肝病治法颇为详尽,今人章真如氏将其归纳为肝病实脾法、养血柔肝法、调肝安神法、培土抑木法、平肝降逆法、解郁化痰法、疏肝化瘀法、补肝止血法、柔肝软坚法、清肝利湿法等,临床实践证明,这些治法具有很高的科学性和实用价值,至今仍为临床工作者所常用。

李冠仙将肝病治法定为十法。①辛散;②酸敛;③甘缓;④心为肝之子,实则泻其了;⑤肾为肝之母,虚则补其母;⑥肺为气之主,肝气上逆,清金降肺以平之;⑦肝气上逆,必夹胆火而来,平其胆火,则肝气亦随之而平;⑧肝阳过量,养阴以潜之,不应,则用介类以潜之;⑨肝病先实脾;⑩肝有实火,轻则用左金丸;重则用龙胆泻肝汤,这十个法则,对于肝病的治疗,已大体齐备,可谓简练实用。

　　清代王旭高根据肝气、肝风内动和肝火的特点，提出了更为详尽具体的三十个治法，并附列方药，其中关于肝气治法有八个。①疏肝理气法：肝气自郁于本经，两胁气胀作痛者，用香附、郁金、紫苏梗、青皮、橘叶之属，兼寒加吴茱萸，兼热加牡丹皮、栀子，兼痰加半夏、茯苓。②疏肝通络法：理气不应，营气痹瘀，络脉阻滞，宜兼通血络，用旋覆花、新绛、当归须、栀仁、泽兰。③柔肝法：肝气胀甚，疏之更甚者，用当归、枸杞、柏子仁、牛膝，兼热加天冬、生地黄，兼寒加肉苁蓉、肉桂。④缓肝法：肝气盛而中气虚者，用炙甘草、白芍、大枣、橘饼、浮小麦。⑤培土泻木法：肝气乘脾，脘腹胀痛，用六君子汤加吴茱萸、白芍、木香。⑥泻肝和胃法：肝气乘胃，脘痛呕酸，用二陈汤加左金丸、白豆蔻、川楝子。⑦泻肝法：肝气上冲于心，热厥心痛，用川楝子、元胡、吴茱萸、黄连，兼寒去黄连加川椒、肉桂，寒热夹杂者用黄连或再加白芍。⑧抑肝法：肝气上冲于肺，猝得胁痛，暴上气而喘者用吴茱萸汁炒桑枝、苏梗、苦杏仁、橘红。

　　在肝风内动方面，他提出五个法则。①息风和阳法：即凉肝法，肝风初起，头目昏眩，用羚羊角粉、牡丹皮、菊花、钩藤、石决明、白蒺藜。②息风潜阳法：即滋肝法，用牡蛎、生地黄、女贞子、玄参、白芍、菊花、阿胶。③培土宁风法：即缓肝法，用人参、甘草、麦冬、白芍、菊花、玉竹。④养肝法：用生地黄、当归身、栀子、牛膝、天麻、何首乌、胡麻。⑤暖肝法：用术附汤。

　　肝火方面定出十个治法。①清肝法：用羚羊角粉、牡丹皮、山栀、黄芩、竹叶、连翘、夏枯草。②泻肝法：用龙胆泻肝汤、泻青丸、当归芦荟丸类。③清金制木法：用沙参、麦冬、石斛、枇杷叶、天冬、玉竹、石决明。④泻子法：肝火实者兼泻心，用黄连、甘草。⑤补母法：用六味地黄丸、大补阴丸之类。⑥化肝法：用青皮、陈皮、牡丹皮、山栀、白芍、泽泻、贝母等。⑦温肝法：用肉桂、吴茱萸、川桂，兼中虚胃寒者加人参、干姜。⑧平肝法：用川楝子、白蒺藜、橘叶。⑨散肝法：用逍遥散。⑩搜肝法：用天麻、羌活、独活、薄荷、蔓荆子、防风、荆芥、僵蚕、蝉蜕、白附子。

除此之外，还提出了对肝气、肝风、肝火均可适用的七个治法。①补肝法：用菟丝子、枸杞子、酸枣仁、芝麻、沙苑子。②敛肝法：用乌梅、白芍、木瓜。③镇肝法：用石决明、牡蛎、龙骨、龙齿、代赭石、磁石。④补肝阴法：用生地黄、白芍、乌梅。⑤补肝阳法：用肉桂、川椒、肉苁蓉。⑥补肝血法：用当归、续断、牛膝。⑦补肝气法：用天麻、白术、菊花、生姜、细辛、杜仲、羊肝。

以上30条治法，几乎对肝病的所有病理变化都有所针对，全面而具体，符合肝病临床实际，这些治法与方药至今仍广泛应用于肝脏疾病的临床治疗，对肝病各个环节都有较强的针对性，可收到较好的疗效。

近年来，在肝炎、肝硬化等主要肝脏疾病的临床研究中，治法学研究也有了新的发展，创立了许多新的治法，这些治法以某些肝脏疾病的发病规律为依据，既参考传统治法，又结合西医学的新观点，使之更切合实用，如疏肝理气法、疏肝健脾法、滋养肝肾法、清热利湿法、凉血解毒法、活血化瘀法、软坚散结法、益气调中法等，这些治法不仅应用频率最高，而且对病因、病机、病位、证候都有所针对，对某些客观指标的改善也有较好的作用，人人丰富了肝病治法学的内容。

肝病用药是在治法学指导下进行的，临床实践表明，大量传统的肝病治法具有很高的科学性，不但适用于中医学之肝病，亦完全适用于西医学之肝脏疾病，充分说明传统治法的确立是建立在长期临床实践的基础之上的，是符合临床实际的，这也是其具有强大生命力的原因所在。

九、几点结论

由以上对于肝生理病理的论述，结合西医学肝病生理病理及主要肝病的发病学规律，我们对肝病用药的有关理论问题获得以下三点结论。

1. 肝病用辨证用药的原则与传统方法治疗西医学肝脏疾病是可行的　对文献的复习和深入研究表明，中医学对肝的理论认识首先是建立在解剖学基础上的，有关描述与西医学是基本一致的；对于肝的生理功能，虽然中西医认识与描述方法不同，但大部分实质内容是一致的或相近的；对于肝病病理变化的复杂性及一般规律，中西医理论存在密切的相关性，用中医之病因病机特点、临床证候与表现及疾病发展的阶段规律等理论来印证认识肝炎、肝硬化、肝脏疾病的发病特点是十分相符的，与中医肝病有关的一些病证如鼓胀与肝硬化腹水则几乎完全一致。因此，可以认为，中西医在肝与肝病的许多理论问题上是相通的、相同的、相近的或相关的，所以用辨证用药的传统方法治疗西医学肝脏疾病是有广泛的生理病理学基础的，是可行的，具有普遍的指导意义，这也是之所以取得较好疗效的机理所在。肝病用药必须坚持辨证论治原则，才能充分发挥其宏观调控的优势和灵活性，根据不同环节、不同阶段，分别确立针对的目标，解决主要矛盾，最终，从总体上改善疾病进程与预后。

2. 仅用中医辨证论治的用药方法是不够的、片面的，必须借鉴西医学研究成果　肝炎、肝硬化等肝脏疾病的诊断是建立在病毒学、病理学、组织学、免疫学及分子生物学等西医学科学研究基础之上的，而中医目前采用的望闻问切的观察方法有直观笼统的弊病，辨证分析的过程又有较大的主观随意性，无法对病变的实质作出确切判断，辨证用药的方法就难免存在片面性和盲目性，针对性不强，疗效自然会受到较大影响，因此，必须适当借鉴西

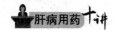

医学研究成果，明确疾病的发生规律和病变实质，特别是参考常用方药的药理学研究结果，在不违背辨证用药原则的前提下，适当加用对某些环节有较强针对性的药物，实践证明对提高疗效是十分有益的，这实际是辨证与辨病、宏观与微观研究的结合，这是指导肝病用药的一条重要原则。

3. 不断总结临床经验、发现用药规律、逐渐使用药更为规范并突出用药特色是必要的　肝病作为古老的疾病，历代医学家都进行过广泛深入的研究，留下了大量的肝病方药，新中国成立以来各地几十年来的协作攻关，大量的学术研究与交流，经验总结与创新，又创立和诞生了许多有效的方剂，发现了许多有效的药物，因此，今天可供肝病临床选择的用药范围十分广大，选择余地大，既可使肝病具有内容丰富多彩的优势，也存在让人难以比较，甚至无所遵循的不足，难以选择出最佳方案，所以，肝病临床工作者除坚持正确的用药原则与方法外，应当经常总结实践经验，摸索用药规律，使肝病用药更加准确规范，经过反复的对比，可望筛选出更为有效的方药组合，并为最终制定出每一肝脏疾病的最佳治疗用药方案奠定基础。

第三讲　肝病用药的原则与方法

　　肝病临床用药除与其他脏腑疾病用药一样应遵循整体观念、辨证论治、治病求本等共性原则之外，因其具有独特的生理病理学特点与发病规律，用药的原则与方法亦往往具有独到之处，现从中医、西医、中西医结合等几个不同的侧面就肝病中医用药的一些主要原则与方法简述于后，期望能对肝病用药的思路与方法有所助益。

一、顺应肝的生理病理学特点

　　这里主要指的是中医学理论中肝的生理、病理学特点，我们在临床上用中药治疗肝病，理所当然的是在中医理论指导下进行的，而最根本的是必须与肝的生理病理学特点相符合、相顺应，用药才会准确，也才会收到理想的效果。而要了解肝的生理病理学特点，首先应该明确中医学理论中肝的含义与实质。

　　中医学中之"肝"有两层含义，一为"肝用"，即肝的功能活动，一为"肝体"，即肝脏器官本身。肝以血为体，以气为用，简言之"体阴而用阳"。中医学认为肝体是肝进行一切生理功能活动的物质基础，而肝用作为正常的功能活动又是肝体正常存在的动力和条件，二者是互相依赖、相辅相成的两个方面，肝的生理表现和病理反映也都离不开这两个方面。

　　1. 顺其疏达之性　从肝的功能活动即肝用而言，肝以气为用，性喜调达而恶抑郁，肝气疏泄适度，调达畅顺才能保证其生理功能的正常发挥与进行，而肝的一个重要的病理特点又恰恰是肝气易郁，举凡外来情志刺激、内生郁闷烦恼，及或诸种毒邪内侵等种种原因皆可导致肝气郁结，同时疾病过程中所产生之湿热、瘀血、痰浊等病理产物均可阻滞肝经气机，使肝气郁滞而不行，可见肝病过程中肝气郁结的机会最多，而肝气一郁，既犯他脏，或横逆、或上逆、或流窜三焦，扰乱血行，又可郁久化火，气滞而血瘀，引起脏腑气血逆乱，引发种种病变。因此，疏肝解郁、行气导滞即为肝病最常用之法，即古人之所谓"木郁达之"。

古人有言"肝无补法，顺其性而谓之补"，我们之所谓顺其疏达之性就是指顺应肝喜调达之性，适应肝恶抑郁而易抑郁之病理特征，在肝病治疗中善用疏达之法与解郁之药，顺势引导，最终使肝气调畅，从而恢复其自然生性，解除其气机郁滞的病变状态，以利于整个疾病的康复。

临床所见，几乎所有急慢性肝病均可见到肝气郁滞的临床证型，出现两胁撑胀、腹胀纳呆、烦躁易怒等，即可用疏达之法，投解郁之药，如柴胡、白芍、枳实、青皮、佛手、香附、香橼、木香、紫苏梗、郁金、橘叶、云故纸等；兼脾虚者，酌加健脾益气之药，如党参、白术、茯苓、甘草、黄芪等；胃气上逆证见呕恶、呃气频繁、脘腹胀满者，治宜和胃降逆、行气调中，药用紫苏梗、白豆蔻、降香、丁香、柿蒂、半夏、竹茹、枳实等；湿邪壅阻证见恶心、厌油、腹胀、大便黏腻不爽者，治宜行气祛湿、芳香化浊，药如苍术、川朴、橘皮、藿梗、佩兰、大腹皮、紫苏叶、茯苓、大豆黄卷等；肝胆湿热证见右胁灼痛、恶心厌油、腹胀尿黄、苔黄厚腻、脉弦滑数者，治宜清热祛湿、行气透达，药如龙胆、栀子、黄芩、连翘、橘红、竹叶、赤小豆、茵陈、苍术、牡丹皮、夏枯草、荷梗等；气滞血瘀证见胁痛如刺、胁下癥块、舌暗脉涩者，治宜理气活血，药如川芎、桃仁、红花、山楂、三棱、莪术、郁金、丝瓜络、路路通等，凡此种种，有正治，有兼治，治法皆以调畅气机为主，用药皆为轻宣透达之味，都是顺肝疏达之性的，都是为了解除肝气郁滞的病理状态，从而恢复其自然生性。

临床上也有一些情况，如肝肾阴虚用滋补肝肾法，如左归饮、归芍地黄汤等，肝血亏耗用四物汤等，则皆滋补之品，贵重味厚，我们在临床应用此类药物治疗肝病时，则切莫忘记顺其疏达之性的原则，均宜在滋补方药中适当用调畅气机、疏通经络之药味，以防壅塞气机。此外，如湿热蕴结之用清热祛湿法，亦每需加用轻宣透达之药，以斡旋气机，适肝之性，利于肝病之康复。

疏达药质轻味薄，性多辛燥，用量不宜过大，用时不宜过久，在临床应用时，常需加入滋柔甘缓之品，以防伤及肝体，顾此失彼。

2. 适其柔润之体 肝以血为体，主藏血而濡养头目及四末，肝体原本是柔润的，但是在肝病中伤其柔润之体的因素却不少，如肝火易升、肝风易动、肝阳易亢的病理特征均可造成肝阴不足、肝血亏耗；急慢性肝病中湿热内阻、肝气郁久化火也可导致热盛伤阴，造成肝之阴血亏虚；肝体失柔，还可以因于他脏受累，如肝病日久，伐中州，脾气虚弱则使肝失敦阜之培，盗母气以耗肾水又使水不涵木，肝体因之而躁急；此外，久投疏达辛燥之剂，亦易使气阴耗伤。由此可见，临床上以肝体虚实而言，总以亏虚为主，在治疗上养肝血、益肝阴、滋肾水诸法皆为适其柔润之体，一贯煎、四物汤、补肝汤、六味地黄汤等皆为常用方剂，常用药如生地黄、熟地黄、沙参、麦冬、枸杞、当归、白芍、酸枣仁、黑芝麻、百合、知母、乌梅、石斛、黄精、山药、五味子等，有养肝血、益肝阴者，有滋肾填精者，亦有气阴双补者，皆有助于肝恢复其柔润之体。

滋阴药多性味厚重，久用滞腻，可碍中气之运行，因此常需适当加入疏达调中之剂；此外，应用滋阴柔肝药应注意余邪滞留，宜酌配清解通利之剂以祛邪务尽。

总之，肝用之为病，以实为主，以顺为补；肝体为病，以虚

47

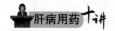

为主，以补为顺。

3. 重视宏观调控，兼顾脏腑气血　肝病临床用药除上述顺其性、适其体、顺应肝本身的生理病理特性之外，还应充分认识肝易动难静、善干他脏的特点。人体作为一个有机的整体，生理上协调统一，必然导致病理上的互相影响，肝病尤其如此。古人有"肝为万病之贼""诸病来自肝"等说，实践证明是非常符合临床实际的。在一些肝病，特别是慢性肝病，可对脏腑气血产生广泛的病理影响，引发一系列复杂的证候，在用药时应详细分辨肝病影响所及何脏何腑、在气在血、病机如何，而采取不同的治法与方药。

肝病对脾胃的影响迅速而持久，主要表现为胁痛、腹胀、纳呆、便溏、乏力等肝郁脾虚证候与胃脘胀满、呃气、呕恶、纳呆等肝胃不和的症状，治疗除疏达肝气外，尚需加党参、黄芪、茯苓、白术、甘草、山药、莲子、白扁豆、薏苡仁、黄精等健脾药及苍术、厚朴、橘皮、降香、茯苓、竹茹、紫苏梗、白豆蔻、稻芽、焦神曲、鸡内金等和胃药。疏肝健脾、和胃法为肝病临床最常用之法。

肝病最易及胆，肝郁和肝火皆使胆气不利，造成肝胆同病，如肝胆湿热证见呕恶厌油、溲赤，大便黏腻，胆汁泛溢肌肤则形成黄疸，宜用清肝利胆法，药如龙胆、栀子、黄芩、金钱草、海金沙、郁金、枳实、熟大黄、车前草、通草、竹叶、田基黄等药，甚或用承气汤以泻腑气，使肠泻胆亦泻。

肝病久又每易及肾，导致肾阴亏耗、肾水不足，出现肝区隐痛、腰膝酸软、梦遗滑精、失眠多梦等，又宜滋肾填精、肝肾同治，药如熟地黄、当归、白芍、枸杞子、知母、黄柏、沙参、女贞子、旱莲草、黑芝麻、鹿角胶、鱼鳔胶珠、鳖甲、小蓟、山萸肉、牡丹皮、山药等以滋水涵木。

肝病有时还可出现肝气壅肺和肝火灼肺，或气逆作咳黄痰、胸痛、甚为咳血，治宜清金制木法，药如青黛、海蛤粉、桑白皮、生地黄、栀子、苦杏仁、百部、百合、沙参、瓜蒌仁、紫菀、款冬花等以平肝润肺。

肝火尚可扰心，轻者心烦意乱、失眠惊悸、重者神志不清或昏迷，治宜清肝凉血、宁神清心法，药如生栀子、珍珠母、石菖蒲、天竺黄、远志、炒酸枣仁、莲子心、羚羊角粉、犀角（现用代用品）、郁金、钩藤等以清心宁神或醒神开窍。

肝病对气血影响尤大，首先是肝本经气血失调，继或全身气血逆乱，如临床所见肝气郁结，肝气上逆，上犯心肺使肺气不宣、心气逆乱，横逆乘脾又使脾气虚弱、胃气下降，及肾又致肾气虚衰、气化无力。因此，临床上调理气血多从肝入手。气为血之帅，肝与血关系极为密切，肝病对血分之影响主要表现为气滞血瘀、血结、血热、血虚等，如出现胁肋刺疼、肝脾肿大、肝掌、蜘蛛痣、鼻衄、牙龈甚或吐血，临床治疗分别应用活血化瘀药如桃仁、红花、川芎、当归、牡丹皮等；活血散结药如马鞭草、三棱、莪术、郁金、鳖甲、穿山甲、水红花子、泽兰等；凉血止血药如牡丹皮、大蓟、小蓟、茜草、生地炭、侧柏炭、黑栀子、大黄炭、三七粉、白茅根、藕节等；益气补血药如黄芪、党参、黄精、白芍、当归、阿胶、熟地黄、桑椹子、鸡血藤、炒酸枣仁等。

如上所述，重视宏观调控，兼顾其他脏腑及气血也是顺应肝病理生理学特点的重要一环，通过脏腑气血的正确调理达到对肝病的有效治疗，这也是肝病用药的重要原则。

二、符合肝病的发病规律

这里指的是符合西医学肝脏疾病的发生发展规律，我们现在用中药治疗肝病已不再是胁痛、积聚，而是实实在在的诊断明确的肝脏疾病，如肝炎、肝硬化、肝癌、脂肪肝等，因此临床用药除应顺应中医肝的生理病理学特点外，还必须符合肝脏疾病的发

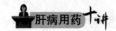

病规律，才会有较强的针对性并收到满意的疗效，一般应注意以下几点：

1. 清除外来病因 临床上许多肝病都有外在的致病因素，如各型肝炎病毒、细菌、乙醇、损肝药物等，清除这些病因是临床用药的主要任务之一。以病毒性肝炎为例，目前已经发现了甲、乙、丙、丁、戊、庚型肝炎病毒的存在，并且已经确定乙、丙、丁型肝炎可转为慢性甚至恶变。目前认为慢性病毒性肝炎的发病机制，一个可能是与肝炎病毒直接导致肝细胞病变有关，另一个可能是人体免疫系统对肝炎病毒及其抗原引起的免疫应答，对感染肝炎病毒的肝细胞产生免疫病理，损伤肝细胞所致。不管是哪一种机制所引起的肝细胞损伤，根本的原因在于病毒，要控制肝炎就必须清除肝炎病毒，抗病毒治疗就是病毒性肝炎的根本治疗措施。目前中医药抗病毒治疗的研究主要从辨证论治基础上的治法学研究与有效方药的筛选两个方面展开，已初步摸索到一些经验，虽然某些中药的实验性研究与实际临床疗效尚存在巨大差异，疗效也还远非尽如人意，但毋庸置疑的是，中医药抗病毒治疗是极为重要的治本之法。近年来国内开展了大量的中药体外抑制乙肝病毒基因（HBV-DNA）的研究，实验证实对 HBV-DNA 有抑制作用的中药近百种，抑制作用较强的如蚤休、山豆根、虎杖、大黄、丹参、赤芍、何首乌等，也有研究证实对 DNA-P 直接抑制率达到或超过 50% 的有菊苣、木瓜、北野菊、大蓟、仙鹤草、丹参、夏枯草、栀子、牡丹皮、赤芍、紫草、青蒿、黄连、秦皮、金银花、败酱草、蒲公英、蚤休、虎杖等 28 种；对 DNA-P 直接抑制率在 25%～50% 之间的有金钱草、龙胆、马齿苋、谷精草、生地黄、白薇、土茯苓、射干、瓜蒌、白花蛇舌草等 18 种。各地还有其他许多不同的结果，证实了某些中药确有抑制乙肝病毒的作用，值得临床用药参考。

近年来，西医学抗病毒药物特别是核苷类药物如恩替卡韦、替诺福韦及小分子直接抗丙肝病毒药物的研发与应用使乙型肝炎和丙型肝炎的抗病毒治疗取得了飞速发展，使这一领域的治疗格局发生了根本变化，中医药抗乙型肝炎病毒和抗丙型肝炎病毒的治疗研究因缺乏高级别的循证医学证据而处于停滞状态，近年来亦无重要研究成果。

2. 坚持环节用药 临床上，大多数肝病原因复杂，其发生发展的过程及转归更受多种因素的影响，临床表现更是千差万别。以病毒性肝炎为例，其发病就涉及不同肝炎病毒的入侵、对肝细胞直接或间接的破坏，发生不同程度的多种病理变化，如肝脏微循环障碍、肝纤维化，甚至肝硬变的形成乃至恶变等，其症状体征纷繁，客观指标会有种种异常，临床用药也就涉及多个环节，如祛除病毒、调节机体免疫功能、抗肝纤维化、改善肝功、减轻症状与体征等，很难期望通过某一种特效药物，甚或一方一药达到治愈的目的，这是不现实的，既违背了中医辨证用药的规律，也不符合西医学综合治疗的观点。

就肝病临床所见，在疾病的某一阶段，某一症状体征或客观指标的异常有时往往成为主要矛盾，患者深为其所苦，这一主要矛盾和环节的解决就成为当务之急；也有的时候或同时出现几个方面的症状体征或某些客观检测指标异常同时存在，而几个环节都需要解决，这就面临一个多环节用药问题。环节用药应根据患者的具体情况，区别轻重缓急，分清主次先后，在整体调理的前提下，或对某一环节重点解决，或多环节用药同时进行，如肝硬化腹水患者，症见腹大胀急、难以平卧、齿衄、尿少、乏力等，则以利水消胀为主，以解决腹大胀满这一主要矛盾，待腹水这一环节解决后，再用凉血止血药以治疗牙衄及鼻衄等问题；又如慢性活动性肝炎患者，ALT 升高，总胆红素（TBil）升高，HBsAg（＋），在治疗上改善肝功、降酶退黄是主要环节，清除病毒则可从长计议。也有几个环节同时兼顾而几个治法同时运用的，如腹水病人，TBil 升高，黄疸很深，即可利水与退黄并用，以求对两个方面都有所针对。

环节用药无论是侧重一个环节或多个环节同时进行都是在整体辨证的基础上的，而不是片面独立的对号入座，掌握肝病过程中的用药环节，可以使我们用药的思路更加明晰，用药方法也更有针对性。

目前临床常用中成药之所以公认疗效较好的尚少，单独应用的机会也较少，其根本原因就是没有按环节用药的思路去进行研制，适应面太宽，针对性不强。环节用药的原则对于中成药研究具有重要指导意义，可根据某一肝病如乙型肝炎的发病规律和主要治疗环节分别研制成系列中成药如消水散、止血丹、退黄冲剂、降酶合剂、缩肝丸等等，或单用，或合用，针对性强，自然可收到较好疗效，作为疾病的某些主要环节同时或先后获得解决，疾病也才有望获愈。

3. 注重阶段用药 许多肝脏疾病在发生发展过程中具有一定的阶段性规律，以病毒性肝炎为例，病毒感染人体后大致沿着潜伏状态→急性发病→慢性过程→肝纤维化→肝硬化→肝癌这一过程发展，在上述不同的病理过程和临床阶段，分别有不同的病机、证候特点，治法和用药也就因之而异。急性肝炎用药以抗炎护肝为主，多用清热利湿、活血解毒药，在促使疾病康复的同时阻止其向慢性化发展；慢性肝炎，因病程长，其病机转归也有一定的阶段性规律，即初在肝，先传脾，后及肾，最后导致气血逆乱、正虚邪实，湿热与瘀血则是阶段性病理产物，治法与用药也往往有疏肝、健脾、滋肾、活血化瘀等不同层次，抗肝纤维化，调节免疫，改善机体状况，阻止其向肝硬化过渡则是这一阶段用药的主要宗旨；而肝硬化在临床上又分为代偿期与失代偿期两个阶段，在代偿期以活血化瘀、软坚散结为主，以改善肝纤维化程度与肝功能；在失代偿期往往出现大量腹水，在治疗上又以利水消胀为主，及至腹水消失后，则多以滋肾健脾、养血柔肝等药以作善后治疗等，都属于阶段性用药的范畴，当然，这不是一成不变的公式。

临床上掌握不同病程的阶段规律对指导用药意义甚为重要，如腹胀，在急性肝炎，多为实胀，可用行气消胀，而在慢性肝炎则多为虚胀，则用健脾益气，用药迥然不同。根据疾病各临床阶段的发病特点，不断地摸索和总结阶段用药的规律，从而达到阻止疾病发展、促使疾病康复的最终目的。

三、整体宏观辨治与局部微观用药相结合

这里所谓之宏观辨治指中医辨证论治原则，而微观用药则指针对疾病某一局部或某一病理变化实质的治疗与用药，而多以现代药理学对某些中药的研究结果为依据。

临床上我们用中医药治疗肝脏疾病当然必须在辨证论治的原则指导下进行，属于整体治疗范畴，疗效是总体的，往往并不局限于单单追求某一客观指标的改变，中医整体观和宏观调治是有临床优势的，但是肝脏疾病的诊断是建立在病毒学、病理学、组织学、免疫学及分子生物学等西医学微观研究基础上的，中医采取的望、闻、问、切的观察方法就存在直观和笼统的弊病，无法对病变实质作出确切的分析与判断，用药对实质病变的针对性就不强，难免带有一定的盲目性，是不适应肝病临床需要的。

宏观用药与微观用药相结合既充分发挥中医整体疗法的治疗学特长，又深入研究、总结微观病理变化的中医用药规律，逐步使辨证论治由宏观领域进入微观领域的新的科学境界。在方法上可以采取以下两种步骤：

一是以宏观辨证用药为主，微观为辅，即先根据患者"证、脉、舌"变化进行辨证，再参考西医检查指标的，这两方面较为一致时，如出现发热、目黄、身黄、肢体困重、尿黄、大便黏腻

及舌红苔黄腻等湿热征象，又有 ALT（丙氨酸氨基转移酶）升高，TBil（总胆红素）升高等相应变化，在治疗与用药时就应采用清热利湿解毒药，如茵陈、栀子、田基黄、赤小豆、车前草、板蓝根、薏苡仁、通草、龙胆、竹叶等，这些药不仅对宏观辨证是对证的，而且对肝细胞炎症这一微观病理变化也有较强的针对性。宏观与微观用药一致时，疗效也易于一致。宏观与微观不一致时，如病理组织学改变见碎屑样坏死，诊为慢性活动性肝炎而临床证候却不明显，无证可辨时，用药就应充分针对微观病理变化，如重用凉血活血解毒药如赤芍、丹参、牡丹皮、三七粉、紫草、茜草、鸡血藤、生地黄、大青叶、败酱草等，这对提高疗效肯定是有益的。

其二是以微观病理变化为依据和线索，再根据不同证候进行宏观辨证，从而确定治法和用药，如 ALT 升高、A/G（白蛋白/球蛋白）倒置、肝脾肿大等都可以作为微观指标，再依不同表现分为若干证型，进行治疗和用药，既对某一主要矛盾有较强的针对性，又体现了宏观辨证原则，经过长期摸索，可望发现和总结出某些肝脏疾病微观辨证用药的规律。

坚持中医宏观辨证与微观辨病用药的结合，可使肝病用药的范围扩大，准确性提高，不但可提高疗效，也可使临床用药的方法更为丰富。

四、避免用药的盲目性

中医药治疗肝病的临床用药研究虽然已经进行了多年，成功的经验不少，基本的规律发现了许多，但临床所见，肝病用药的盲目性仍较普遍地存在，主要体现在药效学与毒性、方法学、配伍及用量等方面。

对某些中药的独特的疗效学及毒理学结果不熟悉、不了解，临床仍单以传统的辨证论治方法用药，结果使针对性不强，使疗效受到影响。如早期肝硬化患者临床表现为肝气郁滞证候，辨证用疏肝理气药如柴胡疏肝散等方药在理论上是无可厚非的，但肝硬化的病理基础为肝纤维化，而大部分疏肝行气药的抗肝纤维化的作用较小，而根据某些药物的药效学结果适当加用丹参、赤芍、穿山甲、鳖甲、冬虫夏草、汉防己、百合、鸡内金等有较强抗肝纤维化的药物，自然会提高疗效，改善预后，减少用药的盲目性。另一方面，在用某些中药时只注意其功效，而忽略了其对肝的毒性和其他方面的不良反应，如用川楝子理气止痛而忽略了川楝子的肝毒作用，用之有害而无益；用何首乌治疗脂肪肝，忘记了何首乌损害肝细胞可引起药物性肝炎的负面效应；再如治疗肝源性糖尿病重用天花粉，则只注意了天花粉滋阴生津对消渴的治疗效果，却忽略了天花粉的损害肝细胞、可造成肝功破坏的毒性作用，临床应用在加重肝病的同时，也严重妨碍了糖尿病的恢复，这都是用药的盲目性所造成的。

其次，肝病用药的盲目性还表现在用药的方法学方面，除传统辨证用药的局限与不足外，在某些肝病常用药物的应用方面也存在较大的盲目性，从而大大影响了这些药物的疗效发挥。

如对五味子降酶的疗效已得到普遍公认，不少临床医生一见ALT升高就在方药中加入五味子，作为降酶的常规用药，事实上，这种用法是非常盲目的，不但从辨证的角度讲，对大部分ALT升高患者表现的湿热证候清除十分不利，即便对于降酶而言也是难以达到目的的，因为五味子降酶的有效成分为五味子核仁中所含的五味子丙素，而这种有效成分常需乙醇方能提取而根本不溶于水，因而水煎是不能发挥其降酶作用的；再如猪苓的护肝降酶、调节免疫的作用也已得到证实，但这些作用以提取物注射的方式才能最大限度地获得，而水煎服往往难以发挥其有效作用；又如水蛭，水蛭素是其主要成分而发挥主要作用，水煎服往往使水蛭素破坏，因而水煎服浪费较大，收效甚微，临床常以研粉冲服为宜等。凡此种种，充分说明用药方法学上的盲目性对药效作用的发挥及疗效影响甚大，切不可等闲视之。

再有，肝病用药的盲目性在药物配伍方面也有体现，不少临床医生忽视君、臣、佐、使的配伍原则，痛则止痛，胀则消胀，只重表面现象，不抓疾病本质，忘记了中医药疗效三要素即相关奏效、整体取效和中介调节，而决不是单味药药效相加的总和。肝病在临床上往往病机复杂，证候纷繁，用药配伍一定要严密准确，充分顾及药物之间的协同、反佐、增效、纠偏、减毒等相互作用，减少配伍的偏差与盲目性，切实提高临床疗效。

此外，用量轻重不但影响药力大小，有时还会使药效发生变化，如大黄本身为泻下通腑药，能荡涤脏腑实热，但因其含有鞣质，用量过大时反而会产生止泻的作用，若不顾及这一特点，则可能事与愿违；大黄又有利胆退黄功效，在临床上常用来治疗黄疸，但新近有研究证实大黄能导致胆红素代谢障碍，中小剂量有一定利胆退黄作用，大剂量或长时间应用大黄可使胆红素升高，这似乎可以解释临床何以长时间应用大黄等药反而使胆红素升高的真实原因。

用药盲目性所带来的危害是显而易见的，轻则无效，重则使病情加重，而造成用药盲目性的原因是多方面的，如临床医生对某些肝病的研究方向、主攻目标不甚了解，对用药的原则、思路与方法不熟悉、不了解，过分强调经验用药，跟不上医学科学发展的步伐等，都是用药盲目性的根源，纠正肝病用药的盲目性也应首先从以上若干方面入手，临床医生首先应明确某些肝病发生发展的规律与特点，清楚要解决和针对的问题，明了辨治方法与组方原则，熟悉中药性味归经及药效学与毒理学研究结果等，方有可能拟定最佳方案，使用药准确，效果优良。

五、避免应用肝毒药物

肝脏因其重要的解剖位置，巨大的代谢机能，对有毒物质反应的敏感性，在临床上中毒性肝病显得日益重要。在以往研究中人们较多地注重化学药物对肝脏的损害，如抗痨药物、抗甲亢药、抗癫痫药、驱虫药、某些抗肿瘤药及抗生素等对肝脏的毒害作用早已引起人们的广泛关注。近年来，中医药的肝毒问题已日益引起人们的重视。据国内外最新医学研究证明，有些中药对肝脏毒性较大，这类中药如未经炮制或制剂方法、给药途径、剂量剂型不适当，都会引起中药药源性肝病，损肝中药主要有以下几种情况。

第一类是直接损害肝脏引起中毒性肝病的药物，如长期服用黄药子、苍耳子、蓖麻子、川楝子及天花粉、桑寄生、贯众、蒲黄、半夏、雷公藤等均可引起肝脏损害，发生中毒性肝炎，使人出现肝区不适、疼痛、黄疸、肝脾肿大等症状与体征，肝功异常。

药理研究表明，黄药子煎剂可使实验动物肝细胞脂肪变性和嗜酸性变，重者小灶性坏死和片状坏死；可使实验动物 ALT 随给药时间增加而上升，肝细胞普遍较疏松，有的呈空泡样变性和气球样变，有的见小灶性坏死，肝小叶结构尚存在，汇管区有淋巴细胞、嗜酸性粒细胞浸润。

川楝子可引起实验性动物肝细胞轻度或中度水样变性，随剂量加大，还可使肝细胞重度肿胀，细胞核缩小，染色质融合成片，肝窦狭窄，毒性随单次剂量增加而增加，作用慢而持久，且有蓄积性。川楝子可引起中毒性肝病，表现为黄疸、肝肿大、肝区疼痛、ALT 升高重者引起死亡，肝病患者应慎用或忌用。

另外，五倍子、石榴皮、诃子等含有收敛、止泻、抗菌作用的水解鞣质，可直接损害肝脏，长期大量应用可引起肝小叶中央坏死、脂肪肝、肝硬化等。艾叶可引起肝细胞功能障碍，乃至中毒性肝损害，有人将100g艾叶水煎内服，迅速出现中毒症状，终因严重黄疸、出血、肝功能衰竭死亡。近年来，日本甚至有柴胡制剂引起肝炎的报道。

上述损肝药物危害甚大，尤以川楝子、贯众、半夏等是传统治疗肝病的常用药，临床误用的机会更多，故尤应引起重视。

第二类为导致胆红素代谢障碍的药物如大黄、川楝子、泽泻等，长期大量服用上述药物及四季青注射液等，都会对胆红素代谢途径中的某一个环节进行干扰而出现黄疸。

第三类为能诱发肝癌的中药如石菖蒲、炒小茴香、川椒、炒麦芽、诃子、桂皮、八角、青木香、木通、硝石等均可诱发实验动物发生肝癌。

上述中药对肝脏的毒性与危害甚劣，理应引起临床工作者的高度注视，在肝病用药时将其剔除不用，在治疗其他疾病必须应用时也应处处加用护肝措施，切不可轻信民间所谓之秘方验方，以免危害患者。

肝病用药涉及的药物范围十分广泛，品种非常繁多，上述所列肝毒药物之外仍可能有某些药物对肝脏具有毒性或不良反应，临床工作者应在临床实践中反复观察，及时发现问题，以切实避免肝毒药物的应用，使肝病用药准确，尽量减少或杜绝医源性危害，为肝病康复创造条件。

第四讲　肝病用药的现代研究

中医药治疗肝病的临床用药研究已经进行了多年，除在证治规律的探讨方面总结了许多有益的经验外，由于绝大部分肝脏疾病的研究方向和主攻目标已经确定，近年来针对这些方向和目标，对肝病常用中药方剂进行了多层次、多角度系统的临床观察与实验研究，对一些药物的确切作用已获得比较中肯的结论，对某些中药治疗肝病不同环节的作用机理进行了科学的阐述，这些成果的取得与应用弥补了传统辨证论治的不足，赋予肝病用药许多新的内容，使肝病临床用药的方法更为丰富、科学和实用，大大提高了临床疗效，其意义是深远的。目前肝病用药已形成辨证用药为主导，现代研究结果为补充，或有主有副，或融为一体，或对肝病某一环节确无证可辨而只能单独用现代研究成果指导用药等几种格局。现将改善肝功、抗病毒、抗肝纤维化及调节免疫等中药的现代研究分述如下，以供肝病用药时参考。

第一节　改善和恢复肝脏功能的中药

临床上许多肝脏疾病可以表现为肝脏功能的异常，改善和恢复患者肝脏功能是临床治疗的主要目标之一，凡具有降酶、降絮降浊、利胆退黄、抗炎护肝、促进肝细胞再生、防止肝细胞损伤、增强肝脏解毒功能的药物都属于改善肝功药物的范畴。

这类药物包括清热解毒药、清热利湿药、凉血活血药、健脾益气药、酸甘化阴药、疏肝利胆药等。

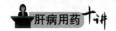

一、抗炎护肝降酶药物

1.清热解毒药 这类药物主要是减轻肝实质炎症，防止肝细胞坏死，促进肝细胞修复和再生，从而使血清 ALT 降至正常范围。

常用中药：败酱草、板蓝根、大青叶、金银花、杭菊花、连翘、黄芩、黄连、白花蛇舌草、蒲公英、生甘草、田基黄、龙胆等。

2.清热利湿药 此类药常与解毒药同用，从而加大解毒护肝降酶的疗效。

常用中药：车前草、竹叶、赤小豆、通草、灯心草、茯苓、薏苡仁、猪苓、苍术等。

3.凉血活血药 这类药物有扩张血管、活血化瘀、改善门静脉和肝内血液循环、防止微血管内凝血，促进纤溶功能减少部位缺血状态，增加肝脏血流量，丰富肝细胞营养和活化肝细胞，加速病灶的修复等作用。

常用中药：丹参、牡丹皮、赤芍、当归、水红花子、泽兰、红花等。

4.疏肝利胆药 此类药物多具有利胆退黄，减轻肝细胞炎症，防止肝细胞坏死，促进肝细胞再生的作用。

常用中药：柴胡、白芍、枳实、郁金、佛手、青皮、陈皮、茵陈、栀子、金钱草、大黄、田基黄等。

5.酸甘化阴药 这类药物能调节肝细胞的酸碱环境，并有减轻肝细胞内酶的渗出作用，从而达到降酶目的。

常用中药：山楂、五味子、乌梅、木瓜、旱莲草、白芍、鱼腥草、牛膝等。

中药抗肝损伤作用与以下因素有关：①所含皂苷类成分对机体生物膜有直接保护作用，如柴胡皂苷、甘草皂苷等。②促进机体肾上腺分泌糖皮质激素，发挥应激性保护作用。③改变肝细胞膜机能，降低膜通透性。五味子降低血清中转氨酶值，与其能使肝细胞膜通透性降低，使肝细胞内转氨酶漏出减少有关。④补益中药如人参、黄芪、白术、五味子、灵芝、枸杞子、麦冬等，能促进肝细胞内蛋白质、肝糖原的合成，促进肝细胞的修复与再生。

二、降低血清胆红素作用的药物

此类药物多包括清热祛湿解毒、疏肝利胆类药物，一部分凉血活血药也有较好的降低血清胆红素的作用，其退黄机理有的是以增加胆汁排泌作用为主，有的是以降低血中胆红素为主，也有的是通过松弛胆道括约肌或收缩胆囊的作用来实现的。

常用中药：茵陈、青蒿、柴胡、黄芩、黄柏、赤芍、大黄、黄连、大青叶、金钱草、姜黄、郁金、败酱草、栀子、泽兰、板蓝根、田基黄、连翘、蒲公英、卷柏、龙胆、竹叶、通草、羚羊角粉、鲜麦苗、鲜柳枝等。

三、降浊降絮类药物

这类药多属中医活血化瘀药，如当归、丹参、桃仁、郁金、夏枯草等；健脾药如党参、白术、莲子、薏苡仁、山药、黄芪等；补肾药如熟地黄、枸杞子、淫羊藿、牡丹皮、女贞子、黄精、白术、何首乌、茯苓、山药等；清热利湿药如田基黄、土茯苓、夏枯草、茵陈、山楂、黄柏、甘草等。

四、促进肝脏合成蛋白的药物

此类药物多属于中药中活血、健脾、补气补虚类药物，如郁金、大枣、党参、白术、肉桂、熟地黄、当归、灵芝、阿胶、三七粉、水牛角、白芍、鳖甲等，这些药物常可提高患者的血浆白蛋白，促进肝脏蛋白代谢，起到纠正蛋白倒置的功效。

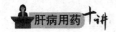

五、增强肝脏解毒功能的药物

这类药物能增强肝脏解毒功能,使肝细胞内肝糖原蓄积增加,促进肝内物质代谢,常用的有甘草、黄芩、当归、连翘、柴胡、茯苓、茵陈等。其中尤以甘草解毒作用最强,其应用的频率也最高。

第二节　抗乙肝病毒的中药

肝炎病毒是病毒性肝炎的病原体,目前已知的肝炎病毒有六种,即 HAV(甲肝病毒)、HBV(乙肝病毒)、HCV(丙肝病毒)、HDV(丁肝病毒)、HEV(戊肝病毒)及 HGV(庚肝病毒),分别引起甲、乙、丙、丁、戊、庚型肝炎,抗病毒治疗是针对病因的治疗,对肝炎患者和病毒携带者具有重要意义,中医药抗肝炎病毒的研究主要侧重于抗乙肝病毒的临床观察和药物筛选。

近年来,国内许多单位开展了 HBsAg(乙肝表面抗原)体外抑制试验,发现了不少在肝外有抑制 HBsAg 作用的中草药,综合七个单位对 980 味单味药筛选,其中发现对 HBsAg 体外有明显抑制作用的药物有 50 余种,如大黄、黄柏、何首乌、紫参、黄连、虎杖、贯众、肉桂、麻黄、蚕沙、地榆、白矾、鱼腥草、大青叶、板蓝根、半枝莲、艾叶、青龙衣、败酱草、石榴皮、桑寄生、昆布、苦丁茶、独活、沙参、钩藤、蟛蜞菊、升麻、牡丹皮、胡麻仁、草豆蔻、金钱草等。

重庆医学院对 508 种中药抑制 HBsAg 的作用进行了实验研究,发现 23 种药物对 HBsAg 有较强的抑制作用,如胡黄连、贯众、黄药子、钩藤、桑寄生、黄柏、昆布、石榴皮等;61 种中药具有轻度抑制作用,如桑叶、陈皮、木瓜、牡丹皮、丁香、山楂、七叶一枝花、郁金、黄芩、怀山药、桑椹子等。

有人筛选了 206 种中药，发现石榴皮、丹参、何首乌、五味子、虎杖、白花蛇舌草、大黄、蚕沙、板蓝根、茵陈、黄连、矾石、鱼腥草等对 HBsAg 有较强的抑制作用。

有人相继用反相被动血凝抑制（RPHI）试验和酶联免疫吸附检测（ELISA）技术筛选了 1000 多种中草药对 HBsAg 的抑制作用，结果发现对 HBsAg 有高效抑制的有云实、酸浆、地耳草、桑寄生、木通、马尾松、过路黄、知母、柿蒂、连翘、竹叶、瓜子金、两面针、旋覆花、巴戟天、豨莶草、草果、茵陈、黄芪、贯众、虎杖、生地黄、地耳草、昆布、海金沙、紫金牛、泡桐、赤小豆等；中低效中草药有 100 多种，用 ELISA 技术筛选出的有抗 HBsAg 作用的药物有 29 种，它们是夏枯草、荔枝核、棉花根、苏木、吴茱萸、半枝莲、贯众、橄榄、马齿苋、木通、山楂叶等。

有人用乙肝病毒脱氧核糖核酸（HBV-DHA）斑点杂交法对治疗肝炎常用的 80 种中药体外抑制 HBV-DNA 进行研究，发现有 66 种（占 83.8%）对 HBV-DNA 有抑制作用。其中以蚤休、北山豆根、虎杖、白英、大黄、丹参、赤芍、何首乌等 8 种药物最强。

以上中药由于使用的药物浓度与方法不同，其抑制作用的强度也不相同。

另外，从上述所列药物看，有不少有抑制乙肝病毒作用的中药同时具有损害肝脏的副作用，如黄药子、桑寄生、贯众、石榴皮等，临床应用时应予以注意。

临床观察表明，体外抑制乙肝病毒实验研究的结果与临床实际疗效差别甚大，单纯用病原学观点及实验研究结果选用此类药物，疗效并不理想，因为，机体清除乙肝病毒（HBV）要通过复杂的免疫反应，所谓抗病毒中药单纯对 HBV 具有抑制作用是远远不够的，今后应筛选对清除 HBV 免疫反应各个环节有作用的中药，才会使抗病毒中药的研究不断趋于深入。

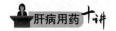

第三节　抗肝纤维化的中药

　　肝纤维化是指肝脏结缔组织异常增生，是慢性肝病重要的病理特征之一，既是肝脏慢性炎症的结局，又是导致肝病进一步发展恶化的重要原因，探索防止肝纤维化发生和减轻肝纤维化程度并促使其向愈的方法与药物，具有重要的临床意义。

　　近年来，动物实验研究发现不少中药确有抑制肝纤维结缔组织的增生或促进吸收新生的肝内纤维，为防止肝纤维化的发生发挥作用。

　　常用中药：丹参、赤芍、桃仁、川芎、柴胡、莪术、红花、当归、百合、冬虫夏草、汉防己、鳖甲、穿山甲、三棱、葛根等。

　　有人对肝炎后肝硬化和血吸虫性肝硬化两类肝纤维化病变用桃仁、冬虫夏草的有效成分进行治疗获得较好效果，使肝脾明显缩小，血清蛋白升高，实验研究支持临床疗效，证明桃仁提取物与虫草菌丝对动物肝纤维化有良好的逆转作用。大量研究表明中药抗肝纤维化以活血化瘀药最有希望，活血化瘀药可以改善微循环，回缩肝脾，促进纤维蛋白溶解及已形成的胶原纤维降解，对防止肝硬化有一定作用。

　　近年来，国内对中医药防治肝纤维化作用机制的研究取得了许多令人瞩目的成果，其主要作用机理已获得较系统全面的认知与阐释。主要为：减轻肝细胞变性坏死程度，恢复肝脏功能；抗脂质过氧化反应，减轻肝组织炎症；调节细胞外基质的合成与降解平衡，抑制纤维组织增生；抑制肝脏细胞的凋亡；拮抗星状细胞的活化增殖；抑制 MMP-2（基质金属蛋白酶 -2）的分泌及维持肝窦基底膜的连续性等。临床研究也显示出较好疗效，中医药研究论文已占全部肝纤维化研究论文的 70% 以上，成为这一领域的研究主流。

第四节　调节免疫功能的中药

病毒性肝炎特别是慢性乙型肝炎的发病、转归及预后与免疫功能有着密切的关系，中医药在调节免疫功能方面的疗效与作用日益受到重视。根据大量的临床观察和实验研究，发现了许多具有调节机体免疫反应的中药，称为免疫性中药，这些药物对机体免疫反应的作用是多方面的，有的可激发免疫反应，有的可抑制异常免疫反应。一般分为以下几类。

一、增强免疫反应的中药

一般认为此类药物可改善下丘脑 - 垂体 - 肾上腺皮质的功能和免疫功能，对机体免疫过程的不同环节发生作用或增强网状内皮系统的吞噬功能，提高白细胞数量，或增强细胞免疫或增强体液免疫，有的对多个免疫环节发挥作用。

1. 增强网状内皮系统吞噬功能的中药

（1）补气药　如：黄芪、人参、党参、灵芝、白术等。

（2）滋阴药　如：沙参、五味子、玉竹、麦冬、何首乌、生地黄、女贞子、枸杞子、茯苓等。

（3）清热解毒药　如：金银花、穿心莲、鱼腥草、山豆根、野菊花、白花蛇舌草、黄连等。

（4）多糖类植物　如：香菇、菌类、蘑菇、竹根、麦秆等。

2. 增强细胞免疫反应的中药

（1）增强 T 细胞比值的中药　如：党参、黄芪、人参、黄精、白术、鹿茸、灵芝、山药、地黄、旱莲草、五味子、菟丝子、天门冬、女贞子、香菇、淫羊藿等。

（2）促进淋巴细胞转化的中药　如：桑寄生、旱莲草、地丁、水牛角、麻黄、黄连、黄芩、五味子、白芍、云芝、猪苓、何首乌、当归、阿胶、淫羊藿、黄芪、薏苡仁、枸杞子、莪术、地黄、鹿茸、菟丝子、扁豆、女贞子、茯苓、山萸肉、桑寄生、桑枝、仙茅、锁阳、肉桂等。

3. 激活体液免疫反应的中药

（1）促进抗体存在的中药　如：淫羊藿、仙茅、巴戟天、黄芪、肉苁蓉、补骨脂、锁阳、黄精、肉桂等。

（2）延长抗体存在的中药　如：鳖甲、天冬、玄参、沙参、麦冬等。

（3）促进抗体产生提前的中药　如：人参、香菇、地黄等。

二、抑制免疫反应的中药

1. 活血化瘀药　如：桃仁、当归、川芎、赤芍、大黄、丹参、益母草、穿山甲、虻虫、水蛭等。

2. 清热解毒药　如：黄芩、牡丹皮、茵陈、金银花、黄柏、山豆根、大青叶、板蓝根、贯众、虎杖、鱼腥草、白花蛇舌草等。

3. 补气药　如：甘草等。

4. 理气药　如：木香、枳实等。

5. 解表药　如：细辛、麻黄、柴胡、桂皮、苍耳子、蝉蜕、荆芥、紫苏叶等。

6. 利湿药　如：防己、地肤子、桑白皮、瞿麦、车前草等。

合理应用调控免疫的中药对提高抗病能力、促使疾病康复都有十分重要的意义。既往对中药调控免疫的研究已取得许多可喜的成果，前景是广阔的，但是应该看到，这些研究仍然是比较粗略的，也是较为局限的，另有许多领域尚未涉足，筛选药物与辨证用药矛盾亦未得到很好解决，应当在临床与实验研究的基础上，进一步论证治法学规律和某些中药对免疫功能的影响，最终寻找出辨证论治与免疫调节药物合理、协调地配合应用的最佳方案。

第五节　抗脂肪肝的中药

脂肪肝为多种原因引起的一种临床现象，近年来发病率有增高趋势，西医学尚无特效药物，临床观察与实验研究都发现和证实了部分中药可使肝细胞损伤及代谢障碍减轻，阻止脂肪变性，具有一定的抗脂肪肝作用。常用药有山楂、泽泻、瓜蒌、荷叶、草决明、茯苓、白术、苍术、藿香、连翘、柴胡、甘草、枸杞子、灵芝、黄精、苇根、薏苡仁、浙贝母、月见草子、女贞子、大黄、虎杖、三七等，可在辨证用药时随证加入。

以上药物可通过不同途径调整脂质代谢，降低血脂，抵制肝内三酰甘油的合成，从而降低血中总胆固醇含量，改善肝脏脂肪代谢。

第六节　增强肝脏解毒功能的中药

肝脏是人体解毒的主要器官，具有增强肝脏解毒功能的中药主要有黄芩、甘草、五味子、苦参、山豆根等。中药解毒的机制主要有以下几个方面：

1. 吸附作用　甘草对许多药物具有吸附作用，减少了机体对毒物的吸收，有一定的解毒作用。

2. 水解释放出葡萄糖醛酸与毒物结合　甘草、黄芩所含的苷借助体内相关的酶水解成 β–葡萄糖醛酸和相应的苷元，前者与含羟基或羧基的有毒物质结合而起解毒作用。

3. 促进皮质激素分泌　甘草、五味子能促进肾上腺皮质释放糖皮质激素，从而抗应激反应。

4. 诱导肝药酶作用　生甘草、五味子、苦参及山豆根能诱导小鼠微粒体的药物代谢酶，提高肝细胞色素 P_{450} 的含量和活性，使肝细胞光面内质网增生，提高对毒物及致癌物质的解毒能力。

第五讲　100 味肝病常用中药新解

中医药理论认为肝易动难静，在病理上有善干他脏的特点，对脏腑气血可产生广泛的病理影响，是古人之所谓"肝为五脏六腑之贼"，病变复杂，治法繁多，对方剂和中药的覆盖面甚广；而在西医学中，肝脏生理功能复杂，许多肝脏疾病病变波及全身，如慢性活动性肝炎等疾病实际上都是全身性疾病，治疗涉及多个环节和不同阶段，中医治疗的方法与药物亦纷繁众多。

多年来的临床研究表明，准确合理的肝病用药必须做到：一是坚持以辨证用药的基本原则为指导，同时认识其片面性与局限性；二是适当参考现代药理学研究成果，在不违背辨证论治原则的前提下进行，作为辨证用药的有益补充；三是必须不断在实践中摸索用药规律，总结治疗经验，反过来指导用药。这三个方面的有机结合将是肝病合理用药的根本保证和最佳方案。根据这一原则，现将肝病应用频率最高，适应范围最广的 100 味肝病常用中药简介于后，每味药包含性味归经、功效主治、药理研究及应用等内容，应用多为我们的临床经验与心得，仅供肝病临床工作者参考。

黄　芪

【别名】北芪，黄耆，绵黄芪，箭芪。

【来源】本品为豆科植物膜荚黄芪和蒙古黄芪的根。前者主产于山西、甘肃、黑龙江等地，后者主产于内蒙古、吉林、河北等地。春秋二季采挖，去须根，洗净晒干，润透切片，生用或蜜炙用。

【成分】主含三萜皂苷、黄酮类化合物、黄芪多糖，尚含多种氨基酸、苦味素、胆碱、甜菜碱、叶酸等。

【性味归经】甘、温，归脾、肺经。

【功效】补气升阳，益卫固表，托毒生肌，利水退肿。

【主治】气虚乏力，食少便溏，中气下陷，久泻脱肛，便血崩漏，表虚自汗，气虚水肿，痈疽难溃或久溃不敛，血虚萎黄及内热消渴等。

【药理研究】

1. 增强机体免疫功能　黄芪煎剂（32%）每日或隔日口服 0.5mL，连续 1～2 周，能增加小鼠网状内皮系统的吞噬功能。用炭粒"封闭"小鼠网状内皮系统的恢复过程中，黄芪亦能使吞噬指数明显提高。

2. 对细胞代谢的影响　人胎肾细胞和地鼠及小鼠肾细胞培养成单层后，在营养液中加 0.5% 黄芪，可使活细胞数明显增多，细胞生长旺盛，细胞在体外生长的寿命延长一倍左右。黄芪还可延长人胎肺二倍体细胞自然衰老的过程，同时明显延长细胞的维持时间。

3. 利尿作用　黄芪煎剂给大鼠皮下注射或麻醉犬静脉注射，均有利尿作用。

4. 对心血管系统的作用　黄芪水煎剂对离体蛙心无明显作用，醇提取液可使离体蛙或蟾蜍心脏收缩增强，振幅明显扩大，大剂量时则产生抑制。

5. 对平滑肌的作用　5% 和 10% 黄芪煎液可使在体兔肠管的紧张度明显增加，蠕动变慢，振幅增大；对兔离体肠管、子宫则有抑制作用。

6. 对实验性肝炎的保护作用　以小鼠急性中毒性肝炎为病理模型，测其糖原含量作为判断疗效的标准。小鼠每日口服黄芪煎

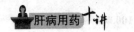

剂（100%）0.4mL，于第 8 日给予 CCl_4，结果表明黄芪有保护肝脏，防止肝糖原减少的作用。

7. 激素样作用 可使小鼠动情期（普通 1 日）延续达 10 天之久。

8. 抗菌作用 黄芪煎剂在体外对志贺痢疾杆菌、炭疽杆菌、溶血链球菌、白喉杆菌、肺炎双球菌、葡萄球菌和枯草杆菌等有不同程度的抑制作用。

【用量用法】 10 ～ 15g，大剂量可用至 30 ～ 60g。煎服。补气升阳宜炙用，其他多生用。

【注意事项】 本品功偏温补，易于助火，故凡表实邪盛、气滞湿阻、食积内停、阴虚阳亢、痈疽初起或溃后热毒尚盛等，均不宜用。

【肝病应用指要】

1. 调节免疫功能 有报道黄芪有增强慢性肝炎的细胞免疫功能，对清除 HBV 有一定作用，同时具有促进体液免疫反应的效果，因此广泛应用于慢性肝炎免疫功能异常及多个环节的治疗。

2. 补中益气 适用于慢性肝病出现中气不足，脾虚泻泄，气短乏力，颜面虚浮，小便清长等；黄芪又有利水之功，常用于脾虚水泛之肝硬化腹水及慢性肝病之下肢水肿。

3. 护肝降酶 黄芪对中毒性肝损伤，具有保护肝脏、防止肝糖原减少的作用，常用于慢性肝病之肝功异常者。

4. 健脾磨积 黄芪具有较好的健脾磨积功效，临床上对于肝脾肿大、四肢消瘦、气血亏虚、不耐攻伐者均可用健脾磨积法治之；黄芪是为君药，常与水红花子、泽兰、鸡内金、蛤粉、生牡蛎、瓦楞子、浙贝母、鳖甲、穿山甲、龟板等同用。

5. 益气降糖 黄芪有较强降糖作用，对肝源性糖尿病尤为适宜，常与黄精、山药、牡丹皮、薏苡仁、莲子、沙参、石斛、玉竹等同用。

党 参

【别名】台参，上党人参。

【来源】本品为桔梗植物党参、素花党参或川党参的根。野生者习称野台参，栽培者称潞党参。原产于山西上党，现我国北方各省及大多数地区均有栽培。春秋二季采挖，以秋采者为佳。去泥土晒干，用时洗净又闷透，切片生用。

【成分】含皂苷，微量生物碱，蔗糖，葡萄糖，菊糖，淀粉，树脂等。

【性味归经】甘、平，归脾、肺经。

【功效】补中益气，养血生津。

【主治】脾肺虚弱，气血两亏，体倦无力，食少便溏，虚喘咳嗽，内热消渴，久泻脱肛等。

【药理研究】

1. 对血细胞的影响 党参的醇、水浸膏，口服或皮下注射，可使正常兔的红细胞及血红蛋白略有增加，摘除脾脏后，作用显著减弱，故推测其有"补血"作用，可能与脾脏有关。

2. 对血糖的影响 给兔腹部皮下注射党参浸膏，可使血糖升高。若将浸膏中含有的糖分醇解后，再给兔皮下注射，则无升血糖效果，由此证明，其升血糖作用与所含糖分有关。

3. 降压作用 将党参水浸膏与醇提取物静脉或腹腔注射，能降低麻醉犬的血压。初步分析，认为是属于末梢性的，并有某些抗肾上腺素样作用。

4. 增强网状内皮系统吞噬功能 每天给小鼠灌服党参煎剂0.25g，连用1～2周，可使静注的^{131}I化血蛋白胶体颗粒在血液中的廓清速率明显加快，表明网状内皮细胞吞噬功能增强。

5. 对动物活动能力及机体反应性的影响 给小鼠灌服党参煎剂0.25g，可明显提高其负重游泳能力。先给每只小鼠皮下注射党

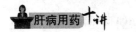

参注射液0.25g，然后置于45～47℃烘箱内，结果给药组的存活时间比对照组明显延长，表明能提高动物耐高温的能力。

【用量用法】10～30g。煎服。

【注意事项】中满邪实者不宜使用。

【肝病应用指要】党参补中益气，和胃调中，在肝病中应用极为广泛，慢性肝病之见脾虚腹胀、便溏腹泻、呃逆呕吐、纳呆气短、四肢乏力等均可用之，肝源性糖尿病亦常用之。

人　参

【别名】白参，红参，大力参，野山参。

【来源】本品为五加科植物人参的根及根茎。主产于我国东北地区。野生者称野山参，人工栽培者称园参。园参一般栽培六七年后，在秋季茎叶将枯萎时采挖，去芦头，洗净后直接晒干者称生晒参，煮熟后晒干者称红参（大力参），煮后再入糖汁中浸渍晒干者称白参（糖参），其根须为参须。

【成分】含人参皂苷，是人参的主要药理活性成分。尚含人参多糖、挥发油、多种氨基酸等。

【性味归经】甘、微苦、微温，归脾、肺经。

【功效】补气救脱，补益脾肺，生津止渴，安神益智。

【主治】体虚欲脱，肢冷脉微，脾虚少食，肺虚喘咳，津伤口渴，内热消渴，久病虚羸，惊悸失眠，阳痿宫冷等症。

【药理研究】

1. 对中枢神经系统的作用　人参对中枢神经既有兴奋作用，又有抑制作用。根据对动物的脑电图及条件反射的研究，人参主要是加强大脑皮质的兴奋过程，同时也能加强抑制过程，改善神经系统功能。

2. 对机体反应性的影响　具有"适应原"样作用，即能增强机体对各种有害刺激的防御能力。

3. 对内分泌系统的影响 人参有增强肾上腺皮质功能的作用，对下丘脑 – 垂体 – 肾上腺皮质轴表现出兴奋作用，从人参中提取的各种人参皂苷，有明显的抗应激作用；人参能兴奋垂体分泌促性腺激素，有增强性腺功能的作用。

4. 对物质代谢的影响 人生能促进核酸和蛋白质合成；能降血脂，减轻肝细胞脂肪性病变；能调节血糖，对糖代谢有双向调节作用。

5. 对循环系统的影响 人参有增强心脏功能、扩张血管、调节血压的作用。对麻醉动物，人参在小剂量时可使血压轻度上升，大剂量则使血压下降，降压可能与血管扩张有关，阿托品可抑制此种扩张。

【用量用法】3～9g，挽救虚脱须用 15～30g。入汤剂宜另煎兑服。

【注意事项】实证、热证而正气不虚者忌用。反藜芦，畏五灵脂，恶皂荚。服人参不宜喝茶和吃萝卜，以免影响药力。

【肝病应用指要】人参作为最重要的补益药，其作用功效是多方面的，如补气救脱、补益脾肺、安神益智等，在肝病特别是慢性肝病中应用范围也十分广泛，如出现脾虚泄泻、倦怠乏力、面色萎黄、畏寒肢冷、免疫功能低下、血清白蛋白下降、下肢浮肿等均可用之。门脉高压性胃病见肝胃虚弱之脘腹胀满者亦为常用之药。

白　术

【别名】於术，冬术。

【来源】本品为菊科植物白术的根茎，主产于浙江、湖南、湖北、江西、福建、安徽等地。以产于浙江於潜者为主，称为"於术"，又以初冬采者为佳，故又有"冬术"之称。采后去净泥土及地上部分，晒干或烘干。用时以米泔水或水浸软切片。生用、麸炒、土炒或炒焦用。

【成分】含挥发油1.4%，油中主要成分为苍术醇、苍术酮、白术内酯等，并含有维生素A。

【性味归经】甘、苦、温，归脾、胃经。

【功效】补气健脾，燥湿利水，固表止汗，安胎。

【主治】脾胃气弱，不思饮食，倦怠少气，虚胀，泄泻，痰饮，水肿，黄疸，湿痹，头晕，自汗，小便不利，胎气不安等。

【药理研究】

1. 强壮作用　白术有增强网状内皮系统的吞噬功能，对白细胞减少症，白术有升高白细胞作用。白术还能提高淋巴细胞转化率，促进细胞免疫功能，且明显增高血清免疫球蛋白G（IgG）。

2. 利尿作用　白术煎剂和流浸膏对大鼠（静注）、兔（灌胃或腹腔注射）和狗（灌胃和静注）均有显著而持久的利尿作用，且促进电解质，特别是钠的排泄。

3. 降血糖作用　白术浸膏兔皮下注射，在2～5小时内获显著降血糖作用，可比给药前降低40%。白术煎剂和浸膏给大鼠灌胃，亦证明有降血糖作用。

4. 抗凝血作用　白术煎剂和浸膏给大鼠灌胃1～4周，能显著延长大鼠凝血酶原时间。健康人服用煎剂（1:20），每次一汤匙，1日3次，4天后凝血酶原时间及凝血时间均显著延长，停药后10天，上述指标恢复到给药前水平。

5. 对心血管系统的作用　白术有血管扩张作用，对心脏呈抑制作用，剂量过大可致停搏。麻醉犬静注煎剂0.1g/kg，血压轻度下降；0.25g/kg时，血压急剧下降，3～4小时内未见恢复。

6. 其他作用　体外试验表明，白术挥发油中之中性油对食管癌细胞有明显抑制作用。白术煎剂口服，对小鼠有保护肝脏和防止CCl_4引起的肝糖原减少的作用。

【用量用法】5 ～ 15g，煎服。燥湿利水、固表止汗宜生用，补气健脾宜炒用，健脾止泻宜炒焦或土炒用。

【注意事项】本品苦燥伤阴，只适用于中焦有湿之证，如属阴虚内热或津亏燥渴者，不宜使用。

【肝病应用指要】

1. 护肝降酶　白术有很好的保护肝细胞的作用，对各型肝炎引起的 ALT 升高均有较好的促降作用，临床广泛应用于病毒性肝炎、酒精性肝炎、脂肪肝及药物性肝损害 ALT 升高者。

2. 健脾利水　白术健脾利水，且作用较强，适应于肝硬化腹水之脾虚湿盛者，常与茯苓、黄芪、猪苓、泽泻、泽兰、王不留行、扁豆皮、冬瓜皮、车前子等同用。

3. 健脾消积　白术健脾既能渗湿止泻，又能和胃消胀，还可消积导滞，临床上慢性肝病之纳呆、泻泄、腹胀、肝脾肿大等皆可用之。

4. 降糖作用　白术有较好的降低血糖的作用，对肝病所致之血糖升高有一定疗效。

甘　草

【来源】本品为豆科植物甘草或胀果甘草及光果甘草的根或根茎。主产于内蒙古、山西、甘肃、新疆等地。春秋采挖，除去残茎及须根，或除去外皮（习称粉甘草），切片晒干，生用或蜜炙用。

【成分】含三萜类化合物，甘草皂苷（常为甘草酸的铵、钾、铁或钡盐），甘草次酸；黄酮类化合物，主要有甘草黄苷，异甘草黄苷，甘草素，异甘草素等；尚含 7- 甲氧基香豆精，伞形花内酯，阿魏酸，芥子酸，多种氨基酸，生物素，β - 谷固醇。

【性味归经】甘、平，归脾、胃、心、肺经。

【功效】补中益气，祛痰止咳，缓急止痛，解毒，缓和药性。

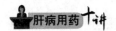

【**主治**】脾胃虚弱，倦怠乏力，心悸气短，咳嗽痰多，脘腹及四肢挛急、疼痛，痈肿疮毒，缓解药物毒性、烈性。炙甘草补脾益气复脉，用于脾胃虚弱、倦怠乏力、心动悸、脉结代。

【**药理研究**】

1. 皮质激素样作用　甘草、甘草浸膏、甘草甜素、甘草次酸均有去氧皮质酮样作用。甘草甜素小鼠实验呈现糖皮质激素样作用。甘草甜素和甘草次酸具有糖皮质激素样抗炎作用，对角叉菜胶引起的大鼠实验性关节炎有抑制作用。对马血清或鸡蛋清所致的豚鼠过敏反应有不同程度的抑制作用。

2. 对免疫系统的影响　甘草对小鼠腹腔吞噬细胞的吞噬功能，因机体状况不同而呈双向作用。在应激状态机体抵抗力受到损耗时有明显促进作用；但在安静状态下则呈抑制作用。由此可知甘草的补益作用，只宜于机体虚弱者，否则反有不利作用。

3. 抗消化道溃疡作用　甘草提取物、甘草浸膏、甘草苷等对动物实验性消化道溃疡，具有明显的抑制作用。对胃酸的分泌有抑制作用，并能直接吸着胃酸，还能促进溃疡愈合。

4. 镇咳、祛痰作用　其镇咳作用与中枢有关。甘草还能促进咽喉及支气管的分泌，使痰容易咳出。

5. 保肝作用　甘草浸膏口服，对 CCl_4 所致的大鼠肝损伤有明显保护作用，可使肝脏的变性和坏死显著减轻，肝糖原恢复，血清谷丙转氨酶活力显著下降。有报道认为甘草能促进蛋白合成。

6. 其他作用　甘草及其提取物成分还具有解痉、镇痛、解毒、抗菌等作用。

【**用量用法**】3～6g，作为主药可用至9g。煎服。凡入清泻药中宜生用，入补益药中宜炙用。

【**注意事项**】本品甘缓助湿壅气，令人中满食减，故湿盛而胸腹胀满及呕吐者，不宜使用。反大戟、芫花、甘遂、海藻。长时间大量服用，每易引起水钠潴留浮肿、血压升高、四肢瘫痪和低血钾，临床上称为假性醛固酮增多症。一般日服量不宜超过 9g。

【肝病应用指要】

1. 抗炎护肝　甘草对实验性肝损伤有明显保护作用，可使肝脏变性和坏死减轻，肝糖原恢复；一部分抗炎作用是通过甘草所具有的糖皮质激素样的作用来实现的。通过抗炎护肝，达到降酶和改善肝功的目的，临床所有原因的肝损害及肝功异常，均可应用甘草。

2. 增加肝脏解毒功能　甘草能使肝脏解毒功能加强，使肝细胞内肝糖原蓄积增加，促进肝内物质代谢。甘草本身所具有的解毒作用在与其他药物配伍时缓和其他药物的毒性。甘草对病毒性肝炎、脂肪肝，特别是药物性肝损害更为常用。生甘草又可用于肝脓疡等化脓性炎性疾病。

3. 补益作用　炙甘草具有补益中气、强健身心作用，对慢性肝病及体质虚弱、纳呆乏力、气短咳嗽、失眠多梦等可与参芪、白术、茯苓等补益药同用。

4. 散结作用　甘草具有散结作用，肝脾肿大可与其他软坚散结或化痰散结药同用。

大　枣

【来源】本品为鼠李科植物枣的成熟果实。主产于山东、河北、河南、陕西等地。秋季果实成熟时采收，晒干生用。

【成分】含三萜皂苷、生物碱、黄酮、氨基酸、糖、有机酸、维生素 A、B 族维生素、维生素 C 等，尚含微量元素钙、磷、铁以及环磷酸腺苷。

【性味归经】甘、微温，归脾、胃、心、肝经。

【功效】补脾益胃，益血安神，缓和药性。

【主治】脾虚食少，乏力便溏，妇人脏躁，缓和药物烈性。

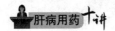

【药理研究】

1. 小鼠灌服大枣煎剂 3 周，体重较对照组明显增加，游泳试验证明，有增强肌力作用。

2. 口服大枣后靶细胞内环磷酸腺苷（c-AMP）与环磷酸鸟苷（c-GMP）的比值升高。

3. 大枣热水提取物，体外试验对 JTC-26 细胞生长的抑制率达 90% 以上，小剂量则无效，三萜类化合物是抗肿瘤的活性成分。

4. 对 CCl_4 损伤的家兔，每日喂给大枣煎剂，共 1 周，血清总蛋白与白蛋白较对照组明显增加。

【用量用法】3～15 枚，或 10～30g。煎服。为丸服当去皮，核捣烂，入煎剂宜劈开。

【注意事项】本品助湿生热，令人中满，故湿盛脘腹胀满者不宜服用。

【肝病应用指要】大枣为甘缓滋柔之品，既能补脾益胃、养血安神，又能缓和药性，具有较好的护肝作用，因此大枣为肝病临床最常用之药，如急性病毒性肝炎可配清热解毒药，慢性肝病则配伍健脾益肾药，对于本虚标实如肝硬化之脾肿大，则用于破血消积之药中加大枣以缓其攻伐之性。

黄　精

【别名】玉竹黄精，土灵芝。

【来源】本品为百合科植物黄精或多花黄精的干燥根茎。主产于河南、河北、内蒙古、山东、山西、江西、福建、四川等地，秋季采挖，除去须根，切段，黄酒蒸熟用。

【成分】黄精的根茎含黏液质、淀粉及糖分等。囊丝黄精的根茎含吖啶羧酸、天门冬氨酸、高丝氨酸、洋地黄糖苷以及多种蒽醌类化合物。

【性味归经】甘、平，归脾、肺、肾经。

【功效】滋阴润肺，补中益气。

【主治】肺阴不足，干咳少痰，脾胃虚弱，倦怠食少，病后体虚，肾虚精亏，腰膝酸软，须发早白等。

【药理研究】

1. 抗菌作用 体外试验表明，黄精水提出液（1:320）对伤寒杆菌、金黄色葡萄球菌、抗酸杆菌有抑制作用，其煎剂对实验性结核病的豚鼠，在感染结核菌同时给药与感染后淋巴肿大再给药，均有显著的抑菌效果，且能改善健康状况，其疗效与异胭肼接近。

2. 对心血管系统的作用 黄精的水浸出液，乙醇－水浸出液和30%乙醇浸出液，有降低麻醉动物血压的作用，0.15%黄精醇制剂使离体蟾蜍心脏收缩力增强，但对心率无明显影响，而0.4%黄精醇液或水液则使离体兔心心率加快；1%黄精赤芍注射液可显著增加豚鼠离体心脏冠脉血流量，对心肌收缩力仅有轻度抑制作用，使心率减慢。

3. 对血糖的影响 给兔服黄精浸膏，其血糖渐次增高，然后降低，可能是由于黄精浸膏中含有碳水化合物所致，黄精浸膏对肾上腺素引起的血糖过高呈显著抑制作用。

4. 对血脂及动脉粥样硬化的影响 给实验性高脂血症兔服用100%黄精煎剂，每次5mL，每日2次，共30日。与对照组相比，在给药后10、20、30日，甘油三酯、β－脂蛋白、血胆固醇均有明显下降，实验性动脉粥样硬化兔，每日肌注黄精赤芍注射液2mL，连续给药6天，停药1天，共给药14周，结果给药组动物主动脉壁内膜上的斑块及冠状动脉粥样硬化程度均较对照组略轻。

【用量用法】10～30g。煎服。

【注意事项】滋腻之品，易助湿邪，痰湿壅滞，消化不良者不宜服用。

【肝病应用指要】黄精益气养阴，为滋补之品，对慢性肝病之脾、肺、肾亏虚之证及神经衰弱症候群尤为适宜。又因其具有较

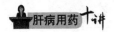

好的降糖降脂作用，故常用于肝源性糖尿病及脂肪肝等病。

山 药

【别名】薯蓣，怀山药。

【来源】本品为薯蓣科植物薯蓣的根茎。主产于河南、湖南、广西等地。以产于河南沁阳者为佳，名为"怀山药"。初冬采挖，洗净、刮去外皮及须根，烘干或晒干，润透切片，生用或炒用。

【成分】含蛋白质、脂肪、淀粉及多量淀粉黏液素、尿囊素、精氨酸、胆碱、碘质、麦芽糖转化酶等。

【性味归经】甘、平，归脾、肺、肾经。

【功效】补脾止泻，养肺益阴，益肾固精，养阴生津。

【主治】脾虚食少，久泻不止，肺虚喘咳，肾虚遗精，虚热消渴，带下尿频。

【药理研究】

1. 山药的黏蛋白质在体内水解为有滋养作用的蛋白质和碳水化合物。

2. 山药所含淀粉酶有水解淀粉为葡萄糖的作用，故对糖尿病有治疗意义。

【用量用法】10～30g，大量可用至60～250g。煎服。研末吞服，每次6～10g，补阴宜生用，健脾止泻宜炒用。

【注意事项】脾虚湿盛、肠腹满闷者不宜使用。

【肝病应用指要】山药补脾益气、养阴生津，适用于慢性肝病之脾虚泻泄、腰膝酸软、纳呆腹胀，与鸡内金同用还有消积之功，用于小儿之肝脾肿大；因其养阴生津，常用于肝源性糖尿病的治疗。

冬虫夏草

【来源】本品为麦角菌科真菌冬虫夏草菌的子座及其寄主蝙蝠

蛾科昆虫虫草蝙蝠蛾等的幼虫尸体的复合体。主产于四川、云南、贵州、甘肃、青海、西藏等地。夏至前后挖取，去泥，晒干或烘干，生用。

【成分】含水分10.84%，脂肪8.4%，粗蛋白25.32%，粗纤维18.53%，碳水化合物28.90%，灰分4.10%，脂肪含饱和脂肪酸13.00%，不饱和脂肪酸82.2%。粗蛋白水解产物为谷氨酸、苯丙氨酸、脯氨酸、组氨酸、丙氨酸等。还含有虫草酸、虫草多糖、冬虫夏草素、维生素B_{12}，以及钾、钙、镍、锰、铁、铜、锌、铬等多种人体必需的微量元素。

【性味归经】甘、温，归肾、肺经。

【功效】益肾补肺，止咳化痰。

【主治】久咳虚喘，劳嗽痰血，阳痿遗精，腰膝酸痛，自汗盗汗，病后体虚。

【药理研究】

1. 抗菌作用　体外试验本品乙醇浸液对结核杆菌有明显抑制作用，对肺炎球菌及某些致病真菌有一定抑制作用。

2. 保护肾功能　本品水浸剂对肾炎、肾功能衰竭、药物和缺血造成的肾损伤有一定的防治作用，可延迟尿蛋白的出现，降低尿素氮含量，提高尿渗量。

3. 对免疫系统的影响　本品水提液对单核－巨噬细胞系统有激活作用，并能促进淋巴细胞的转化，使血清IgG及血浆皮质酮升高，还能对抗可的松及环磷酰胺所致的脾脏萎缩及白细胞下降，对抗放射线对机体的损伤。

4. 保肝作用　本品水提液对四氯化碳诱导的大鼠肝纤维化有一定抑制作用。

【用量方法】6～10g。煎服。研末服每次1.5～3g，每日2～3次。

【注意事项】有表证及肺热咳血患者忌用。

【肝病应用指要】冬虫夏草甘温滋补，可补五脏六腑之虚损而以补肺益肾为主，确有良好的强身、治病、防病之功效，慢性肝病之脏腑气血亏虚者均可用之。

现代研究证实冬虫夏草含多种氨基酸、维生素及微量元素，有利于肝脏功能的恢复和各种蛋白质的体内合成，使血清白蛋白明显升高。冬虫草菌还有较好的抗肝纤维化作用，从而阻断慢性肝炎向肝硬化过渡的进程，改善肝硬化等疾病的预后。另外有报道冬虫夏草通过调节人体免疫还有一定的促使 HBsAg 阴转作用。

沙 参

【来源】一般指北沙参，为伞形科植物珊瑚菜的根，主产于辽宁、河北、山东、江苏等地。秋季采挖，除去残茎、须根及外皮，切段或切片生用。

【成分】含生物碱、丰富的淀粉。

【性味归经】甘、微苦、微寒，归肺、胃经。

【功效】养阴清肺，止咳生津。

【主治】肺热燥咳，久咳声哑，津伤咽干，口渴。

【药理研究】

1. 退热作用 本品根的乙醇提取物能使正常家兔的体温轻度下降，对由伤寒疫苗引起发热的家兔也有降温作用，另外还有镇痛作用。

2. 对心脏的作用 水浸液在低浓度时对离体蟾蜍心脏能加强收缩；浓度增高，则出现抑制心跳，直至心室停跳（此时心房仍可跳动），但可以恢复，在体蟾蜍心脏，作用情况相似。另外，对麻醉兔静脉注射，血压稍有上升，呼吸加强，切断迷走神经，此作用仍然存在。

【用量用法】10～15g。煎服。

【注意事项】虚寒之证忌用，反藜芦。

【肝病应用指要】沙参滋养阴液，在肝病中应用机会甚多，尤以慢性肝病之肝肾阴虚者更为适宜，如见肝区隐痛、腰膝酸软、口干咽燥、二目昏花等，每多用为君药，常伍以当归、白芍、枸杞子、知母、百合、生麦芽、小蓟、桑椹子、生地黄等同用。对肝源性糖尿病及脂肪肝患者之肝肾阴亏者亦颇适用。

枸杞子

【别名】苟起子，甜菜子，杞子。

【来源】本品为茄科植物宁夏枸杞的成熟果实。全国大部分地区均产，以产于宁夏、甘肃、青海等地者质量最好。夏秋果实成熟时采收，除去果柄，晾至果皮起皱纹后，再晒至外皮干硬，果肉柔软入药，生用。

【成分】含胡萝卜素、B族维生素、维生素C以及 β–谷甾醇、亚油酸。

【性味归经】甘、平，归肝、肾经。

【功效】补肾益精，养肝明目。

【主治】肝肾阴亏，腰膝酸软，头晕目眩，目昏多泪，虚劳咳嗽，消渴遗精等。

【药理研究】

1. 抗脂肪肝 宁夏枸杞子的水浸液（20%，8mL/d灌胃），对由 CCl_4 毒害的小鼠，有轻度抑制脂肪在肝细胞内沉积，促进肝细胞新生的作用。

2. 拟胆碱样作用 枸杞子的水提取物静脉注射，可引起兔血压降低，呼吸兴奋，阿托品或切断迷走神经可抑制此反应。

3. 增加网状内皮系统吞噬作用 小鼠灌服宁夏枸杞子水提取物，每次100%浓度0.4mL，每日1次，连续3日。或1次肌注其醇提取物100%浓度0.1mL，均能显著增强网状内皮系统对印度墨汁的吞噬能力。

4. 造血作用 每日灌服 10% 枸杞子煎剂 0.5mL，连续 10 日，对正常小鼠的造血功能有促进作用，可使白细胞（淋巴细胞）数增多，对环磷酰胺引起的抑制白细胞生成作用也有保护性影响。

5. 降血糖作用 宁夏枸杞子提取物，可引起大鼠血糖显著持久的降低，碳水化合物耐量升高。

6. 其他作用 枸杞子水提取物有降低血压，抑制心脏，兴奋肠道等拟胆碱样作用；能促进乳酸杆菌生长，并刺激其产酸。

【用量用法】10 ～ 15g。煎服。

【注意事项】外有表邪，内有实热，以及脾虚湿滞肠滑者，均忌用。

【肝病应用指要】

1. 益肾填精，养肝明目 适用于慢性肝病症见腰酸腿软，肝区隐痛，二目干涩，视物昏花，头晕目眩，失眠多梦及梦遗滑精等肝肾阴虚证候者。常与桑椹子、知母、黄柏、生地黄、熟地黄、当归、山萸肉、山药、楮实子、女贞子、旱莲草等同用。

2. 抗脂肪肝 枸杞子能抑制脂肪在肝细胞内沉积，促进肝细胞新生，临床可用于脂肪肝的治疗。

3. 护肝降酶 枸杞子有较好的抗肝损伤，保护肝细胞的作用，对于各种原因所致肝损害引起的肝功异常均有一定的改善作用，临床上常用于慢性肝炎、肝硬化而 ALT 异常、蛋白比例失调的治疗。

4. 降血糖 枸杞子有降血糖作用，可用于肝源性糖尿病。

百　合

【别名】白百合，蒜脑薯。

【来源】本品为百合科植物百合、细叶百合、卷丹的肉质鳞叶。全国各地均产。秋冬采挖，剥取鳞片，用沸水捞过或微蒸后，焙干或晒干。

【成分】百合鳞茎含秋水仙碱等多种生物碱及淀粉、蛋白质、脂肪等。

【性味归经】甘、微寒，归心、肺经。

【功效】润肺止咳，清心安神。

【主治】肺痨久嗽，咳唾痰血，热病后余热未清，虚烦惊悸，神志恍惚，脚气浮肿。

【药理研究】百合煎剂对氨水引起的小鼠咳嗽有止咳作用，小白鼠肺灌流使流量增加，并能对抗组织胺引起的蟾蜍哮喘。

【用量用法】10～30g，煎服。清心宜生用，润肺宜炙用。

【注意事项】风寒咳嗽或中寒便溏者不宜服用。

【肝病应用指要】百合滋阴润燥，清心安神，对肝病有神经衰弱者甚为适用。百合具有较好的抗肝纤维化的作用，故对于慢性肝病及肝硬化之肝脾肿大，质地较硬者可与活血消积及软坚散结药同用。百合又能益肺胃之阴，对于肝病干咳、口干欲饮者亦可用之。

五味子

【别名】五梅子。

【来源】本品为木兰科植物五味子的成熟果实。习称"北五味子"。主产于东北、内蒙古及河北、山西等地，秋季果实成熟时采摘，晒干或蒸后晒干，除去果梗及杂质，捣碎生用或醋蒸用。

【成分】果肉约含0.13%的挥发油及少量有机酸（苹果酸、枸橼酸、酒石酸），种子约含33%的脂肪油及约6%的挥发油，尚含五味子素、维生素C、树脂、鞣质及糖类。

【性味归经】酸、咸、温，归肺、心、肾经。

【功效】收敛固涩，益气生津，养心安神。

【主治】久嗽虚喘，梦遗滑精，口干作渴，自汗盗汗，遗尿尿频，久泻不止，劳伤羸瘦，心悸失眠等。

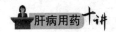

【药理研究】

1. 兴奋中枢神经系统 能使反射的潜伏期缩短，加强大脑皮质的兴奋过程，提高皮层的细胞工作能力。另有报道认为五味子的醚提取物有镇静作用。

2. 兴奋呼吸作用 五味子素对呼吸有兴奋作用。煎剂（100%浓度，pH 值为 2.6～3.2）0.1～0.5mL/kg 静脉注射，对清醒及麻醉家兔的呼吸有兴奋作用（频率增加，振幅加大）；对麻醉犬、猫也能兴奋呼吸；对吗啡抑制呼吸的作用则有拮抗作用，此作用乃直接兴奋呼吸中枢的结果。

3. 降压和强心作用 动物实验证明，五味子具有降压和强心作用，又能提高感受器之感受性，对视觉影响尤为显著。

4. 对代谢的影响 能影响糖代谢，促进肝糖原异生，加快肝糖原分解，使脑、肝及肌肉组织中果糖及葡萄糖的磷酸化过程加强；可提高血糖及血乳酸水平。

5. 降低转氨酶作用 实验证明，五味子乙素等四种成分能明显降低 CCl_4 引起的动物谷丙转氨酶升高，并对肝细胞有一定保护作用。但其降转氨酶的成分水溶性较低，故煎剂效果不明显。

6. 抗菌作用 本品对痢疾杆菌、葡萄球菌、肠炎杆菌等均有不同程度的抑制作用。

【用量用法】 1.5～6g。煎服。

【注意事项】 凡表邪未解，内有实热及麻疹初起咳喘者，均当忌服。五味子之降酶有效成分五味子丙素需乙醇提取才有效，水煎服降酶作用甚微。五味子酸敛凝滞对于 ALT 升高兼有湿热征象者，不宜应用。因其性味酸咸，可对胃黏膜产生不利影响，故门脉高压性胃病者不宜应用。

【肝病应用指要】

1. 酸敛益阴 五味子酸敛益阴，又能益气生津，适用于肝病之肝肾阴虚、口干舌燥、津液不足，又因其收敛固涩，可用于肝病盗汗、自汗、男子遗精、滑泄及心悸、失眠等。

2. 护肝降酶 五味子可减轻中毒性肝损伤的物质代谢障碍，增加肝糖原含量，减轻肝细胞脂变以及中毒致病因子对肝细胞线粒体和溶酶体的破坏，从而对肝细胞有一定的保护作用；对肝细胞的内质网及线粒体病变也有保护作用；能使肝小叶坏死区缩小，糖原增多，改善肝细胞结构，促进白蛋白的合成。研究表明，五味子降酶不是直接抑制血清转氨酶活性，也不是抑制细胞酶的释放，而是抑制了肝细胞酶的合成，对其基本降酶机理，尚存在认识分歧。

五味子对各型肝炎均有降酶作用，其特点为降酶幅度大，效率高，降酶速度快，目前国内外尚无任何一种药物能与之匹敌，但其反跳率高，可达50%，远期疗效并不理想。目前临床上对五味子有滥用倾向，在方法学上也存在盲目性，其降酶成分水溶性低，水煎服则效果不明显。

临床上应用五味子应做到：①以辨证论治原则为指导，ALT升高而有湿热证候者，一律不用，以免恋邪。②用于降酶不宜水煎服，而以研粉冲服为宜。

女贞子

【别名】女贞实，冬青子。

【来源】本品为木樨科植物女贞的成熟果实。主产于浙江、江苏、湖南、福建、四川等地。冬季采摘，除去枝叶，黄酒蒸熟晒干用。

【成分】含齐墩果酸和乙酰齐墩果酸、甘露醇、油酸、亚油酸、棕榈酸、熊果酸等。

【性味归经】甘、苦、凉，归肝、肾经。

【功效】滋补肝肾，强壮腰膝，乌发明目。

【主治】阴虚内热，头晕眼花，耳鸣，腰膝酸软，须发早

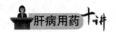

白等。

【药理研究】

1. 升白细胞作用 女贞子对化疗或放疗所致的白细胞减少有升高作用。每日给小鼠女贞子醇干制剂 40g/kg 灌胃,能明显对抗环磷酰胺所致白细胞下降。

2. 对免疫功能的影响 女贞子有促进健康人淋巴细胞母细胞转化的作用,并能使溶血空斑形成细胞数增多,可能有增强体液免疫的作用。

3. 对心血管系统的作用 100%女贞子水煎醇沉液能使离体兔心冠脉血流量增加,但同时抑制心肌收缩力,对心率影响不明显。

4. 其他 女贞子所含甘露醇有缓泻作用。

【用量用法】10 ～ 15g。煎服。

【注意事项】脾胃虚寒泄泻及阳虚者不宜使用。

【肝病应用指要】女贞子补益肝肾,适用于肝肾阴虚之慢性肝炎,女贞子所含齐墩果酸等成分有护肝降酶功效,对各型肝炎之 ALT 升高者均可用之。女贞子还有一定的抑制乙肝病毒的作用,可用于乙肝病毒携带者的治疗。

旱莲草

【别名】鳢肠草,墨旱莲。

【来源】本品为菊科植物鳢肠的地上全草。我国各地均有出产。夏秋季枝叶茂盛时割取全草,洗净晒干,切段生用。

【成分】含皂苷、烟碱、鞣质、维生素 A、旱莲草素、蟛蜞菊内酯及多种噻吩化合物等。

【性味归经】甘、酸、寒,归肝、肾经。

【功效】养肝益肾,凉血止血。

【主治】肝肾阴虚,头晕目眩,牙齿松动,须发早白,阴虚血热所致的各种出血证,如尿血、便血、崩漏、外伤出血等。

【药理研究】

1. 调节免疫功能作用 能激活 T 淋巴细胞功能，提高淋巴母细胞转化率。临床上有升高外周白细胞的作用。

2. 抑菌作用 本品对金黄色葡萄球菌、铜绿假单胞菌、痢疾杆菌、伤寒杆菌有抑制作用。

3. 止血作用 旱莲草叶粉末对动物有良好的止血作用。

【用量用法】6 ～ 15g，煎服。外用适量。

【注意事项】脾胃虚寒，大便溏薄者，不宜使用。

【肝病应用指要】旱莲草滋养肝肾，又能凉血止血，适用于慢性肝病之见肝肾阴虚证候或鼻衄齿衄者。近年有报道与女贞子同用有较好的护肝降酶功效，尤以慢性肝病肝功异常者更为适宜。

地 黄

【来源】本品为玄参科植物地黄的块根。主产于河南、陕西、浙江以及东北、华北等大部分地区。秋季采收除去须芦、泥沙，烘干切片用（也称干地黄），亦有炒炭用者。若采后贮于湿沙土中备用，即为鲜地黄；若将干地黄再经黄酒蒸晒后，即为熟地黄。

【成分】含梓醇，多糖，多种氨基酸，β－谷甾醇，豆甾醇，菜油甾醇，地黄素，甘露醇，铁质，维生素 A 类等。

【性味归经】鲜地黄：甘、苦、寒，归心、肾、肝经。生地黄：甘、寒，归心、肝经。熟地黄：甘、微温，归肝、肾经。

【功效】鲜地黄：清热生津、凉血止血。干地黄：清热凉血，养阴生津。熟地黄：补血调经，滋肾育阴。

【主治】鲜生地黄多用于邪热深入营分的舌绛口渴及吐衄发斑等血热炽盛之症。干地黄多用于阴虚阳亢，血虚化燥，心烦心热及月经不调等。熟地黄用于肝血亏虚，妇女崩漏，月经不调，或肾阴不足，骨蒸潮热，盗汗，遗精，腰膝酸软，消渴以及精血两亏，耳聋目眩，须发早白等。

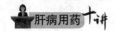

【药理研究】

1. 保肝作用　地黄煎剂对小鼠实验性 CCl_4 中毒性肝炎有保护作用，能防止肝糖原减少。

2. 抗菌消炎作用　本品水浸剂对须疮癣菌，石膏样癣菌等有抑制作用。另外对白喉杆菌也有抑制作用。

3. 强心作用　小剂量可使血管收缩，大剂量使血管扩张中毒，中等剂量有强心作用，对衰弱的心脏更明显。

4. 利尿作用　本品具有清除蛋白尿，恢复肾功能作用。麻醉犬静注地黄浸膏后，单位时间内尿量有增加，利尿原理可能与其强心及扩张肾血管等作用有关。

5. 降血糖作用　兔皮下注射地黄醇浸膏溶液 2g/kg 或灌胃 4g/kg 均可使血糖下降，尤以注射给药明显，于给药后 4 小时血糖降至最低水平。

6. 其他　能促进血液凝固，从而有止血作用；有增加红细胞及血红蛋白的作用，并有提升血小板的作用；可提升白细胞，缓解因放化疗引起的白细胞减少；有抗肿瘤作用。

【用量用法】10～15g，大剂量可至30g。煎服。

【注意事项】生地黄甘寒阴柔，凡脾虚有湿、腹满便溏者忌用。熟地黄性滋腻，易助湿碍胃，处方每以砂仁、陈皮等理气健胃之药同用，以减其滋腻之性。

【肝病应用指要】

1. 凉血止血　用于慢性肝病之鼻衄、齿衄、皮下瘀斑，常与紫草、牡丹皮、三七粉、茜草、仙鹤草等相配伍。

2. 滋阴生津　用于慢性肝病并发糖尿病而见口渴欲饮、口干舌燥、尿多者；用于腹水患者利水治疗后阴虚口干少津者，常可与郁李仁、麦冬、石斛等同用。

3. 滋肾填精　用于慢性肝病肝肾阴虚证，症见腰酸乏力、头晕目眩、口干、肝区隐痛、遗精、月经不调等，用归芍地黄汤等方剂皆以地黄为君药。

菟丝子

【别名】菟丝实，吐丝子，黄藤子，龙须子。

【来源】本品为旋花科植物菟丝的成熟种子，主产于辽宁、吉林、河北、河南、山东等地。秋季种子成熟时割取地上部分，晒干，打下种子，生用，或煮熟捣烂作饼用。

【成分】含树脂，糖类。

【性味归经】甘、辛、微温，归肝、肾、脾经。

【功效】补肾益精，养肝明目，益脾止泻。

【主治】腰膝酸痛，遗精，消渴，小便频数，目暗昏花，纳呆腹泻。

【药理研究】

1. 对心血管系统影响　菟丝子的酱油浸剂、酊剂能增强离体蟾蜍心脏的收缩力，对心率的影响是前者增加，后二者使之降低。对麻醉犬使血压下降。

2. 其他　本品可使脾容积缩小，抑制肠运动。对离体子宫表现兴奋作用。

【用量用法】10 ～ 15g。煎服。

【肝病应用指要】菟丝子补肾益精、养肝明目，在慢性肝病症见腰膝酸痛、遗精及目暗昏花等均可用之。

山茱萸

【别名】蜀枣，鼠矢，山萸肉，萸肉、肉枣、枣皮。

【来源】本品为山茱萸科植物山茱萸的果肉。主产于陕西、河南、山东、安徽、浙江等地，秋季果皮变红时采收果实。用文火焙干或置沸水略烫后，及时除去果核，晒干用。

【成分】含山茱萸苷，皂苷，鞣质，熊果酸，没食子酸，苹果酸，酒石酸及维生素 A。

【性味归经】甘、酸、微温，归肝、肾经。

【功效】补益肝肾，涩精固虚。

【主治】腰膝酸痛，眩晕，耳鸣，阳痿遗精，小便频数，肝虚寒热，虚汗不止，心摇脉散。

【药理研究】

1. 抗菌作用 体外试验能抑制金黄色葡萄球菌，痢疾杆菌，伤寒杆菌，某些皮肤真菌。

2. 其他作用 本品能利尿，降压。体外试验能杀死小白鼠腹水癌细胞，对因化学疗法及放射线疗法引起的白细胞下降，有使其升高的作用。

【用量用法】6～12g，大剂量可用至30g。煎服。

【注意事项】本品温补收敛，故命门火炽，素有湿热及小便不利者不宜用。

【肝病应用指要】山茱萸补益肝肾，为肝病肝肾阴虚者所常用，如见腰膝酸软、耳鸣眩晕、阳痿遗精及肝区隐痛等，常与熟地黄、黑芝麻、山药、牡丹皮、茯苓、何首乌、黄精、枸杞子等同用。

决明子

【别名】草决明，马蹄决明，假咖啡豆。

【来源】本品为豆科植物决明或小决明的成熟种子。主产于安徽、广西等地。秋季采收成熟果实，晒干取种子，微炒打碎用。

【成分】含蒽醌化合物，主要为大黄酚，其次为大黄素甲醚，决明素，橙黄决明素，黄决明素，红镰霉素，去甲红镰霉素；另含红镰霉素 -6-β- 龙胆二糖苷，芦荟大黄素，大黄酸，决明子内酯；尚含大黄酚 -1-β- 龙胆二糖苷，大黄酚 -9- 蒽酮；还含黏液，蛋白质，脂肪油及色素，维生素 A 等。

【性味归经】甘、苦、咸、微寒，归肝、肾经。

【功效】清肝益肾，祛风明目，降压通便。

【主治】风热目赤肿痛，头痛，肝肾不足之青盲内障，肝热之高血压、头痛眩晕以及肠燥便秘等。

【药理研究】

1.降压降脂作用 水浸剂和乙醇剂对麻醉狗、猫、兔均有降压、降脂作用。

2.抗菌作用 实验证明，本品对金黄色葡萄球菌、白喉杆菌、伤寒、副伤寒杆菌、大肠杆菌、皮肤真菌以及结核杆菌均有抑制作用。

3.抗癌作用 体外试验对人体子宫颈癌细胞培养株系抑制率在90％以上，所含大黄酸对小鼠黑色素瘤有较强的抑制作用，对癌细胞酵解者有明显的抑制作用。

4.其他 缓泄作用；解除小白鼠离体肠乙酰胆碱所致的肠痉挛；利尿作用；镇咳祛痰及降低胆固醇作用。

【用量用法】9～15g。煎服，亦可单味开水泡服。

【注意事项】大便溏泻，或血虚眩晕忌用。

【肝病应用指要】

1.护肝降酶 用于各型肝炎及脂肪肝之 ALT 升高者，常与山楂、木瓜、茵陈、连翘、白术等同用。

2.降脂祛湿 适用于血脂升高、脂肪肝。体胖痰湿壅盛者，常与薏苡仁、山楂、苇根、泽泻、云苓等配伍。

3.清肝明目 肝病之头晕眼干，视物昏花，每与菊花、黄芩、川芎、桑叶等同用。

石 斛

【别名】林兰，禁生，杜兰，金钗花。

【来源】本品为兰科植物金钗石斛及其多种同属植物的茎。主

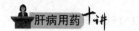

产于四川、贵州、云南、湖北、广西、台湾等地。全年可采，夏秋采者为佳。鲜者栽于砂石内，以备取用。生者去须根，晒干切段，生用。

【成分】合石斛碱、石斛胺、黏液质、淀粉等。

【性味归经】甘、寒，归胃、肾经。

【功效】养胃生津，滋阴除热。

【主治】热病伤津，口干烦渴，病后虚热，阴伤目暗。

【药理研究】

1. 对胃肠道作用 本品煎剂入胃，能促进唾液、胃液分泌，以助消化，同时能加强胃肠蠕动。

2. 石斛碱具有一定的解热镇痛作用 试用金钗石斛治疗急性胆囊炎之高热，有迅速退热之效。

【用量用法】6～15g，鲜品15～30g。入汤剂宜久煎。

【注意事项】本品能恋邪助湿，故温热病尚未化燥者不宜早用，而湿温尤当忌用。

【肝病应用指要】石斛养胃生津，滋阴除热，适用于肝病低热、胃阴不足、口干烦渴等，在应用疏达辛燥药时常配以石斛以顾护胃阴，对肝源性糖尿病亦常用之。

麦　冬

【别名】麦门冬，寸冬。

【来源】本品为百合科植物麦冬的块根。主产于浙江、四川、湖北等地。夏季采挖，除去须根，晒干生用。

【成分】含多种甾体，皂苷，以及β-谷甾醇，豆甾醇，氨基酸，维生素A，葡萄糖等。

【性味归经】甘、微苦、微寒，归肺、心、胃经。

【功效】润肺养阴，益胃生津，清心除烦。

【主治】肺燥干咳，吐血，咯血，肺痿，肺痈，虚劳烦热，消渴，热病津伤，口干口燥，便秘。

【药理研究】

1. 提高耐缺氧能力 腹腔注射麦冬注射液50g/kg，能提高皮下注射异丙肾上腺素的小鼠在低压（负压460mmHg）缺氧条件下的存活数，提示本品能明显提高其耐缺氧的能力。

2. 升血糖作用 兔灌服麦冬水滤液12.5g/kg，0.5～1小时，升高血糖作用达高峰，5～6小时逐渐降低，随后恢复到原水平。

3. 免疫调节作用 动物实验证明，本品有促进体液免疫的作用，对小白鼠在注射羊红细胞后脾脏中的溶血空斑数，比对照组有显著的促进作用。

4. 抗菌作用 平皿法表明，本品对白色葡萄球菌，大肠杆菌及伤寒杆菌等，均有抑制作用。

5. 其他 本品尚有利尿、升压、抗炎、镇咳祛痰等作用。

【用量用法】6～12g。煎服。

【注意事项】本品性寒而润，故虚寒泄泻及外感咳嗽忌用。

【肝病应用指要】麦门冬养阴生津，滋润肺胃，且能清心除烦，对慢性肝病之见阴虚证候，如口干口渴，咳嗽有痰，五心烦热，心烦失眠，肠燥便秘者均可用之。

牛 膝

【来源】本品为苋科植物牛膝的根。药材分怀牛膝和川牛膝两种，前者生产于河南怀庆，冬季采挖，去茎和须根，烘干切片入药，生用，后者主产于四川，秋季采挖，制法同前者。

【成分】含三萜皂苷，水解后生成齐敦果酸，并含多量钾盐，另含蜕皮甾酮，和因闹考甾酮。

【性味归经】苦、酸、平，归肝、肾经。

【功效】活血祛瘀，引血下行，补肝肾，强筋骨，通淋涩。

【主治】经闭，痛经，月经后期，腹中肿块，难产，腰膝关节

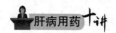

酸痛，屈伸不利，阴虚火旺之口舌生疮、齿龈肿痛、咯吐血、衄血及肝阳上亢之头晕目眩，淋证之尿血、尿道涩痛等。

【**药理研究**】

1. 对子宫的作用 牛膝对子宫平滑肌的作用因动物种类不同及是否怀孕而异。流浸膏或煎剂对离体家兔子宫不论已孕、未孕都能发生收缩。对猫已孕子宫发生强有力的收缩，对其未孕子宫则呈弛缓作用。

2. 对肠管的作用 煎剂对小鼠离体肠管呈抑制作用。静脉注射对麻醉犬及正常或麻醉兔的胃运动，于短暂兴奋后转为抑制。

3. 对心血管系统的作用 麻醉犬、猫、兔静脉注射煎剂或醇提取液均有短暂降压作用，血压下降时伴有呼吸兴奋，无急速耐受现象。作用抑制主要是与组胺释放有关，此外对心脏抑制、外周血管扩张也起一定作用。

4. 其他 动物实验证实有一定止痛作用，尚有轻微利尿作用。

【**用量用法**】6～15g，大剂量可用至30g。煎服。

【**注意事项**】本品以宣导下行为主，故妇女月经过多及孕妇均不宜用。活血祛瘀宜用川牛膝，补肝肾宜用怀牛膝。

【**肝病应用指要**】牛膝补益肝肾，活血祛瘀，又可利尿通淋，常用于慢性肝病之腰膝酸软、四肢无力，常与楮实子、巴戟天、川断、熟地黄、当归、白芍、枸杞子、沙苑子等同用；又常用于肝硬化腹水，多与车前子、茯苓、猪苓、肉桂、王不留行、防己、木瓜、大腹皮、牵牛子等同用。

酸枣仁

【**来源**】本品为鼠李科植物酸枣的种子。主产于山东、河北、河南、陕西、辽宁、内蒙古等地。秋末冬初采收成熟果实，除去果肉及果核，取核仁入药，生用或炒用，用时捣碎。

【**成分**】含酸枣仁皂苷A、B，皂苷B水解得酸枣仁皂苷元，皂苷元经硫酸水解得红子木内酯，另含桦皮酸、桦皮醇及多量油脂、蛋白质，并含有二种甾醇及微量具有强烈刺激性的挥发油。尚含香果灵内酯，芦丁，β–谷甾醇。

【性味归经】甘、酸、平，归心、肝、胆、脾经。

【功效】养心安神，敛汗。

【主治】心悸怔忡，失眠，体虚自汗盗汗。

【药理研究】

1. 镇静作用 煎剂 2.5g/kg 及 5g/kg 给大鼠腹腔注射，有显著的镇静及嗜睡现象，并能延长硫喷妥钠对兔的睡眠时间。

2. 对心血管系统的作用 给动物氯化钡后立即出现双向性心动过速为主的心律失常，给酸枣仁后多数动物于数分钟后即转为窦性心律，至 10 分钟时未见反复。有抗垂体后叶素所致心肌缺血作用。以炒熟的酸枣仁饲喂大鼠，每天 20 ～ 30g/kg，术前术后各一天，对肾性高血压形成有抑制作用。

3. 其他 有镇痛、抗惊厥作用，尚有降温、抑制癌细胞等作用。

【用量用法】12 ～ 18g，煎服。研末，睡前吞服，每次 1.5 ～ 3g。

【注意事项】有实邪郁火者忌用。

【肝病应用指要】

1. 养心安神 酸枣仁养血安神，适用于肝病出现失眠多梦、心悸气短、易惊易恐等神经衰弱病症者，常与柏子仁、茯苓、当归、白芍、远志、生龙齿、百合、莲子心等同用。

2. 养血柔肝 用于肝血不足，出现肝区隐痛、口干舌燥、皮肤干痒等肝体躁急征象者，常用川芎、当归、白芍、熟地黄、阿胶、鸡血藤、山萸肉、枸杞子等配伍。

白 芍

【别名】杭芍、白芍药。

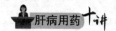

【来源】本品为毛茛科植物栽培品种芍药的根。主产于浙江、四川、安徽等地。夏秋采挖，切去头尾及须根，去外皮，入沸水中略煮后晒干切片。生用、清炒或酒炒用。

【成分】含芍药苷、牡丹酚、挥发油、苯甲酸、鞣质、芍药碱等。

【性味归经】苦、酸、微寒，归肝、脾经。

【功效】补血敛阴，柔肝止痛，养阴平肝。

【主治】胸胁腹肋疼痛，泻痢腹痛，自汗盗汗，阴虚发热，月经不调，崩漏带下。

【药理研究】

1. 解痉作用 芍药苷对豚鼠、大鼠的离体肠管和在体胃运动以及大鼠子宫，均呈抑制作用，可使豚鼠离体子宫自发运动减少，张力降低，并能拮抗催产素引起的子宫收缩，也能对抗毛果云香碱导致的胃痉挛。芍药的这种作用与甘草的甲醇提取成分，表现为协同作用。

2. 对中枢神经系统的作用 芍药苷对中枢神经系统的不同部分均显示一定的抑制作用。有显著镇痛效果；能延长环己巴比妥钠对小鼠的睡眠时间，有一定的镇静作用；芍药的浸膏能拮抗士的宁所引起的惊厥。

3. 抗菌、解热与消炎作用 白芍煎剂能抑制志贺痢疾杆菌及葡萄球菌，酊剂能抑制铜绿假单胞菌；芍药苷有降温作用。对大鼠实验性后足跖浮肿有抗炎作用。

4. 对消化道溃疡预防的作用 芍药苷对由于紧张刺激而诱发的大鼠消化道溃疡有明显的抑制作用。

5. 其他 实验表明本品尚有抑制血小板聚集的作用，还具有保肝、降酶作用。有人认为能促进蛋白合成。

【用量用法】6～12g，大剂量可用至30g。煎服。敛阴平肝多生用，柔肝止痛多炒用，酒炒可减其寒性。

【**注意事项**】阳衰虚寒之证不宜单独应用。反藜芦。

【**肝病应用指要**】

1. 养血柔肝 白芍养血柔肝，缓急止痛，对肝血亏虚之肝区隐痛疗效较好，又能平肝护阴，于疏达中不伤阴液，故常在疏达方剂中用白芍以护肝阴。

2. 护肝降酶 白芍有较好的护肝降酶作用，对慢性肝病之肝功异常，ALT 升高者更为适宜。同时还具有一定的降絮浊，升高血清白蛋白的作用。

3. 养血止血 白芍苦酸微寒，于养血中又兼止血之效，广泛应用于慢性肝病之鼻衄、齿衄等出血。

4. 软缩肝脾 白芍养血活血柔肝，有一定的软缩肝脾作用，对肝病之肝脾肿大，脾功能亢进等皆可用之，多与当归、生地黄、熟地黄、鸡血藤、桃仁、川芎、三棱、莪术、鳖甲、郁金等同用。

对于慢性活动性肝炎之腹泻腹痛等肠炎症状有较好的解痉止痛止泻等作用。

当 归

【**别名**】干归。

【**来源**】本品为伞形科植物当归的根。主产于甘肃、陕西、四川、云南、湖北等地，以甘肃岷县（秦州）产量为多，质量较好（又称秦归）。秋末采挖，洗净，去芦头及须根，烘干切片，或身、尾分别切片入药。生用或酒炒用。

【**成分**】含挥发油、亚叶酸、烟酸、蔗糖、β-谷甾醇，维生素 B_{12} 及维生素 E 等；并从其水溶性部分中分离出了阿魏酸、丁二酸、尿嘧啶、腺嘌呤等。其中挥发油和阿魏酸的含量以当归尾部最高，中间部位次之，近芦头处最低。尚含锰、镍、铜、锌等微量元素。

【**性味归经**】甘、辛、苦、温，归肝、脾经。

【功效】补血调经，活血止痛，润肠通便。

【主治】月经不调，经闭腹痛，癥瘕积聚，崩漏；血虚头痛，眩晕，痿痹；肠燥便难，赤痢后重，痈疽疮疡，跌打损伤。

【药理研究】

1. 免疫调节作用　本品对淋巴细胞转化率有促进作用；能增强吞噬细胞的吞噬作用。

2. 对血液系统的影响　本品所含的维生素 B_{12} 及叶酸类物质有抗恶性贫血作用。对溶血性贫血患者的红细胞有保护作用，其机理可能是阿魏酸与细胞膜磷脂酰乙醇胺结合，使膜脂质不受氧化，以及阿魏酸抑制补体 C_3 与红细胞的结合，降低补体溶血的结果。

3. 对子宫的作用　本品对子宫有"双向性"作用，其挥发油对子宫呈抑制作用，而其水溶性，非挥发性物质对离体子宫有兴奋作用。

4. 保肝作用　临床及动物实验证明，本品可改善肝内血流量；有抗脂肪肝作用。对 D-半乳糖所致大鼠急性肝损害，有保护肝细胞和恢复某些肝功能的作用。对小鼠急性 CCl_4（四氯化碳）中毒性肝炎，煎剂有保护肝脏、防止肝糖原下降的作用。

5. 其他　本品可增加心输出量，增加冠脉流量。煎剂、酊剂、醚提剂对麻醉猫、犬、兔有降压作用。其醇提取物有类奎尼丁样抗心律失常作用。有降低血小板聚集及抗血栓形成，促进机体非特异性免疫功能作用。有抗维生素 E 缺乏的作用。尚有镇静、镇痛、抗菌消炎作用。

【用量用法】6～15g。煎服。补血宜用归身，活血宜用归尾，和血宜用全当归，补血润肠可生用，通经活血宜酒炒用。

【注意事项】本品治以血分有寒者最为适宜。惟属补润之品，又有活血之功，故湿盛中满，大便泄泻及崩漏经多之症，则不宜用。

【肝病应用指要】

1. 养血柔肝 当归补益肝血，具滋润柔肝之效，适用慢性肝病之肝体躁急，肝血亏虚证见肝区隐痛、面色萎黄、气短乏力、失眠多梦及心悸怔忡等。

2. 护肝降酶 当归养血活血，可增加肝脏血流量，有较好的抗肝损伤作用，对各种原因所致之肝功异常均有较好疗效。

3. 回缩肝脾 当归活血化瘀，有回缩肝脾作用，常用于慢性肝病之肝脾肿大，多与赤芍、丹参、土元、水蛭、三棱、莪术、马鞭草、鸡血藤、桃仁等同用。

4. 降絮浊 当归降絮浊作用突出，疗效明显，对慢性肝病絮浊升高者皆可用之，当归又有一定的升高血清白蛋白的作用，故血清白蛋白下降、蛋白比例失常者也可用之。

牡丹皮

【别名】丹皮，牡丹皮根，丹根。

【来源】本品为毛茛科植物牡丹的根皮。主产于安徽、四川、湖北、陕西及山东等地。秋季采收，洗净，剥下根皮，切片晒干。生用，酒炒或炒炭用。

【成分】含牡丹酚、牡丹酚苷、芍药苷、挥发油以及苯甲酸、植物甾醇、蔗糖、葡萄糖、芍药醇等。

【性味归经】苦、辛、微寒，归心、肝、肾经。

【功效】清热凉血，清肝降压，活血祛瘀。

【主治】热病斑疹，血热吐衄，热病后期热伏阴分，夜热早凉，阴虚发热，无汗骨蒸，妇女虚热或经前发热，肝郁火旺，身热暮甚，头痛目涩，颊赤口干，妇女月经不调，高血压及动脉硬化，血瘀经闭，痛经，积聚，跌打损伤，肠痛腹痛等症。

【药理研究】

1. 抗菌消炎作用 实验表明，本品煎剂对伤寒杆菌、大肠杆菌、金黄色葡萄球菌、溶血性链球菌、肺炎球菌、痢疾杆菌等有抑制作用，对真菌、霉菌也有抗菌作用，对大鼠实验性关节炎及脚肿有抑制和消炎作用，并能减少毛细血管通透性。

2. 降压作用 牡丹皮煎剂去牡丹酚或牡丹酚对麻醉狗及大鼠均有降压作用。

3. 通经作用 牡丹皮酚对大鼠离体子宫呈兴奋作用，能使子宫充血，起到通经作用。

4. 其他 本品还有镇痛、解热作用。体外筛选对肿瘤细胞有抑制作用。

【用量用法】 3～9g，煎服。清热凉血宜生用，活血消瘀可酒炒用；用于止血，宜炒炭用。

【注意事项】 月经过多，孕妇慎用。

【肝病应用指要】

1. 凉血止衄 广泛应用于肝病之鼻衄、牙衄，常与茜草、紫草、生地黄、黑栀子及三七粉等同用。

2. 活血解毒 对各型肝炎所致之 ALT 升高均可使之下降，常与丹参、茵陈、当归及赤芍等药同用。

3. 清热 对慢性活动性肝炎及肝硬化之低热有较好的凉血清热作用，可与胡黄连、白薇、银柴胡等同用。

赤 芍

【来源】 本品为毛茛科植物芍药或川赤芍的干燥根。主产于内蒙古、辽宁、河北、山东等地。秋季采挖，去根头及须根，切片晒干生用。

【成分】 含芍药苷、赤芍甲素、苯甲酸、鞣质、β-谷甾醇、挥发油、脂肪油、草酸钙和淀粉等。

【性味归经】 苦、微寒，归肝经。

【功效】 凉血活血，祛瘀止痛，清肝明目。

【主治】血热瘀滞之经闭、痛经，血热痈肿，衄热疼痛，血热吐衄，斑疹色赤，血瘀癥积或产后瘀滞腹痛，跌扑损伤，血瘀肿痛，脑震荡后遗症之头痛，肝热目赤及胁肋疼痛等。

【药理研究】

1. 抗菌消炎作用　体外试验，本品对金黄色葡萄球菌、铜绿假单胞菌、痢疾杆菌、伤寒杆菌、霍乱弧菌有抑制作用。对流感病毒、疱疹病毒也有抑制作用。

2. 镇静、止痛作用　芍药浸出液通过刺激副交感神经，对家兔离体肠管呈抑制作用。故本品对肠痉挛引起的腹痛有缓解作用，对中枢神经系统有镇静作用。

3. 对心血管系统作用　芍药苷具有松弛平滑肌和扩张血管的作用，还具有扩张冠状动脉增加冠脉血流量作用，尚有抗心律不齐作用。

4. 保肝作用　据报道，经临床观察，重用赤芍不仅有利于退黄疸，还可促进肝病变的恢复。动物实验证明，以 100% 赤芍注射液，对降低健康狗正常门脉压和急性实验性门脉高压有一定作用。

【用量用法】10 ～ 15g，必需时可用至 30g。煎服。

【注意事项】月经过多，腹中寒痛，血虚无瘀之症及痈疽已溃者忌用。本品反藜芦。

【肝病应用指要】

1. 凉血解毒，护肝降酶　赤芍凉血解毒，能增加肝脏血流量，可减轻肝细胞炎症，维持和保护肝细胞正常功能，有较好的降低 ALT 的作用，常与丹参、茵陈、赤小豆等同用。

2. 凉血退黄　适用于急慢性肝炎、重型肝炎之黄疸，有较好的退黄作用，大量应用如 30 ～ 60g，对于高胆红素血症有较好疗效，可显著降低 TBil，有的则使之降至正常。常与茵陈、栀子、田基黄、黄柏、竹叶等同用。

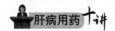

3. 活血化瘀 可用于各种肝病引起的肝脾肿大，有一定的降低门脉压力的作用，可用于门脉高压症。

4. 有一定的抑制 HBV 的作用 有研究证实赤芍体外对 DNA-P（DNA 多聚酶）的直接抑制率达 50%，临床上可用于乙肝病毒携带者的治疗。

鸡血藤

【来源】本品为豆科植物密花豆（三叶鸡血藤）的藤茎。主产于广东、广西等地。全年可采，用水润透，切片，或蒸软后趁热切片，晒干。

【成分】含鸡血藤醇。

【性味归经】苦、微甘、温，归肝经。

【功效】行血补血，舒筋活络。

【主治】月经不调，经闭痛经，手足麻木，肢体瘫痪，风湿痹证。

【药理研究】

1. 三叶鸡血藤酊剂给大鼠灌胃（40%，0.5mL/100g）对甲醛性"关节炎"有显著疗效。大鼠腹腔注射酊剂（100mL/kg）有镇静、催眠作用。

2. 实验发现，对离体子宫有抑制作用，对在位子宫有兴奋作用，能增强子宫节律性收缩。

3. 升白细胞作用。据报道，用治肿瘤患者因放射所引起的白细胞减少，收效迅速而持久，用后 3 ～ 4 天白细胞开始回升。

【用量用法】10 ～ 25g，大剂量用至 60g。煎服，亦可浸酒服。鸡血藤膏可溶化后服。

【注意事项】本品对气血素虚患有慢性风湿的老人及妇女最为适宜，但须配合其他补气养血及祛风湿药。

【肝病应用指要】鸡血藤养血活血，常用于肝病之肝血亏虚，月经量少及慢性肝病关节疼痛，亦可与活血化瘀药用于肝脾肿大的治疗。

三 七

【别名】山漆，金不换，参三七，田三七，田七。

【来源】本品为五加科植物三七的根和根茎。主产于广西、云南等地。现已有引种栽培。采收栽培3年以上的植株，多夏季采挖，除去茎及须根，洗净晾干，捣碎或磨粉入药。

【成分】含总皂苷约12%，包括三七皂苷、人参皂苷等。人参总皂苷分解后得人参三醇最多，人参二醇次之，齐墩果酸较少。另外还含有槲皮素及黄酮苷。

【性味归经】甘、微苦、温，归肝、胃经。

【功效】散瘀止血，消肿定痛。

【主治】体内外各种出血证，如吐血、咯血、二便下血等，又治跌打损伤肿痛，风湿诸痛，痈疡等。近年用治冠心病心绞痛。

【药理研究】

1. 止血作用 三七根温浸液，三七粉和三七水提取物，均可缩短凝血时间和凝血酶原时间。三七中止血活血最强的单体为Dencichine，但三七总皂苷有抑制血小板聚集作用。

2. 对中枢神经系统的作用 三七中人参三醇皂苷类对中枢神经系统有兴奋作用，能提高脑力和体力活动，表现出抗疲劳的效应；三七中人参二醇皂苷则对中枢神经系统有抑制作用，表现为镇静、安全与催眠作用。三七总皂苷有明显的镇静作用。

3. 对心血管系统的影响 静注三七注射液或三七皂苷，能增加冠脉流量，降低血管阻力，增加心输出量，减慢心率，降低心肌耗氧量，并对心律失常有一定作用。

4. 其他 三七水浸剂对新域疫病毒和多种皮肤真菌有不同程度的抑制作用。对大鼠因注射蛋清、甲醛、右旋糖酐所引起的关

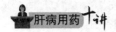

节炎有明显的预防和治疗作用。另外，三七能使过低或过高的免疫反应恢复正常，而不干扰机体正常的免疫反应。

【用量用法】研粉服，每次 1.5～3g。外用适量。

【注意事项】孕妇忌服。

【肝病应用指要】

1. 三七养血活血止痛，适用于肝病之气滞血瘀症见胁下痞块，赤痕纹缕，鼻衄、齿衄及消化道出血。

2. 护肝降酶。三七有较好的护肝降酶功效，尤以慢性肝损害之 ALT 升高者疗效更好，常与清热解毒、活血化瘀药同用。

3. 调整蛋白比值。三七可促使肝脏合成白蛋白，从而调整蛋白的比值，同时兼有降絮浊作用，常与郁金、白术、当归、白芍、熟地黄、枸杞子、黑豆、沙苑子等同用。

茜草根

【别名】血见愁，过山龙。

【来源】本品为茜草科植物茜草的根及根茎。我国南北各地均产。春秋两季采挖，去掉茎苗，洗净晒干，生用或炒用。

【成分】含紫茜素、茜素、伪紫茜素、茜草色素。

【性味归经】苦、寒，归心、肝经。

【功效】凉血止血，活血祛瘀。

【主治】多种血热出血证，如崩漏、吐血、衄血、便血、尿血以及经闭、跌打损伤、风湿痹痛、瘀滞肿痛、黄疸、慢性气管炎。

【药理研究】

1. 止血作用 茜草根温浸液能扩张蛙足蹼膜血管并稍能缩短家兔的血液凝固时间，推测其有轻度止血作用。炒炭后作用更显著。

2. 止咳、祛痰作用 小鼠口服茜草根煎剂有明显止咳和祛痰作用。

3. 对平滑肌的作用 对离体兔回肠，本品煎剂能对抗乙酰胆碱的收缩作用。根的水提取物对离体豚鼠子宫有兴奋作用，产妇口服亦有加强子宫收缩的作用。

4. 其他 体外试验，本品对金黄色与白色葡萄球菌、卡他球菌、肺炎球菌及流感杆菌均有一定抑制作用。尚能治疗膀胱结石，可能与它兴奋膀胱肌肉有关，帮助结石的排除。

【用量用法】10～15g。煎服。化瘀宜生用，止血多炒炭用。

【注意事项】脾胃虚寒及无瘀滞者忌服。

【肝病应用指要】茜草凉血止血，活血祛瘀，可用于肝病出血，如齿衄、鼻衄及消化道出血；亦可用于慢性肝病肝区灼痛，口干口苦，皮肤干燥，肝功异常者。

小 蓟

【别名】青青菜，刺儿茶，千针草。

【来源】本品为菊科植物刺儿菜的地上部分。全国大部分地区均产，夏季花期时采集，晒干切段，生用或炒炭用。

【成分】含生物碱、皂苷、绿原酸及咖啡酸等。

【性味归经】甘、凉，归心、肝经。

【功效】凉血止血，解毒消痈。

【主治】多种血热出血证，如吐血、衄血、尿血、血淋；热毒痈肿。现代用治血崩、病毒性肝炎、肾炎、高血压等。

【药理研究】

1. 止血作用 小鼠口服浸剂 5g/kg，可使出血时间明显缩短。本品能收缩血管，使凝血时间及凝血酶原时间缩短，用鲜品较好，炒炭后止血作用反而减弱。

2. 抑菌作用 体外试验对金黄色葡萄球菌、溶血性链球菌、肺炎球菌及白喉杆菌有一定的抑制作用。对人体结核杆菌也有一定的抑制作用。

3. 其他 本品水、乙醇浸剂对麻醉狗、猫、兔均有降压作用。

对离体蛙心及兔心有明显的兴奋作用，使离体兔耳及大鼠下肢血管收缩，还具有镇静、抗炎作用。

【用量用法】10～15g，鲜品可用至60g。不宜久煎，外用适量。

【注意事项】脾胃虚寒而无瘀滞者忌服。

【肝病应用指要】小蓟凉血止血，清热解毒，对于慢性肝病之肝肾阴虚，证见肝区隐痛、腰膝酸软、五心烦热、失眠多梦者，多与胡黄连、夏枯草、沙参、当归、楮实子、枸杞子、知母、黄柏、炒山药、牡丹皮等为伍，与滋肾药同用是清肝之用；小蓟又有较好的改善肝功的作用，故常可用于慢性肝病之 ALT 升高者。

紫珠草

【来源】本品为马鞭草科植物杜虹花、白棠子树、华紫珠及老鸦糊的叶及嫩枝。长江以南各地均有分布。全年可采，以夏秋采收为佳，晒干，生用或研粉用。

【成分】含黄酮类、缩合鞣质、中性树脂、糖类、羟基化合物及镁、钙、铁盐。

【性味归经】苦、涩、凉，归肝、胃经。

【功效】收敛止血，解毒疗疮。

【主治】多种内外出血证，如吐血、咯血、衄血、便血、崩漏、创伤出血、烧伤及疮痈肿毒等。

【药理研究】

1. 止血作用　紫珠草注射液对人可使血小板增加，出血时间、血块收缩时间、凝血酶原时间缩短。对蛙肠系膜表现血管收缩，可缩短家兔出血时间。

2. 抗菌作用　本品对大肠杆菌、福氏痢疾杆菌、金黄色葡萄球菌、链球菌等有抑制作用。

【用量用法】10 ～ 15g。煎服。研末服每次 1.5 ～ 3g。外用适量。

【肝病应用指要】紫珠草收敛止血，解毒疗疮，适用于慢性肝病之消化道静脉曲张破裂出血及门脉高压性胃病之胃黏膜出血，对齿衄、鼻衄亦可用之。

紫 草

【别名】山紫草，紫草根，鸦衔草。

【来源】本品为紫草科植物新疆紫草或内蒙紫草的根。主产于新疆、河南、内蒙古等地。春秋季采挖，除去泥土、晒干切段用。

【成分】含紫草素、乙酰紫草素、紫草烷、紫草醌、异丁酰紫草素、去氧紫草素、去水异紫草素、紫草红素、脂肪酸及紫草多糖等。

【性味归经】甘、寒，归心、肝经。

【功效】凉血活血，解毒透疹，利尿滑肠。

【主治】血热毒盛，斑疹不透，或斑疹紫黑，又预防麻疹，以及疮疖、湿疹、皮炎、阴痒、水火烫伤，尚可治血热毒盛之小便淋痛或大便秘结等症。

【药理研究】

1. 强心作用 动物实验证实本品对心脏有明显的兴奋作用，此作用有利于促进外周血液循环，促使毒素较快排泄。并有解热和降压作用。

2. 抗菌抗病毒作用 本品对金黄色葡萄球菌、大肠杆菌、伤寒杆菌、痢疾杆菌以及某些皮肤真菌等有抑制作用。对流感病毒、脊髓灰质炎病毒、乙肝表面抗原及单纯疱疹病毒均有不同程度的抑制作用。

3. 消炎作用 紫草口服或局部用药有抗炎作用，能拮抗炎症急性渗出期的血管通透性亢进、渗出、水肿及增殖期炎症。紫草

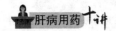

软膏局部用药，对肉芽组织的增殖有促进作用，可明显加速创伤愈合。

4. 避孕作用　本品对抗垂体促性腺激素及抗绒毛膜促性腺激素的作用，有降低生育力的效果，可试用于经绝期综合征。

5. 其他　本品还有一定的抗肿瘤活性和镇痛作用。

【**用量用法**】3～10g，煎服。外用适量，油浸或熬膏外敷。

【**注意事项**】腹泻便溏，疹出而红活者，不宜用。

【**肝病应用指要**】

1. 凉血止血　用于慢性肝炎、肝硬化引起的牙衄、鼻衄，常与藕节、生地黄、牡丹皮、棕榈等其他止血药同用。

2. 清热解毒　能减轻肝脏组织炎症，护肝降酶。

白茅根

【**别名**】茅根、丝茅根草、甜根草。

【**来源**】本品为禾本科多年生草本植物白茅的根茎。全国各地均产。春秋两季采挖，去鳞叶，洗净切段。生用或鲜用。

【**成分**】含大量钾盐、钙、芦竹素、白茅素、薏苡素、豆甾醇，β-谷甾醇、羊齿烯醇；还有多量蔗糖、葡萄糖、木糖、枸橼酸、草酸等。

【**性味归经**】甘、寒，归心、肺、胃、膀胱经。

【**功效**】凉血止血，清热生津，利尿消肿。

【**主治**】血热吐血、衄血、尿血，热病烦渴，黄疸，水肿，热淋涩痛，小便不利等。西医学用于急性肾炎，流行性出血热，急性病毒性肝炎，高血压等。

【**药理研究**】

1. 利尿作用　本品水煎剂和水浸剂灌胃，对正常家兔有利尿作用。给药5～10天时，作用最明显。可能与其中含多量钾盐有关。

2. 止血作用　本品能缩短出血及凝血时间，降低血管的通透性，并可缩短血浆的复钙时间。

3. 抗菌作用　体外试验证明，其煎剂对福氏、宋内痢疾杆菌有抑制作用，但对志贺痢疾杆菌无抗菌作用。

【**用量用法**】9 ～ 30g，鲜品 30 ～ 60g。水煎服。

【**注意事项**】虚寒无实热者及孕妇慎用。

【**肝病应用指要**】

1. 清热利湿　白茅根性味甘淡，有清热祛湿之功，常用于急性黄疸型肝炎，证见目黄、身黄、尿黄者，白茅根可祛湿退黄；对急性无黄疸型肝炎及慢性活动性肝炎证见湿热征象者，白茅根可利湿清热。白茅根有较好的退黄降酶功效，常与其他清利药配伍。

2. 利水消肿　与大腹皮、茯苓、白术、地骷髅等利水消胀药配伍治疗肝硬化腹水腹大如鼓、下肢水肿、小便不利等。

鸡内金

【**别名**】鸡肫胵、鸡肫内黄皮、鸡黄皮、鸡合子、鸡中金等。

【**来源**】本品为雉科动物家鸡的干燥砂囊内膜。杀鸡后取出砂囊，剖开，趁热剥取内膜，洗净晒干。炒用或研末生用。

【**成分**】含胃激素、角蛋白、多种氨基酸等。

【**性味归经**】甘、平，归脾、胃、小肠、膀胱经。

【**功效**】健胃消食，涩精止遗。

【**主治**】食积胀满，呕吐反胃，泻痢，疳积，消渴，遗精遗尿等。

【**药理研究**】本品所含胃激素，口服后能使胃液分泌增加，酸度增高，胃蠕动波增强，胃排空速率加快，因此，本品有助消化作用。但胃激素受高热易被破坏，故本品以生用，研末吞服为佳。

【**用量用法**】3 ～ 10g。煎服。散剂吞服，每次 1.5 ～ 3g。散剂冲服较煎剂效果好。

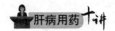
【肝病应用指要】

1. 和胃消食 用于肝病食积腹胀，反胃呕吐，纳呆食少等。又常在清热解毒方药中配用之，用以护胃调中。

2. 散结消积 鸡内金消积散结之力较强，可化癥块、消积滞，用于肝炎及肝硬化、门脉高压、脾亢等肝脾肿大者。鸡内金又有溶石之效，对肝内胆管结石常与穿山甲、皂刺、青陈皮、白芍、生牡蛎、海蛤壳、浙贝母、海金沙、延胡索等同用。

牡　蛎

【来源】本品为牡蛎科动物长牡蛎、大连湾牡蛎或近江牡蛎的贝壳。产于沿海地区。全年均可采收，去肉洗净、晒干、打碎。生用或煅用。

【成分】含碳酸钙、磷酸钙及硫酸钙，尚含镁、铁、锌、有机质等。

【性味归经】咸、涩、微寒，归肝、肾经。

【功效】镇静安神，益阴潜阳，收敛固涩，软坚散结。

【主治】惊悸失眠，眩晕耳鸣，遗精崩漏，自汗盗汗，瘰疬痰核，癥瘕痞块，胃痛泛酸。

【药理研究】对胃及十二指肠溃疡有一定疗效。牡蛎有免疫增强作用。

【用量用法】10～30g，入汤剂宜先煎。镇静潜阳、软坚宜生用；收敛、制酸宜煅用。

【注意事项】虚寒证不宜服。

【肝病应用指要】

1. 镇静安神 用于肝病出现神经衰弱症候群，症见心悸失眠多梦者。常与生龙齿、珍珠母、炒酸枣仁、远志、茯神等同用。

2. 软坚散结 用于肝病之肝脾肿大者，常与海蛤粉、三棱、莪术、水红花子、穿山甲、鳖甲、龟甲等同用。

瓦楞子

【来源】本品为蚶科动物毛蚶、泥蚶或魁蚶的贝壳。主产于浙江、江苏、山东、广东、辽宁等地。春秋捕捞，洗净泥沙，以沸水略煮，去肉取壳，晒干。打碎生用或煅用。

【成分】泥蚶的贝壳中含碳酸钙及有机质，尚含少量镁、铁、硅酸盐、硫酸盐、磷酸盐和氯化物。煅烧后，碳酸钙分解，产生氧化钙等，有机质被破坏。

【性味归经】甘、咸、平，归肺、胃、肝经。

【功效】消痰软坚，化瘀散结，制酸止痛。

【主治】肺热咳嗽，顽痰稠黏难咯，痰核，瘿瘤，癥瘕痞块，胃痛泛酸等。

【用量用法】9～15g，煎服。宜先煎，亦可入丸散剂。消痰散结宜生用，制酸止痛宜煅用。

【肝病应用指要】瓦楞子化痰散结，适用于肝病之肝脾肿大、肝硬化等，有回缩肝脾之效。

海蛤壳

【来源】本品为帘蛤科动物文蛤或青蛤的贝壳。主产于沿海地区。夏秋捕捞。去肉洗净。生用或煅用。捣末或水飞用（称蛤粉）。

【成分】含氧化钙等。

【性味归经】苦、咸、寒，归肺、胃经。

【功效】清肺化痰，软坚散结，利水消肿。

【主治】肺热咳喘，痰稠难咯或痰结胸满胁痛，瘰疬瘿瘤，水气浮肿，鼓胀腹水，小便不利。煅用又制酸止痛，用于胃痛泛酸。研粉外用有敛疮收口之效，用于烫、火伤，湿疹等。另能除血结，散结聚，治妇人血结胸痛、内热血痢等。

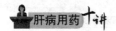

【用量用法】10 ～ 15g，煎服。蛤粉宜包煎。入丸散剂，每次 1 ～ 3g。外用适量。一般宜生用，制酸、外敷宜煅用。

【注意事项】凡肺虚有寒，中阳不足，投之非宜。

【肝病应用指要】

1. 软坚散结 用于慢性肝炎、门脉高压、肝脾肿大，多与牡蛎、穿山甲、鳖甲、三棱、莪术、鸡内金、郁金、土元、炒水蛭等同用。

2. 利水消肿 用于肝硬化腹水，多与防己、茯苓、猪苓、车前子、竹叶、通草、泽泻、大腹皮、地骷髅、莱菔子、王不留行等同用。

鳖 甲

【别名】上甲，鳖壳，团鱼甲，鳖盖子。

【来源】本品为鳖科动物鳖的背甲。主产于湖北、安徽、浙江等地。全年均可捕捉，捕后砍去头，置沸水煮 1 ～ 2 小时，取背甲，去净残肉，晒干。生用、沙烫或醋炙用。

【成分】含动物胶、角蛋白、碘质、维生素 D 等。

【性味归经】咸、寒，归肝、肾经。

【功效】滋阴退蒸，软坚散结。

【主治】劳热骨蒸，阴虚风动，劳疟疟母，癥瘕痃癖，经闭经漏，小儿惊痫。

【药理研究】有抑制结缔组织增生和提高血浆蛋白的作用，炙鳖甲有提高机体免疫能力、延长抗体存在时间的作用。

【用量用法】10 ～ 30g。煎服。滋阴潜阳宜生用，软坚散结宜炙用；入丸散多砂烫后用；入汤剂宜打碎先煎。

【注意事项】脾胃虚寒、食少便溏者不宜服用，孕妇慎用。

【肝病应用指要】鳖甲软坚散结，抑制结缔组织增生，适用于肝病之肝脾肿大及肝硬化之治疗，可软缩肝脾，并能促进肝功能恢复，如升高白蛋白等。鳖甲还能滋阴退蒸，对肝病之发热亦可用之，常与柴胡、茵陈、白薇、生地黄、牡丹皮、夏枯草、胡黄连、十大功劳叶等同用。

山 楂

【来源】本品为蔷薇科植物山楂、山里红等的果实。山楂和山里红果实称"北山楂"，主产于山东、河北、河南、辽宁等地，秋季果实成熟时采摘，晒干。生用或炒用。

【成分】含酒石酸、柠檬酸、山楂酸、黄酮类内酯、糖类及苷类。

【性味归经】酸、甘、微温，归脾、胃、肝经。

【功效】消食化积，活血散瘀。

【主治】食积、肉积、癥瘕、痰饮、痞满、吞酸、泻痢、肠风、腰痛、疝气、产后儿枕痛、恶露不尽、小儿乳食停滞。

【药理研究】

1. 对消化系统的作用 因本品含有山楂酸、解脂酶、抗坏血酸、枸橼酸等物质，对胃黏膜及十二指肠黏膜均有刺激作用，能促进消化液分泌，并可促进胃蛋白酶活性；而所含解脂酶，又可促进脂肪的分解和消化，故本品可用于胃酸过低，消化功能减退，食欲不佳，尤其是由于脂肪类食物积滞所引起的消化功能障碍效果更好。

2. 降血脂及抗脂肪肝作用 本品能使家兔及大鼠的实验性高脂血症的血脂明显降低，使主动脉粥样硬化病变减轻。对肝脏脂肪浸润的病变也有减轻的作用。其机理是加速血脂的清除。

3. 对循环系统的作用 山楂的多种提取物对离体蟾蜍心脏有增强作用，有强心效果。动物实验证明，本品能增加实验动物的冠脉流量，并可降低心肌耗氧量，对心肌缺血有保护作用，对心律不齐有一定的缓解作用。

4. 降压和扩张血管作用 动物实验证明，山楂的多种提取物对犬或兔的血压，均有不同程度的降低作用。降压机理可能是与扩张外周的血管以及通过中枢神经系统而起作用有关。

5. 抗菌作用 体外试验证明，本品对福氏痢疾杆菌、宋内痢疾杆菌、志贺痢疾杆菌、大肠杆菌、变形杆菌及铜绿假单胞菌均有较强的抑制作用。

【用量用法】10～15g，大剂量可用至30g。水煎或研粉服。

【肝病应用指要】

1. 消食导滞 山楂和胃消食，导滞化积，对肝病之纳呆食少、胃脘胀满、胁下痞块等可用之，有增进食欲、导滞化积之功。

2. 活血散瘀 山楂活血散瘀，对慢性肝病之血瘀症见肝区刺痛、肝脾肿大、面色黧黑、赤缕爪痕者可与牡丹皮、丹参、旋覆花、桃仁、马鞭草、当归、三棱、土元、莪术、三七等同用。

3. 护肝降酶 山楂活血能增加肝脏血流量，保护肝细胞，酸甘化阴又可改善细胞酸碱环境，二者都可使 ALT 活性降低，从而收到改善肝功的效果。

4. 抗脂肪肝 山楂降脂，有较好的抗脂肪肝的作用，可用于各种原因导致的脂肪肝。

5. 止泻 山楂对痢疾杆菌、大肠杆菌等均有较强的抑制作用，故能清肠酸敛止泻，对慢性肝病之腹泻，常与木香、黄连、当归、白芍、葛根、黄芩、青陈皮、车前子、莲子等同用。

水红花子

【别名】水荭子、荭草实、河蓼子、川蓼子、水红了。

【来源】本品为蓼科植物荭蓼的果实。主产于江苏、辽宁、四川、山东、吉林等地。夏秋季采收，晒干生用。

【成分】含淀粉41.51%。

【性味归经】辛、甘、寒，归肝经。

【功效】清肝明目，活血消积。

【主治】肝热目赤肿痛，腹内癥积，水臌，瘰疬结核等。

【药理研究】

1. 抗肿瘤作用　小鼠每天灌服水红花子煎剂、酊剂或石油醚提取物，连续10天，对艾氏腹水癌（腹水型及实体型）和肉瘤－180有一定的抑制作用。

2. 抗菌作用　体外试验可抑制志贺痢疾杆菌和福氏痢疾杆菌。

【用量用法】6～9g，大剂量可用至30g。煎服，外用适量。

【注意事项】凡血分无瘀滞及脾胃虚寒者忌服。

【肝病应用指要】

1. 活血消积　用于慢性肝炎、肝硬化之肝脾肿大，多与泽兰、水蛭、土元、鸡内金等同用。亦可用水红花子膏外敷肝脾部位。

2. 活血利水　适用于肝硬化血瘀腹水，可与泽兰、生黄芪、鸡内金、土元、茯苓、白茅根、大腹皮、仙人头、牛膝、王不留行等同用。

马鞭草

【别名】风颈草，狗芽草，紫顶龙芽。

【来源】本品为马鞭草科植物马鞭草的全草。主产于湖北、江苏、广西、贵州。秋季开花时采收，洗净晒干，切段生用。

【成分】含马鞭草苷、马鞭草醇、鞣质、挥发油、水苏糖，叶含腺苷、β－胡萝卜素，还发现含强心苷。

【性味归经】苦、微寒，归肝、脾经。

【功效】活血通经，清热解毒，利水消肿，止痢杀虫。

【主治】经闭，癥积痞块，乳痈，发背疮毒，水肿，痢疾，疟疾以及外感发热，黄疸，白喉等。

【药理研究】

1. 抗病原微生物。本品对金黄色葡萄球菌、福氏痢疾杆菌、白喉杆菌等有抑制作用，能杀死钩端螺旋体，对疟原虫有抑制作用，可使疟原虫变形，还有抗白喉毒素作用。

2. 水及醇提取物对实验动物具有消炎及镇痛作用，且水溶部分较醇溶部分效果好。

3. 提取物马鞭宁具有促进家兔血液凝固的作用。

【用量用法】5 ～ 10g，大量可用至 30g。煎服。

【注意事项】血虚者忌服。

【肝病应用指要】马鞭草活血消积，常与活血化瘀、软坚散结药同用治疗肝病之肝脾肿大、肝掌、蜘蛛痣等瘀血停积之证候；肝硬化腹水属于血臌者亦可用之。

威灵仙

【来源】本品为毛茛科植物威灵仙、棉团铁线莲或东北铁线莲的根及根茎。主产于江苏、安徽、浙江等地。秋季采挖，除去泥沙，晒干，切段，生用。

【成分】含白头翁素、白头翁内酯、甾醇、糖类、皂苷等。

【性味归经】辛、咸、温，归膀胱经。

【功效】祛风除湿，通络止痛，消痰逐饮。

【主治】风湿痹痛，肢体麻木，胸膈停痰宿饮，咳喘呕逆，诸骨鲠咽噎嗝，癥积，痔漏便血等。

【药理研究】

1. 对平滑肌的作用　本品根煎剂给麻醉犬灌服，可使食道蠕动节律增强，频率增加，幅度增大。骨鲠后，咽部或食道上段局部挛缩，服用本品后即松弛，同时增加蠕动，使骨松脱。

2. 抑菌作用　本品煎剂对金黄色葡萄球菌、痢疾杆菌、小芽孢菌以及革兰氏阳性细菌、霉菌等都有不同程度的抑制作用。

3. 其他　本品尚有利尿、溶解尿酸以及镇痛、解热等作用。

【用量用法】3 ～ 9g，煎服。治骨鲠可用至 30g。

【注意事项】本品走窜性强，久服能耗散气血，故对气血虚弱者宜慎用。

【肝病应用指要】

1. 通络止痛 用于肝病两胁胀痛、走窜不定，常与瓜蒌、青皮、旋覆花、玫瑰花、玉蝴蝶、佛手、丝瓜络、橘络等同用。

2. 化积消癥 威灵仙有较好的化积功效，对肝病之肝脾肿大、胁下痞块常用之，常配以生牡蛎、海蛤粉、瓦楞子、浙贝母、鳖甲、青皮、三棱等同用。

王不留行

【来源】本品为石竹科植物麦蓝菜的成熟种子。全国各地均产。6～7 月种子成熟时，割取全草，晒干，果壳自然裂开，收集种子，干燥贮存。生用或炒用。

【成分】含多种皂苷及生物碱，香豆素类化合物，尚含淀粉 53%，脂肪 4.32%，蛋白质 9.34%。

【性味归经】苦、平，归肝、胃经。

【功效】活血通经，下乳，消肿。

【主治】经闭痛经，乳汁不通，乳痈初起，尚未化脓者。

【药理研究】

1. 动物实验，本品煎剂对大白鼠子宫有明显兴奋作用，醇浸液作用更强。

2. 对艾氏腹水瘤及人体肺癌有抑制作用。

【用量用法】6～12g，煎服。

【注意事项】孕妇慎用。

【肝病应用指要】王不留行通经利水，在肝病治疗中主要用于肝硬化腹水、大腹水肿、肚皮绷紧、腹胀气短不能平卧、尿少，常与牛膝、茯苓、猪苓、肉桂、防己、木瓜、大腹皮、地骷髅、薏苡仁等同用。

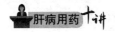

穿山甲

【来源】本品为鲮鲤科动物穿山甲（食蚁鲮鲤）的鳞片。产于广西、贵州、广东、云南、湖南、福建、台湾等地。全年都可捕捉，捕捉后割下整张的甲壳，置沸水中烫过，取下鳞片，洗净晒干。用时与沙子同炒至松泡而呈黄色，或炒后再加入醋略浸，晒干备用。用时打碎。

【成分】含硬脂酸、胆甾醇、水溶性生物碱及多种氨基酸、无机物等。

【性味归经】咸、微寒，归肝、胃经。

【功效】活血通经，下乳，消肿排脓。

【主治】月经停闭，癥瘕痞块，乳汁不通，痈肿初起或脓成不溃以及瘰疬痰核等。

【药理研究】有升高血小板、白细胞的作用。

【用量用法】3～10g，煎服。亦可研末吞服。

【注意事项】孕妇及痈疽已溃者忌用。入煎剂常需先煎。

【肝病应用指要】穿山甲破血消积，常用于慢性肝病之肝脾肿大、质地坚硬者，有软缩肝脾之效；亦可用于肝硬化之肝脏缩小或结节性肝硬化肝内有结节者；亦可用于原发性肝癌等肝内占位性病变的治疗。

郁　金

【别名】玉金、玉京。

【来源】本品为姜科植物温郁金和广西莪术或蓬莪术或姜黄的根。产于四川、浙江、广东、广西等地。秋、冬两季植株枯萎时采挖，摘取块根，除去须根，洗净泥土，入沸水中煮透，取出晒干，切片用。

【成分】含挥发油约6%，油的主要成分为姜黄烯、倍半萜烯醇、樟脑、莰烯。还含有姜黄素、脱甲氧姜黄素等。

【性味归经】辛、苦、寒，归心、肝、胆、肺经。

【功效】行气祛瘀，清心解郁，凉血止血，利胆退黄。

【主治】胸腹胁肋诸痛，失心癫狂，热病神昏，吐血，衄血，尿血，血淋，妇女倒经，黄疸等。

【药理研究】

1. 对消化系统的作用。姜黄素有促进胆汁分泌利胆作用，能松弛胆道括约肌，还具有增加血清蛋白，降低麝香草酚絮浊试验的作用。

2. 本品能降血脂，减轻粥样斑块，具有抗凝、纤溶、抗动脉硬化作用。有排泄作用，使尿内尿胆原减少；对豚鼠离体子宫有兴奋作用；对家兔子宫亦有收缩作用。

【用量用法】3～9g。煎服。

【注意事项】畏丁香。

【肝病应用指要】

1. 行气祛瘀 郁金既能行气解郁，又能活血祛瘀，为肝病最常用之药，急慢性肝病之见两胁胀痛、胸脘痞闷、后背酸胀不适、甚至胁下痞块等症，皆可用之，常与旋覆花、枳壳、全瓜蒌、橘络、丝瓜络、灵仙、佛手、香橼、青皮等同用。

2. 利胆退黄 郁金能利胆，促进胆汁分泌与排泄，并有较好退黄作用，急慢性肝病胆气不利，血中 TBil 升高者皆可用之。

3. 调节蛋白比值 郁金可促进白蛋白生成，从而调节蛋白比值，与三七配伍，此作用最强。

莪 术

【别名】文术。

【来源】本品为姜科植物蓬莪术、温郁金或广西莪术的根茎。主产于浙江、广西、四川、江西等地。秋冬二季均可采挖，去净

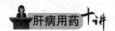

泥土，蒸或煮至透心，干燥后除去须根及杂质。切片生用或醋制用。

【成分】含挥发油，量为 1%～2.5%，其中以莪术酮为主要成分。尚含莪术双酮与莪术醇。

【性味归经】苦、辛、温，归肝、脾经。

【功效】破血，行气，消积，止痛。

【主治】癥瘕积聚，气血凝滞，心腹疼痛，肋下胀痛，经闭，产后瘀血腹痛，跌打损伤等。近代用于子宫颈癌、外阴癌变及皮肤癌等有效。

【药理研究】本品有抗肿瘤作用，有一定的升白细胞的作用，有抗菌作用。并能直接兴奋平滑肌且具抗早孕作用。

【用量用法】3～10g，煎服。醋制止痛效果较好。

【注意事项】月经过多及孕妇忌服，对虚中夹实之证或体质较弱者，应与健脾补气药同用。

【肝病应用指要】莪术破血行气、消积止痛，常用于肝病之肝脾肿大，又因具有一定的抗肿瘤作用，故又常用于原发性肝癌的治疗。

急性子

【别名】凤仙花子。

【来源】本品为凤仙花科一年生草本植物凤仙花的种子，各地均有栽培。夏秋季采集种子，晒干，文火炒黄用。

【成分】含皂苷、脂肪油、甾醇、多糖、蛋白质、氨基酸、挥发油等。

【性味归经】微苦，温，有小毒。入心、肝经。

【功效】行瘀通经，消积散结。

【主治】妇女经闭不通，少腹硬痛，癥瘕积聚（肝脾肿大），骨刺鲠喉等；尚可用于食管癌、肝癌而见吞咽阻塞，胁肋刺痛等。

【药理研究】

1. 抗癌作用　药敏试验对胃淋巴肉瘤细胞敏感。

2. 兴奋子宫作用　凤仙花子的酊剂、水煎剂对豚鼠已孕未孕离体子宫都有明显的收缩作用，表现为节律收缩增快，紧张度增高，甚至强直性收缩。

3. 避孕作用　雌性小鼠口服凤仙花子水煎剂 10 天，有显著的避孕作用，并能抑制发情期，降低卵巢和子宫的重量。

4. 抑制肠肌的作用　水煎剂对兔肠平滑肌有抑制作用。

【用法用量】4.5 ～ 9g，煎服。

【注意事项】血虚无瘀者忌服。

【肝病应用指要】

1. 急性子苦温，行气散结，临床常用于肝硬化、肝癌而见肝脾肿大、胁肋刺痛、舌暗脉沉涩者。

2. 急性子药理研究证实有明显抗癌作用，为肝癌常用之药，多与半枝莲、蚤休、白花蛇舌草、莪术、薏苡仁等同用。

三　棱

【来源】本品为黑三棱科植物黑三棱（荆三棱）的块状根茎。产于江苏、河南、山东、江西、安徽等地。冬春两季采挖，除去茎苗及须根。洗净泥土，削去外皮，晒干。润透切片，醋炒或麸炒用。

【成分】含挥发油及淀粉等。

【性味归经】苦、平，归肝、脾经。

【功效】破血，行气，消积，止痛。

【主治】癥瘕积聚，气血凝滞，心腹疼痛，胁下胀痛，经闭，产后瘀血腹痛，跌打损伤以及疮肿坚硬。

【药理研究】三棱对癌细胞有抑制作用，临床报道，注射三棱、莪术注射液，合并内服中药一号（三棱、水蛭、瓦楞子、苏木、红花），治疗原发性肝癌，近期观察有一定疗效。

【用量用法】3～10g。煎服。醋炒能增强祛瘀止痛的作用。

【注意事项】因药力较峻，能伤正气，又能堕胎，故体虚无瘀滞及月经过多、孕妇忌用。

【肝病应用指要】三棱破血消积，临床上常用于慢性肝炎、肝硬化之肝脾肿大、两胁刺痛等症的治疗；三棱还有一定的抑癌作用，可用于肝癌的治疗，多与莪术、水蛭、瓦楞子、苏木、半枝莲、白花蛇舌草、蚤休等同用。

泽 兰

【别名】虎兰、虎蒲、地瓜儿苗、蛇王草等。

【来源】本品为唇形科植物地瓜儿苗及其多种同属植物的地上部分。全国各地均产。夏、秋茎叶茂盛时采割，去净泥沙，晒干生用。

【成分】含挥发油、葡萄糖苷、鞣质和树脂，还含黄酮类、酚类、氨基酸、皂苷、葡萄糖、半乳糖等。

【性味归经】辛、苦、微温，归肝、脾经。

【功能】活血祛瘀，行水消肿。

【主治】血瘀经闭，痛经，月经不调，产后血滞腹痛，损伤瘀肿，腹中包块，身面浮肿，鼓胀等。

【药理研究】水煎剂能对抗体血栓形成；全草制剂有强心作用。

【用量用法】3～9g，煎服。

【注意事项】无瘀血者慎服。

【肝病应用指要】泽兰活血利水，临床常用肝硬化腹水之属血臌者，症见大腹水肿、四肢消瘦、肝掌、蜘蛛痣等，每与黄芪、水红花子、鸡内金、土元、马鞭草、路路通、蝉蜕、地骷髅、防己等同用。

红 花

【**别名**】草红花。

【**来源**】本品为菊科植物红花的筒状花冠。产于河南、湖北、四川、云南、浙江等地。夏季当花色由黄转为鲜红时采摘，阴干，生用。

【**成分**】含红花苷、红花醌苷及新红花苷，还含木聚糖类与脂肪油等。

【**性味归经**】辛、温，归心、肝经。

【**功效**】活血通经，祛瘀止痛。

【**主治**】用于血滞经闭、痛经、产后瘀阻腹痛、癥瘕等，跌打损伤，瘀血肿痛及关节酸痛，以及斑疹透发不畅。近年又用治冠心病、心绞痛及血栓闭塞性脉管炎等病。

【**药理研究**】

1. 对子宫的作用 红花煎剂对小鼠、豚鼠、兔与犬的离体与在位子宫均有兴奋作用，给药后使其紧张性或节律性明显增加，兴奋作用强烈时，可引起痉挛。对已孕子宫的作用比未孕者更为明显，且作用迅速而持久。

2. 对心血管系统和血液系统的作用 本品有降压作用，其水浸液有一定的扩张冠状动脉的作用。其煎剂能抑制 ADP 或胶原诱导的大鼠血小板聚集反应。

3. 对平滑肌的作用 本品对肠管、血管、支气管平滑肌有兴奋作用。可使肾血管收缩，肾血流量减少。

4. 其他 红花有较好的干扰素诱生作用。另有报道，在摘除卵巢小鼠的阴道周围注射红花煎剂，可使其子宫重量明显增加，提示有雌激素样作用。另外，体外试验有抗癌作用。

【**用量用法**】3 ～ 10g。煎服。

【**注意事项**】孕妇忌用，月经过多，有出血倾向者亦不宜用。

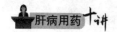

【肝病应用指要】红花活血化瘀，可用于肝脾肿大，每与桃仁、当归、川芎、赤白芍、马鞭草、泽兰、鸡血藤等同用。祛瘀通络又可用于肝病之血瘀阻络而致的两胁疼痛，每与全瓜蒌、甘草、丝瓜络、威灵仙、橘络、凌霄花、玫瑰花等同用。

桃 仁

【来源】本品为蔷薇科植物桃或山桃的成熟种仁。全国大部分地区均产，主产于四川、陕西、河北、山东、贵州等地。7～9月摘下成熟果实，除去果肉，击去果肉，击破果核，取出种子，晒干除去种皮，捣碎生用。

【成分】含苦杏仁苷和苦杏仁酶、脂肪油，油中含油酸甘油酯和少量亚油酸甘油酯。亦含挥发油。

【功效】破血行瘀，润肠通便。

【性味归经】苦、甘、平，归心、肝、肺、大肠经。

【主治】血瘀经闭，痛经，产后瘀滞腹痛，跌打损伤，瘀血肿痛以及肠痈，肺痈，尚用于肠燥便秘及咳喘。

【药理研究】桃仁醇提取物有抗血凝作用及较弱的溶血作用。对正常大鼠有降压作用。体外试验对肿瘤细胞有抑制作用。对免疫方面有抑制作用。

【用量用法】6～10g。煎服。

【注意事项】血枯经闭及孕妇均忌用，桃仁所含苦杏仁苷对肝脏有毒，故不宜大量或久用。

【肝病应用指要】桃仁破血通瘀，主要于用慢性肝病之肝脾肿大，门脉高压。实验研究有较好的抗纤维化作用。

丹 参

【别名】赤参、山参、紫丹参。

【来源】本品为唇形科植物丹参的根。产于四川、安徽、江苏、河北、山东等地。秋季采挖，除去茎叶，洗净泥土，润透后切片，晒干，生用或酒炒用。

【成分】含丹参酮Ⅰ、ⅡA、ⅡB，异丹参酮Ⅰ、Ⅱ，隐丹参酮，异隐丹参酮，丹参酸甲酯，羟基丹参酮，丹参新酮，左旋二氢丹参酮，丹参酚。尚含原儿茶醛，原儿茶酸，β-乳酸，维生素E等。

【性味归经】苦、微寒，归心、肝经。

【功效】活血祛瘀，凉血消肿，除烦安神。

【主治】血滞经闭，痛经、产后恶露不尽、肝郁胁痛、癥瘕积聚、痈肿疮毒及热痹关节红肿热痛者，还用于心烦失眠，近代用治宫外孕、冠心病心绞痛、肝脾肿大、传染性肝炎以及血栓闭塞性脉管炎等。

【药理研究】

1. 对循环及血液系统的作用。临床观察，本品能使血循环改善，提高常压和低压条件下机体的耐缺氧力，加快微循环血液流速，增加毛细血管网；扩张冠状动脉，增加冠脉血流量，改善心肌收缩力，调整心律等。还能降低红细胞比容及血液黏稠度。动物试验证明，复方丹参可使心肌内的吞噬细胞活跃；可使血小板内环磷酸腺苷的含量增加。

2. 保肝作用。据报道，以复方丹参观察慢性病毒性肝炎的外周循环，认为该药有利于微循环的血流灌注，促进侧支循环的形成，并能降低微循环中的乳酸含量。促进微循环的改善，使缺血缺氧的肝细胞代谢障碍减轻，有利于肝细胞的恢复与再生。

3. 本品能促进组织的修复和再生，抑制过度增生的纤维母细胞和肿瘤，并能抑制凝血，促进纤溶。

4. 抗菌作用。本品煎剂对金黄色葡萄球菌、铜绿假单胞菌、大肠杆菌、变形杆菌、志贺痢疾杆菌、福氏痢疾杆菌等均有抑制作用。

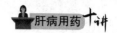

【用量用法】5 ～ 15g。煎服。酒炒可增强活血之功。

【注意事项】反藜芦。若纯虚无瘀或虚而夹寒者，则不宜服。近报道丹参及丹参制剂可引起不良反应。主要表现：①过敏反应：如皮肤瘙痒、红色丘疹、发热、昏厥、胸闷、恶心、头晕、局限性水肿、哮喘等。②神经系统：有头晕、头痛、烦躁不安等。③心血管系统：1 例老年女性完全性房室传导阻滞及完全性右束支传导阻滞，静滴丹参注射液后心悸、气促，停药消失，再次用药又出现频发室性早搏。2 例周围血管性疾患病人静滴丹参注射液后恶心发热、头痛头晕、全身不适、口唇起疱疹、血压下降并发生休克。④消化道：有腹胀、腹痛、恶心、呕吐、纳呆等。⑤其他：有月经过多，早孕注射后流血、流产。

【肝病应用指要】

1. 护肝降酶　丹参的护肝降酶疗效主要是通过其活血化瘀、扩张血管、改善门静脉和肝内血液循环、防止微血管内凝，促进纤溶功能、减少部位缺血状态、丰富肝细胞营养和活化肝细胞及加速病灶的修复作用等来实现，急慢性肝病 ALT 升高者均可用之，常伍以赤芍药、牡丹皮、茵陈、田基黄、赤小豆、连翘、栀子等。

2. 活血化瘀，回缩肝脾　丹参活血化瘀，对各型肝炎所致的肝脾肿大疗效突出，有明显的回缩肝脾的作用，且使肝脾的质地变软。实验研究结果表明丹参不但可以预防实验性肝硬化的发生，而且还可以促进已形成的胶原纤维降解和肝纤维的重吸收，与临床观察和结果是一致的。临床上可广泛应用于慢性肝炎、脂肪肝、门脉高压等引起的肝脾肿大。

3. 养血柔肝，宁心安神　丹参养血补血，滋柔肝脏，且有宁心安神之效，对肝病之神经衰弱症候尤为适宜。

4. 丹参清除过剩抗原　丹参可清除血液中的过剩抗原，防止免疫复合物产生，常与三七、郁金等同用。

大腹皮

【来源】本品为棕榈科植物槟榔果实的果皮。产于广东、福建、海南、广西等地。于槟榔成熟时采集，剥取果皮，打松，置水中浸润透，晒干，再打松，除去肉、外果皮、生用。

【成分】含槟榔碱及副槟榔碱。

【性味归经】辛、微温，归脾、胃、大肠、小肠经。

【功效】下气宽中，利水消肿。

【主治】湿阻气滞，脘腹胀满，水湿内停，水肿胀满及脚气等。

【药理研究】大腹皮煎剂能使肠管收缩加强，提高其紧张性。

【用量用法】6 ～ 12g，煎服。

【注意事项】本品能耗气，气虚肿胀者慎用。

【肝病应用指南】大腹皮行气宽中，利水消胀，主要用于肝硬化腹水腹大如鼓、朝宽暮急、不能平卧者，常伍以茯苓、猪苓、木瓜、白术、木香、防己、沉香、牵牛子、王不留行等。肝病之胃脘胀满者，亦可酌情用之。

豆　蔻

【来源】本品姜科植物白豆蔻的成熟果实。主产于越南、老挝、柬埔寨、缅甸、泰国等地，我国云南、广东、广西等地也有栽培。秋季采收，晒干。用时去果皮或连皮打碎用。

【成分】含挥发油，其中主要成分为右旋龙脑、右旋樟脑等。

【性味归经】辛、温，归肺、脾、胃经。

【功能】化湿，行气，温中，止呕。

【主治】用于湿阻中焦或脾胃气滞之脘腹胀满，呕吐少食，湿温初起，胸闷不饥，舌苔浊腻以及寒湿阻胃之恶心呕吐，呃逆嗳气等。

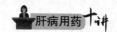

【药理研究】本品为芳香健胃药，能促进胃液分泌，增强肠管蠕动，制止肠内异常发酵，驱除胃肠内积气，并有止呕作用。

【用量用法】3～6g，以研末随汤剂冲服为宜，入煎剂须后入。

【注意事项】本品性辛燥能助热耗气，故火升作呕，热证腹痛及气虚诸疾，均不宜用。

【肝病应用指要】白豆蔻行气化湿、湿中止呕，适用肝病之腹胀呃逆、纳呆厌油、恶心食少等，对痰湿壅盛之脂肪肝更为适宜，因其有较好的顾护胃气的作用，故亦常于苦寒直折的方药中伍用白豆蔻，以避免其伤胃之弊。

厚 朴

【来源】本品木兰科植物厚朴或凹叶厚朴的干皮，根皮或枝皮。产于四川、湖北、贵州、浙江、湖南等地，以四川产者为佳，称川朴。4～6月剥取，根皮及枝皮直接阴干；干皮以生姜煮，切条用或姜汁炒用。

【成分】含挥发油，油中主要成分为 β-桉油醇；另含厚朴酚，四氢厚朴酚及少量木兰箭毒碱。

【性味归经】苦、辛、温，归脾、胃、肺、大肠经。

【功效】行气化湿，温中止痛，降逆平喘。

【主治】湿困脾胃，食积气滞之脘腹胀闷、腹痛、呕吐泻痢、大便秘结，脘腹寒滞之疼痛、胀痛食少及湿痰壅肺之咳嗽气喘。

【药理研究】

1. 本品煎剂体外试验有广谱抗菌作用，对金黄色葡萄球菌、溶血性链球菌、白喉杆菌、枯草杆菌、痢疾杆菌及常见致病性皮肤真菌均有抑制作用。

2. 本品对家兔离体肠管及支气管呈兴奋作用，大剂量则转为抑制。对横纹肌的强直有松弛作用。还有抗溃疡作用。

【用量用法】3～10g。煎服。

【注意事项】本品性偏温燥，且行气之力较强，故内热津枯，脾胃气虚者宜慎用。

【肝病应用指要】厚朴能行气化湿，温中止痛，对肝病之胃脘胀闷，腹痛呕吐等均可用之。

枳　实

【来源】本品为芸香科植物酸橙及其栽培变种或甜橙的幼果，产于四川、江西、福建、浙江、湖南等省。7～8月采收，横剖开两半（小者不剖开亦可）晒干。用时将原药洗净，闷一夜使软，切片。生用或麸炒用。

【成分】含挥发油，油中主要成分为柠檬烯及芳樟醇；另含黄酮类，对羟福林及N-甲基酪胺。

【性味归经】苦、微寒，归脾、胃、大肠经。

【功能】破气消积，化痰除痞。

【主治】胃肠积滞，脘腹痞满胀痛，便秘或泻痢后重，痰热结胸或痰浊内阻，胸痹胸痛，另外还治子宫脱垂、胃下垂、脱肛等。

【药理研究】

1. 对循环系统的作用　动物实验证实，枳实与枳壳的煎剂及醇提取液，有明显的升压作用，尚能改善微循环，有利尿效果，特别适应于休克的治疗。升压的有效成分为对羟福林和N-甲基酪氨。实验还表明，枳实对脑、肾及冠脉血流有影响，在显著增加冠脉血流量的同时，心肌耗氧量略有增加，但不明显。选择性降低脑、肾及冠状动脉阻力，且有一定程度缩小脾容积现象。

2. 对平滑肌的作用　枳实、枳壳煎剂对小鼠离体肠管部分呈抑制作用。但给在体胃瘘及肠瘘的犬灌100%煎剂，对肠管有一定的兴奋作用。能使胃肠节律性收缩增强。同时，对未孕及已孕离体子宫，在体子宫和未孕兔的子宫均有明显的兴奋作用，能使子宫收缩节律增加。

【用量用法】3 ～ 10g，煎服。

【注意事项】破气作用较强，能伤正气，非体质壮、邪实之证及孕妇则不宜用。

【肝病应用指要】枳实行气导滞，对肝病之胃肠积滞，脘腹痞满胀痛等均可用之。枳实又有较好的利胆功效，肝病合并胆气不利者更为适宜。

陈　皮

【别名】橘皮。

【来源】本品为芸香科植物橘及其栽培变种的干燥果皮。入药以陈者为佳，故名陈皮。主产于广东，福建，四川，湖南，云南等省亦产。秋季果实成熟时收集，干燥后切丝生用。

【成分】含挥发油，其主要成分为右旋柠檬烯、枸橼醛，并含橙皮苷、川陈皮素等，近报道尚含对羟福林。

【性味归经】辛、苦、温，归脾、肺经。

【功效】理气健脾，和胃止呕，燥湿化痰。

【主治】脾胃气滞，脘腹胀满，吐泻食少；痰湿阻滞，胃气上逆之呕吐、呃逆；痰湿壅滞，咳嗽气逆，痰多色白等。

【药理研究】

1. 对消化系统的作用　挥发油对胃肠有温和的刺激作用，能促进消化液的分泌，排除肠内的积气。动物实验表明每日皮下注射甲基橙皮苷 100 ～ 500g/kg，连续给药 6 天，有明显抑制溃疡发生的效果，而且还有抗胃液分泌的作用。另外，还可增加胆汁及胆汁内固体物质的排泄量，有助于消化。

2. 对呼吸系统作用　所含挥发油有刺激性祛痰作用，主要有效成分为柠檬烯。能刺激呼吸道黏膜，使分泌增加，痰液稀释，有利于排出，并能扩张支气管而显示平喘作用。

3. 对心血管系统的作用　本品可使血压升高和兴奋心脏。还有扩张冠状动脉，降低血清胆固醇的作用。

【用量用法】3 ～ 10g。煎服。

【注意事项】性偏温燥，故津亏实热之证不宜使用。

【肝病应用指要】

1. 护肝降酶 陈皮味辛苦酸，能调节肝内的酸碱环境从而使ALT 降低，故急慢性肝病 ALT 升高者每与其他清降药同用。

2. 和胃消食 陈皮和胃调中，消食导滞，可改善食欲，急慢性肝病症见腹胀纳呆者尤宜用之。陈皮常作为护胃药广泛应用于清热解毒方剂之中。

木 香

【来源】本品为菊科植物木香的根。主产于云南、四川等地。产于印度、缅甸者称广木香。冬季采挖，原药打碎生用，或麸盖炒、煨制用。

【成分】含挥发油和木香碱等。

【性味归经】辛、苦、温，归脾、胃、大肠、胆经。

【功效】行气止痛。

【主治】胃肠气滞，脘腹胀痛，泻痢后重；肝胆湿热之脘胁胀痛、口苦等，以及胆绞痛。

【药理研究】

1. 对胃肠的作用 木香水提取液、挥发油和总生物碱对大鼠离体小肠先有轻度兴奋作用，随后紧张性与节律性明显降低。对乙酸胆碱、组织胺与氯化钡所致肠肌痉挛有对抗作用。

2. 对胆囊作用 本品能松弛奥狄括约肌，对胆绞痛有一定的效果。

3. 抗菌作用 本品对弗氏痢疾杆菌有较强的抑制作用，对大肠杆菌、伤寒杆菌、葡萄球菌及某些真菌也有抑制作用。

【用量用法】3 ～ 9g。煎服。理气多生用，止泻多煨用。入汤

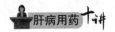

剂不宜久煎。

【注意事项】阴虚津液不足者慎服。

【肝病应用指要】木香行气导滞又有较好的护肝利胆作用，在肝病中应用范围甚广，诸凡胁痛腹胀，肋间不舒，纳呆及大便溏薄等均可用之。

砂 仁

【别名】阳春砂、缩砂仁。

【来源】本品为姜科多年生草本植物阳春砂、绿壳砂、海南砂或缩砂的成熟种子。主产于广东阳春。夏秋之间果实成熟时采取，晒干文火焙干。用时打碎，生用。

【成分】含挥发油，油中含龙脑、乙酸龙脑酯、萜烯、樟脑、柠檬烯、芳樟醇等。

【性味归经】辛、温，归脾、胃、肾经。

【功效】化湿，行气，温中，安胎。

【主治】湿阻中焦及脾胃气滞之脘腹胀满、呕恶纳呆，脾胃虚弱、寒湿积滞之腹痛、泻痢，以及妊娠恶阻，胎动不安。

【药理研究】本品有芳香健胃作用，可促进胃液分泌，并能促进整体肠道的推进运动，排除消化道内的积气。对离体小肠小剂量呈兴奋作用，大剂量使其抑制，还能拮抗乙酰胆碱和氯化钡引起的肠管过度兴奋或痉挛。

【用量用法】3～6g。以研末随汤剂冲服为宜，若入煎剂须后下。

【注意事项】本品安胎在于理气，如果气虚多服，反能耗气而致难产。

【肝病应用指要】砂仁芳香健胃，增进食欲，肝病症见纳呆腹胀者每常用之；砂仁又有和胃止呕的作用，故又可用于肝病呕恶；砂仁因其有较好的护胃功效，在肝病治疗中又常作为护胃药用以缓解其他药物对胃的不良刺激。

延胡索

【**别名**】延胡，玄胡索，元胡索，元胡。

【**来源**】本品为罂粟科植物延胡索的块茎。人工栽培，主产于浙江。亦有野生者。在立夏后采挖，除去苗叶和须根，洗净，入沸水中烫煮三分钟，见内外变黄时捞起，晒干贮存。用时捣碎生用，或醋制用。

【**成分**】现已从延胡索中分离出多种生物碱，其中主要有延胡索甲素、乙素、丙素、丑素、黄连碱、四氢黄连碱等。

【**性味归经**】辛、苦、温，归心、肝、脾经。

【**功效**】活血，行气，止痛。

【**主治**】胸胁、脘腹疼痛，经闭痛经，产后瘀阻，跌扑肿痛。

【**药理研究**】

1. 镇痛作用 小鼠实验，灌服延胡索粉有镇痛作用，其效价为阿片的1%，作用持续2小时，延胡索总碱的镇痛作用约为吗啡的40%。进一步实验证明，延胡索乙素和丑素的镇痛作用最强，甲素次之，作用均弱于吗啡。

2. 镇静、催眠作用 动物实验证明，延胡索乙素具有镇静、催眠作用，并能抑制条件反射，减少自发及被动活动。

3. 对心血管系统的作用 本品可使猫的心率减慢，血压下降，冠脉流量增加，但同时增加心肌耗氧量。本品粉剂灌胃，对实验性动脉粥样硬化大鼠有轻度降血脂作用。

4. 对胃的作用 实验证明延胡索中的一些成分如去氢延胡索甲素、原阿片碱等，对实验性胃溃疡有保护作用。

【**用量用法**】3～9g。煎服。研末吞服，每次1.5～3g，温水或随汤剂送服。醋炒止痛效果更强。

【**注意事项**】本品能通经化瘀，若无瘀滞，虚证疼痛，或月经

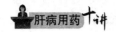

先期，血热妄行皆不宜用。

【肝病应用指要】延胡索能止痛并有镇静功效，对胃痛、胸痛、胁痛、腹痛、头痛且失眠者均宜用之，临床上对于肝病之胁痛尤为常用。

沉　香

【别名】蜜香、沉水香。

【来源】本品为瑞香科植物白木香含有树脂的木材。产于印度、马来西亚及我国广东、海南岛等地。全年均可采收，割取含树脂的木材，阴干，切片或研末用。

【成分】主要成分为挥发油，其中主要是苄基丙酮，对甲氧基苄基丙酮。

【性味归经】辛、苦、温，归脾、胃、肾经。

【功效】行气止痛，温胃止呕，降气平喘。

【主治】脘腹胀痛，呕吐，气逆喘息，以及腰膝虚冷，小便气淋，男子精冷等。

【药理研究】根据临床报道，沉香配侧柏叶，研末内服，治疗支气管哮喘具有良效。

【用量用法】1～3g。研末冲服，亦可用作磨汁服用。

【注意事项】本品功专沉降，若气虚下陷，阴虚火旺者应忌服。

【肝病应用指要】沉香行气消胀，温胃止呕，主要用于肝病之呃逆频繁、脘腹胀满、肝硬化腹水腹大如鼓者，有行气宽中、利水消胀之功。

莱菔子

【别名】萝卜子。

【来源】本品为十字花科植物莱菔（萝卜）的成熟种子。我国各地均产。夏季种子成熟时采割，晒干、搓出种子，晒干生用，或微炒捣碎用。

【成分】含脂肪油、挥发油。挥发油内有甲硫醇等。脂肪油中含多量芥酸、亚油酸、亚麻酸以及芥子酸甘油酯等。尚含抗菌物质称莱菔素。

【性味归经】辛、甘、平，归脾、胃、肺经。

【功效】消食除胀，降气化痰。

【主治】食积气滞，胸闷腹胀，下痢后重，咳嗽痰喘。

【药理研究】莱菔子含抗菌物质，对葡萄球菌和大肠杆菌有显著抑制作用。对链球菌、肺炎球菌、大肠杆菌及多种皮肤真菌也有不同程度的抑制作用。

【用量用法】3 ～ 9g。煎服。

【注意事项】本品皆用于实证。若中气虚者配伍补脾益气药，肺肾虚咳喘满则非所宜。另外，本品能损耗正气，体虚者不宜服。又可消降补药药力，不宜与人参、熟地黄、何首乌等药同用。

【肝病应用指要】

1. 消食导滞　莱菔子消食导滞，用于肝病食积、腹胀、纳食减少、胃脘胀满，常与神曲、麦芽、槟榔、山楂、鸡内金、砂仁、木香、青皮等同用。

2. 利水消胀　莱菔子有利水消胀之功。常用于肝硬化腹水之大腹水肿、腹胀如鼓、朝宽暮急、尿少，多与蝉蜕、大腹皮、沉香、木瓜、防己、白术、茯苓、牵牛子、灯心草、车前子等同用。

瓜　蒌

【来源】本品为葫芦科植物栝楼或双边栝楼的成熟果实。我国南北各地均产。秋季果实成熟时采摘，置通风处阴干。整个果实切碎入药者，称"全瓜蒌"；单用果皮，称"瓜蒌皮"；单用种子称"瓜蒌子"或"瓜蒌仁"，炒香打碎入药；种子压去油，称"蒌

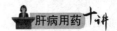

仁霜"。

【成分】含三萜皂苷、有机酸及其盐类、树脂、糖类、色素。瓜蒌仁含脂肪油，油中含多种固醇。瓜蒌皮含多种氨基酸及类生物碱物质等。

【性味归经】甘、寒，归肺、胃、大肠经。

【功效】清热化痰，宽胸散结，消痈肿，润肠通便。

【主治】咳嗽痰黄稠，胸痹，胸痛及结胸，乳痈，肺痈，肠燥便秘等。

【药理研究】

1. 祛痰作用 自瓜蒌皮分离的总氨基酸有良好的祛痰效果。

2. 扩冠作用 瓜蒌对豚鼠离体心脏有扩张冠脉作用，其不同部位的扩冠作用强度：瓜蒌皮 > 瓜蒌霜 > 瓜蒌仁。

3. 泻下作用 瓜蒌有泻下作用，瓜蒌皮作用较弱，瓜蒌仁作用强，瓜蒌霜作用较为缓和。

4. 抗菌作用 煎剂或浸剂体对大肠杆菌等革兰氏阴性肠内致病菌有抑制作用，并对葡萄球菌、肺炎双球菌、甲型溶血链球菌、流感杆菌、奥杜盎小芽孢癣菌及星形奴卡菌等也有一定抑制作用。

5. 抗癌作用 1∶5煎剂在体外杀死小鼠腹水癌细胞，瓜蒌皮的体外抗癌效果比瓜蒌仁好。

【用量用法】全瓜蒌 10～20g，大剂量可用至 30g；瓜蒌皮 6～12g，瓜蒌仁 5～10g，瓜蒌仁霜 6～12g。煎服。

【注意事项】脾胃虚弱，呕吐便溏者忌服。反乌头。

【肝病应用指要】瓜蒌宽胸散结，适宜于肝病胸胁胀满疼痛者；瓜蒌化痰祛湿，又可用于脂肪肝症见肝脏肿大，右胁胀痛及体胖者，每与浙贝母、云故纸、皂角刺、龙胆、决明子、山楂、薏苡仁、佩兰、厚朴等同用。

乌 梅

【来源】本品为蔷薇科植物梅近成熟果实。全国各地均有栽培，主产于四川、浙江、福建等地。夏季采收，低温烘干后焖至黑色即成。生用或炒炭用。

【成分】含柠檬酸、草果酸、琥珀酸、碳水化合物、谷甾醇、蜡样物质及齐墩果酸样物质。

【性味归经】酸、涩、平，归肺、脾、大肠经。

【功效】敛肺，涩肠，生津，安蛔。

【主治】久咳，虚热烦渴，久疟，久泻痢，便血，尿血，血崩，蛔厥腹痛，呕吐，钩虫病，牛皮癣，胬肉。

【药理研究】

1. 抗菌作用 体外实验，本品煎剂对炭疽杆菌、白喉杆菌、葡萄球菌、枯草杆菌、肺炎球菌、大肠杆菌、宋内痢疾杆菌、伤寒和副伤寒杆菌、铜绿假单胞菌等均有不同程度的抑制作用。对某些致病真菌也有抑制作用。

2. 利胆作用 动物实验，乌梅能使胆囊收缩，促进胆汁分泌。

3. 抗过敏作用 对豚鼠的蛋白致敏、组织胺休克有对抗作用。

【用量用法】3～10g，大剂量可用至30g。煎服。止血宜炒炭。外用适量。

【注意事项】表邪未解者忌用。

【肝病应用指要】乌梅酸甘化阴，能调节肝脏酸碱环境，从而起降酶作用。乌梅有一定的助消化增强食欲的效果，可用于肝病之纳呆食少。

柴 胡

【来源】本品为伞形科植物柴胡或狭叶柴胡的根。前者称北柴胡，主产于辽宁、甘肃、河北、河南等地；后者称南柴胡，主产于湖北、江苏、四川、安徽等地。春秋采收，切片晒干。生用或醋炒用。

【成分】含柴胡皂苷、挥发油、芸香苷、生物碱、柴胡醇等。

【性味归经】味苦、微辛、微寒，归肝、胆经。

【功效】疏散退热，疏肝解郁，升举阳气。

【主治】感冒发热，寒热往来，肝郁气滞，胸胁胀痛，月经不调，疟疾，气虚下陷之脱肛、子宫下垂、胃下垂等症。

【药理研究】

1. 中枢神经系统作用　动物实验证明，柴胡煎剂、柴胡茎叶的水蒸气蒸馏液有解热作用，似与所含皂苷及挥发油有关。口服柴胡皂苷对小鼠有镇静及镇痛作用。粗制柴胡皂苷具有较强的镇咳及抗痉厥作用。

2. 抗菌消炎作用　柴胡煎剂对溶血性链球菌、结核杆菌、霍乱弧菌、钩端螺旋体、牛痘病毒有抑制作用。皂苷对流感病毒、脊髓灰质炎病毒亦有抑制作用。肌注柴胡皂苷有抗渗出和抗肉芽肿的作用。实验结果表明柴胡皂苷的抗炎作用强度与强的松龙相似，抗炎作用系通过刺激肾上腺及肾上腺皮质系统功能所致。

3. 对消化系统的作用　①保肝利胆作用：柴胡粗皂苷、甘柴合剂（甘草、柴胡）均对动物实验性肝损害有显著的抗损伤作用，使血清转氨酶活力下降，促进肝功能及组织损害恢复。柴胡水浸剂与煎剂，均能使犬的总胆汁排出量与胆盐成分增加。②调节胃肠道功能：柴胡皂苷能抑制胃液分泌，有减少溃疡系数的倾向。其皂苷能兴奋离体肠平滑肌，而含山柰苷的黄酮提出物对离体肠具有解痉作用。

4. 具有增强体液免疫和细胞免疫的作用　能增加大鼠的蛋白生物合成；还具有一定的降血脂作用。

【用法用量】3～10g。用于退热，必要时可用至15～30g，且需久煎浓煎。醋炒能减低散性及增强入肝止痛作用。

【注意事项】本品具升发之性，虚人气升呕吐，或阴虚火旺、肝阳上亢之耳鸣、耳聋、头晕、头痛等忌用。长期大量应用柴胡可出现局部浮肿，高血压及尿蛋白等，停药后可自行消失。

【肝病应用指要】

1. 疏肝解郁　柴胡可入肝胆经，疏肝解郁，正应肝之疏达之性，历来为肝病最常用之药，可广泛应用于急慢性肝病症见胁痛肋胀、烦躁易怒、脘腹痞满、嗳气频频或有低热者等，皆可用柴胡为君药以疏肝气，多与青皮、木香、香附、佛手、川厚朴、砂仁、枳壳、郁金等同用。

2. 保肝利胆　柴胡对实验性肝损害有抗肝损伤作用，使 ALT 活性降低，促进肝功能及组织损害恢复，可广泛应用于急慢性肝病肝功异常者，常与清热利湿解毒及凉血活血药同用。

3. 抗肝纤维化　对实验性肝硬化大鼠有防治作用，使其在肝硬化形成过程中减轻细胞坏死，防止脂肪变性，抑制纤维增生，并可促进纤维吸收。临床证实，对慢性肝炎肝脾肿大者，使用柴胡制剂治疗后可使肝脾肿大回缩。

蝉　蜕

【别名】蝉蜕，蝉壳，知了壳，雷震子，麻了皮。

【来源】本品为蝉科昆虫黑蚱羽化时所蜕之皮壳。主产于江苏、浙江、河南、河北、山东等地。夏秋收集，洗净泥土，晒干，生用。

【成分】含大量甲壳质、啶类色素、异黄质呤、赤呤等，主要为角蛋白氨基酸。

【性味归经】甘、寒，归肺、肝经。

【功效】疏散退热，透疹止痒，明目退翳，祛风止痉。

【主治】用于感冒风热或温病初期有表证，麻疹初见或疹出不畅，荨麻疹及皮肤瘙痒，风热目赤，翳膜遮睛，破伤风及小儿惊

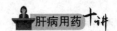

痫等。

【药理研究】

1. 镇静、抗惊厥作用 动物实验能使家兔活动减少、安静，能降低反射反应和横纹肌紧张度。可对抗因小鼠对士的宁、烟碱等引起的惊厥、死亡。并对神经节有阻断作用。

2. 解热作用 本品煎剂对于过期伤寒疫苗所致发热的家兔有一定的解热作用。

3. 恢复肾功能、抗过敏作用 本品配紫苏叶、益母草能清除蛋白尿，改善肾功能。

【用法用量】3～10g，祛风止痉可用15～30g。煎服。

【注意事项】风寒及孕妇忌用。

【肝病应用指要】

1. 利水消胀 应用于肝硬化腹水、腹大如鼓、下肢水肿、尿少者，利水之效甚捷，尤以与莱菔子、仙人头等配伍疗效更佳。

2. 清肝明目 临床常用于治疗慢性肝病、二目干涩、胀痛、视物昏蒙等。

3. 祛风止痒 用于慢性活动性肝炎，皮肤干燥瘙痒或见斑疹者。

4. 清肝明目 慢性肝病、二目干涩、视物昏花，每与黄芩、栀子、夏枯草、决明子等同用。

5. 止耳鸣 慢性肝病、腰膝酸软、耳鸣如蝉者，可与磁石等配伍。

6. 抗过敏，改善肾功 适用于乙肝相关性肾炎、蛋白尿，可与紫苏叶、益母草相伍。

蒲公英

【别名】黄花地丁，婆婆丁，公英，蒲公草。

【来源】本品为菊科植物蒲公英、碱地蒲公英的干燥全草。全国各地均产。春夏花初开时采集，洗净晒干，切碎生用。

【成分】本品含皂苷、甘露醇、天冬素、菊糖、树脂、苦味质、叶酸等。尚含蒲公英甾醇、蒲公英素、蒲公英苦素等。

【性味归经】苦、甘、寒，归肝、胃经。

【功效】清热解毒，清肝明目，利尿散结。

【主治】急性热病（如上呼吸道感染、急性胆道感染、急性肝炎等症），乳痈，肠痈，疔毒，疖肿，肝火目赤肿痛，乳汁不通，以及尿路感染等。

【药理研究】

1. 抗病原微生物作用　煎剂或浸剂对金黄色葡萄球菌、溶血性链球菌及卡他球菌，有较强的抑制作用；对肺炎球菌、脑膜炎球菌、白喉杆菌、福氏痢疾杆菌、铜绿假单胞菌等也有一定的抑制作用。同时，对某些皮肤真菌、病毒以及钩端螺旋体等亦有抑制作用。

2. 保肝利胆作用　大鼠肌注蒲公英注射剂 1mL，每日 1 次，或每日口服 200％的蒲公英煎剂 1mL，连给 7 天，对 CCl_4 所致的肝损伤均有显著降血清谷丙转氨酶和减轻肝细胞脂肪变性的作用。本品注射液 3mL/kg 或本品乙醇提取物 0.1g 经十二指肠给药，能使麻醉大鼠胆汁分泌量增加 40％以上，亦提示是对肝脏的直接作用所致。

3. 其他　煎剂体外实验能显著提高人外周血淋巴母细胞转化率，提示本品有激发提高机体免疫力的作用。另外还有利尿、健胃作用。

【用量用法】15 ～ 30g，大剂量可用至 60g。煎服。外用适量。

【注意事项】非实热火毒者不宜用。

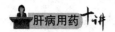

【肝病应用指要】

1. 护肝降酶 蒲公英清热解毒，具有良好的护肝作用，临床报道，蒲公英煎剂或注射剂治疗急性黄疸型和无黄疸型肝炎，对于肝功能和黄疸指数的恢复均有显著促进效果，可用于各型病毒性肝炎。

2. 消痈散结 蒲公英清热解毒，消痈散结，可用于肝脓疡的治疗，常与金银花、连翘、紫花地丁、牡丹皮等相伍。

连　翘

【别名】连壳，空壳，黄花条。

【来源】本品为木樨科植物连翘的果实。主产于山西、河南、陕西、甘肃等地。白露前采初熟果实，色尚青绿，称青翘，入药为佳。去硬梗杂质，生用。

【成分】含连翘酚、挥发油、三萜皂苷、齐墩果叶酸、熊果酸、生物碱、皂苷、香豆素类及较多量芦丁。

【性味归味】苦、微寒，归心、小肠经。

【功效】清热解毒，消肿散结。

【主治】热病初起，热在上焦，身热头痛，口渴，微感恶风，咽痛，痈疮痛肿，斑疹，瘰疬，呕吐，小便不利等。

【药理研究】

1. 抗肝损伤作用 大鼠实验证明，1:1连翘水煎液可明显减轻CCl_4所致的肝脏变性和坏死，并使肝细胞内蓄积的肝糖原、核糖核酸大部分恢复和接近正常，血清谷丙转氨酶下降。

2. 抗病原微生物作用 体外实验，本品对金黄色葡萄球菌、溶血性链球菌、肺炎双球菌、伤寒杆菌、痢疾杆菌、鼠疫杆菌、大肠杆菌、人型结核杆菌、变形杆菌、百日咳杆菌、白喉杆菌及钩端螺旋体、真菌、流感病毒、鼻病毒等，均有不同程度的抑制作用。

3. 抗炎作用 连翘能明显抑制炎性渗出，增强炎性渗出细胞的吞噬能力。

4. 强心利尿作用 本品能扩张血管、增加心输出量；本品有显著的利尿作用，给药 1 小时后效果明显。

5. 降压作用 本品可使动物的血压迅速而明显下降，可能为扩张外周血管所致。

6. 其他 本品还有镇吐及降温解热作用。

【用量用法】6 ～ 15g。煎服。

【注意事项】本品苦寒，凡脾胃虚弱，大便溏泄以及痈毒已溃，脓色清淡者应忌用。

【肝病应用指要】

1. 护肝降酶 连翘清热解毒、消肿散结，药理证明，连翘保护肝脏，促进肝细胞再生，加速肿胀的肝细胞消退，减少肝细胞的气球样变和肝细胞脂滴，促进肝糖原和核糖核酸的恢复，降低血清 ALT 活动，临床适用于各型肝炎。

2. 清心开窍 适用于重型肝炎及肝硬化发生之肝性脑病，常与玄参、栀子、石菖蒲、天竺黄、牛黄、钩藤等醒神开窍药同用。

3. 清热解毒 可用于肝脓疡，常与金银花、栀子、紫花地丁、蒲公英、牡丹皮等同用。

黄 柏

【别名】黄檗。

【来源】本品为芸香科植物黄皮树的树皮。习称"川黄柏"，主产于四川、湖北、贵州、云南等地。春夏期间剥取树皮，刮去外层粗皮后晒干。生用或盐水炒用。

【成分】含小檗碱 1.6% ～ 4%，还有黄柏碱、木兰花碱、雅托碱、掌叶防己碱、药根碱、白瓜蒌碱、蝙蝠葛任碱，以及柠檬苦素（黄柏内酯），黄柏酮，γ - β - 谷甾醇，豆甾醇等。

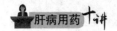

【性味归经】苦、寒，归肾、胆、膀胱经。

【功效】清热燥湿，泻火解毒，退虚热。

【主治】湿热泻痢、黄疸、带下、足膝肿痛、热淋、疮疡肿毒、湿疹、阴虚发热、骨蒸盗汗及遗精等。

【药理研究】

1. 抗病原微生物作用 体外实验证实，黄柏水煎剂或醇浸剂对葡萄球菌、溶血性链球菌、肺炎双球菌、脑膜炎双球菌、各型痢疾杆菌、大肠杆菌、伤寒副伤寒杆菌、铜绿假单胞菌、结核杆菌、白喉杆菌等均有不同程度的抑制作用。对阴道滴虫及钩端螺旋体均有抑制作用。对乙肝表面抗原，具有明显的选择性抑制作用。

2. 降压作用 实验证明，黄柏具有一定的中枢性降压作用。还有降血糖作用。

3. 其他 黄柏能明显地促进小鼠抗体的生成，具有一定的肌肉松弛作用。体外实验对人体子宫颈癌培养株系有抑制作用。还具有降酶、降絮浊及促进胆汁分泌的作用。

【用量用法】3～10g。煎服。外用适量。内服多盐水炒用，外用则生用。

【注意事项】苦寒之品败胃，非火旺胃强者忌用。

【肝病应用指要】

1. 清热燥湿解毒 黄柏善清下焦湿热，对肝病之肾阴亏虚或湿热下注见腰酸无力、尿黄、肝区隐痛、目眩头晕者，均为适宜，黄柏可改善肝功，可降酶降浊。

2. 祛湿退黄 与茵陈、栀子、大黄同适用于各种原因所致的黄疸，有较好的退黄功效。

3. 抗乙肝病毒 实验研究证实，黄柏有较强的抑制乙肝病毒的作用，可使有关指标阴转。

龙 胆

【别名】龙胆草、胆草。

【来源】本品为龙胆科植物龙胆或三花龙胆及条叶龙胆、坚龙胆的根及根茎。主产于黑龙江、辽宁、吉林及江苏、浙江等地。春秋两季采收，去净泥土，晒干。切段生用。

【成分】含龙胆苦苷约 2%，龙胆碱约 0.05%，龙胆糖约 4%。

【性味归经】甘、寒，归肝、胆经。

【功效】清热燥湿，泻肝火。

【主治】湿热黄疸、阴肿阴痒、带下、湿疹、目赤、耳聋、胁痛、口苦、热盛惊风抽搐。

【药理研究】

1. 保肝利胆作用 小鼠腹腔注射龙胆注射液 30g/kg，每日 1 次，连续 5 日，对 CCl_4 引起的肝损害有一定保护作用，能减轻实验动物肝组织坏死、细胞变性，肝细胞内糖原也明显高于对照组。另据报道，本品具有降低谷丙转氨酶的作用，故有保肝、促肝细胞再生的作用。健康及肝损伤的大鼠，十二指肠给予 50g/kg 龙胆注射液，或健康犬静注 4.5g/kg 龙胆注射液，均能显著地增加胆汁流量。

2. 健胃作用 食前少量服用龙胆煎剂能刺激胃液分泌。龙胆有苦味，能健胃，但饭后服用龙胆或用量过大，反可使消化机能减退。

3. 抗菌消炎作用 体外实验，龙胆煎剂对铜绿假单胞菌、变形杆菌、伤寒杆菌、脑膜炎双球菌、金黄色葡萄球菌及某些真菌具有不同程度的抑制作用。

龙胆碱口服或龙胆注射液腹腔注射，可使大鼠蛋清性脚肿减轻，龙胆碱的抗炎作用较水杨酸钠高 4 ～ 7 倍。给小鼠注射，可明显促进炎症细胞的吞噬功能，吞噬指数显著高于对照组。

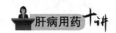

4. 其他 龙胆还具有利尿、降压、松弛骨骼肌及抑制抗体生成的作用。

【用量用法】3～9g。煎服。

【注意事项】苦寒之品，不宜多服久服。脾胃虚寒者不宜用。

【肝病应用指要】

1. 护肝降酶 实验证明，对CCl_4引起的肝损伤有明显保护作用，能减轻给药组动物肝组织坏死和细胞变性。龙胆草配败酱草，降酶降絮效果明显。配白芍还有良好的治疗肝区痛的作用。

2. 清利湿热 龙胆对肝胆湿热有清热利湿功效，对肝胆疾病所见的胁痛口苦、呕恶、纳呆、脊胀、厌油、大便不爽、小便黄赤、舌红苔黄腻、脉滑数等肝胆湿热征象有较好的清除作用，代表方剂龙胆泻肝汤即以龙胆为君药。

黄 连

【别名】王连，支连，川连。

【来源】本品为毛茛科植物黄连三角叶黄连、云连的根茎。主产于四川、湖北等地。秋季采挖，去须根及泥土，晒干。生用、炒用或酒炒、姜汁炒、吴茱萸水炒用。用时捣碎。

【成分】主要为小檗碱，还有甲基黄连碱、黄连碱、雅托碱、防己碱、几种酚性生物碱及非酚性生物碱，以及黄柏酮等。

【性味归经】苦、寒，归心、胃、肝、胆、大肠经。

【功效】清热燥湿，泻火解毒。

【主治】肠胃湿热的痢疾、泄泻，胃热胸脘痞满、呕吐吞酸、口舌生疮、目赤牙痛、尿赤便秘；温病热血入心的神昏谵语、烦躁不宁、口渴身热；心热亢盛的失眠；热盛所致的吐血、衄血、痔疮出血；热毒所致的疮痈肿毒、湿疹；高血压。

【药理研究】

1. 抗菌作用 体外实验，黄连与小檗碱作用一致，对各型痢疾杆菌、溶血性链球菌、伤寒、副伤寒杆菌、霍乱弧菌、葡萄球菌、肺炎球菌、结核杆菌、铜绿假单胞菌、金黄色葡萄球菌，对多种致病真菌、钩端螺旋体、阿米巴原虫，以及多种流感病毒，均有抑制作用。

2. 降压作用 静脉注射或服小檗碱对麻醉犬（猫、兔）或不麻醉大鼠，均可引起血压下降。

3. 兴奋平滑肌作用 小檗碱静注给小犬，使胃肠平滑肌兴奋，可用大剂量阿托品对抗。离体器官实验表明，能使胃、肠、支气管、膀胱及子宫等平滑肌兴奋。

4. 利胆作用 小檗碱能增加胆汁形成，使胆汁变稀，对慢性胆囊炎患者，口服有良效。

5. 抗癌作用 小檗碱及其一些衍生物有抗癌活性。

【用量用法】 1.5～6g，煎服或入丸散。外用适量。清心与大肠火宜生用，清肝胆火宜吴茱萸水炒，治上焦火宜酒炒，治胃火呕恶宜姜汁炒。

【注意事项】本品苦寒败胃，若脾胃虚寒非有湿热实火者则不宜用。

【肝病应用指要】

1. 清热解毒 黄连清热燥湿，泻火解毒，尤善清中焦湿热，急慢性肝炎、脂肪肝病程中表现为腹胀、纳呆、厌油、恶心、舌红苔黄腻者用之更宜，对肝功有一定的改善作用。每与紫苏梗、白豆蔻、橘红、竹茹等并用。

2. 清肠止泻 对慢性肝炎、腹泻者可配伍白扁豆、葛根、白术、马齿苋、炒山药、黄芩、椿根白皮等。

黄 芩

【别名】黄金茶。

【来源】本品为唇形科植物黄芩的根。主产于河北、山西、内蒙古、山东、河南等地。春秋两季采挖，除去泥土、须根及粗皮，蒸 1 小时后，切片晒干用，或酒炒用。

【成分】含黄芩苷、黄芩素、汉黄芩苷、黄芩黄酮、黄芩新素、木蝴蝶素 A、β－谷甾醇、苯甲酸、鞣酸等。

【性味归经】苦、寒，归肺、心、胆、大小肠经。

【功效】清热燥湿，泻火解毒，止血，安胎。

【主治】急性热病，高热烦躁，肺热咳嗽，小便热痛，湿热下痢，痈疮肿毒，湿热黄疸，胎动不安，热迫血行之吐血、衄血，以及肝阳上亢之高血压、动脉硬化等症。

【药理研究】

1.抗菌作用。体外实验证实，黄芩对葡萄球菌、溶血性链球菌、肺炎球菌、痢疾杆菌、伤寒杆菌、大肠杆菌、铜绿假单胞菌、白喉杆菌等有较强的抗菌作用。对白色念珠状菌及多种皮肤真菌亦有抑制作用。对甲型流感病毒 PR_3 有抑制作用。

2.保肝利胆作用。本品能使 CCl_4 中毒小鼠的肝糖原含量增加。煎剂静注可使麻醉犬胆汁分泌增加，有利胆作用。

3.本品可降低毛细血管的通透性，故有止血作用。另外还有利尿、镇静、解热、消炎、降压及抗过敏作用。

【用量用法】3～12g。煎服。清上部火热，宜用酒炒。

【注意事项】非实热之证不宜用。

【肝病应用指要】

1.改善肝功 黄芩的主要成分为黄芩苷，对各型肝炎均有降酶作用，并能利胆退黄，降絮降浊，临床报道，有效率为79%～90%。

2.清热泻火 用于急性肝炎伴有发热者及重型肝炎发热昏迷患者，常配以羚羊角粉、犀角（现用代用品）、连翘、栀子、灯心草、竹叶等清热泻火、醒神开窍药。

蚤休

【别名】重楼，七叶一枝花，草河车。

【来源】本品为百合科植物蚤休及同属多种植物的根茎。主产于江苏、浙江、江西、湖北、四川、安徽、广东等地。秋季采挖，除去地上茎及须根、泥土，晒干。切片生用。

【成分】含蚤休苷 $C_{16}H_{28}O_7$ 等苷类及生物碱、氨基酸等。

【性味归经】微苦、凉，归肝经。

【功效】清热解毒，散结消肿。

【主治】用于一切疮痈肿毒、咽喉肿痛、蛇虫咬伤以及惊风、抽搐等。

【药理研究】

1. 抗病原微生物作用 本品对亚洲甲型流感病毒有较强的抑制作用，对于痢疾杆菌、副伤寒杆菌、沙门菌、副大肠杆菌、铜绿假单胞菌、金黄色葡萄球菌、溶血性链球菌、脑膜炎双球菌等均有抑制作用。

2. 平喘作用 水煎剂有一定平喘作用，对组织胺所致的豚鼠支气管痉挛有明显保护作用。

【用量用法】3～9g。煎服。外用适量。

【注意事项】体虚、无实火热毒、阴证疮疡及孕妇均忌服。

【肝病应用指要】

1. 清热解毒、抑制病毒 蚤休具有较强的抑制乙肝病毒的作用，可用于乙型肝炎及甲型肝炎。

2. 抗肿瘤 蚤休有一定的抗肿瘤作用，可用于原发性肝癌的治疗。

土茯苓

【别名】光叶菝葜。

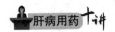

【来源】本品为百合科植物光叶菝葜的块状根茎。主产于广东、浙江、安徽、湖南、四川等地。全年可采，以秋末冬初为佳，除去须根，洗净切片，晒干生用或鲜用。

【成分】含多种甾体皂苷、生物碱、挥发油、糖类、鞣质、树脂甾醇等。

【性味归经】甘、淡、平，归肝、胃经。

【功效】解毒，除湿，利关节。

【主治】梅毒或因梅毒服汞剂而肢体拘挛者，痈肿疮疖或反复发作的慢性疮疡；热淋尿赤涩痛及牛皮癣；风湿关节疼痛或辅助治急性肝炎。

【药理研究】

1. 对泌尿系统的影响　能增加尿酸盐排泄，具抗痛风作用。能消除蛋白尿，恢复肾功能。

2. 抗病原微生物作用　本品能杀死各类螺旋体，可用治钩端螺旋体病。

3. 抗癌作用　体外实验对子宫颈癌培养株系 JTC–26 有抑制作用，抑制率在 90% 以上。

【用量用法】15～60g。煎服。

【注意事项】渗利之品，易于伤阴，若肝肾阴亏者不宜服用。有记载，服药期间忌饮茶，饮茶能致脱发。

【肝病应用指要】

1. 解毒祛湿、护肝降酶　土茯苓有解毒祛湿之效，可护肝降酶，慢性肝炎 ALT 升高，关节肌肉酸痛者尤为适宜。

2. 抑制乙肝病毒　实验研究证实土茯苓有一定的抑制乙肝病毒的作用，可用于乙肝病毒携带者。

山豆根

【别名】广豆根、苦豆根。

【来源】本品为豆科植物越南槐的根及根茎，夏秋季采挖，去茎叶及须根，洗净泥土，晒干切段生用。

【成分】含总生物碱，其中有苦参碱、氧化苦参碱及微量臭豆碱和甲基金雀花碱，以及黄酮类化合物、广豆根素、环广豆根素、广豆根酮、环广豆根酮、槐树素、紫檀素、山槐素及红车轴草根苷等。北豆根根茎也含总生物碱，以蝙蝠葛白碱含量较多，尚有粉防己碱、梅尼精素等。

【性味归经】苦、寒，归心、肺、胃经。

【功效】清热解毒，消肿利咽。

【主治】火毒内炽、咽喉肿痛、喉痈、喉风、喉痹，也可用于癌症早期（如肺癌、喉癌、宫颈癌等），以及肺热咳嗽、疮痈溃疡、齿龈肿痛等。

【药理研究】

1. 抗肿瘤作用 小鼠灌服广豆根浸剂每天 60g/kg，连续给药 16 ～ 21 天，对于接种子宫颈癌，有明显的抑制作用。山豆根粉的水提取物 500mg/kg 腹腔注射，对大鼠腹水吉田肉瘤及实体腹水肝癌治愈率在 60% 以上，并可延长动物生命。

2. 升高白细胞作用 苦参总碱 300mg/kg 静注或 60mg/kg 肌注，每天 1 次，连续 2 天，或氧化苦参碱 100mg/kg 肌注，每日 1 次，连续 7 天，对正常家兔外周血白细胞有升高作用。

3. 抗心律失常作用 山豆根总碱 1 ～ 1.5g/kg 腹腔及肌肉注射，对由乌头碱、洋地黄毒苷、氯仿－肾上腺素、氯化钾等所诱发的心律失常动物模型，均有良好的对抗作用，能有效地逆转由异位心律或传导障碍所致的多种类型的心律失常。

4. 抗菌作用 0.3% 苦参碱溶液对乙型链球菌有抑制作用，当其浓度增大到 1% 时，对痢疾杆菌（F_2）、变型杆菌、大肠杆菌、金黄色葡萄球菌均发现较强的抑制作用，对铜绿假单胞菌也有较好的抑制作用。

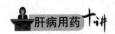

5. 平喘作用 苦参总碱 100 ～ 200mg/kg，氧化苦参碱 75 ～ 100mg/kg 灌胃后，对豚鼠组织胺性哮喘均有明显的平喘作用。

6. 其他作用 环广豆根酮 1.5g 肌注 6 天，能预防大鼠实验性胃溃疡。山豆根醇浸膏加水除去水溶性成分后的沉淀物，有抑制胃液分泌的作用，对大鼠幽门结扎性溃疡、应激性溃疡、醋酸溃疡等实验性溃疡，均有明显的修复作用。

【**用量用法**】3 ～ 9g，大剂量可用至 15 ～ 30g。煎服。

【**注意事项**】阴火喉症，肺有风寒及脾虚便溏者忌服。

【**肝病应用指要**】山豆根清热解毒、抗炎护肝，山豆根制剂肝炎灵注射剂有较好的改善肝功、降酶降浊的功效，尤以降酶作用确切可靠，为临床所常用，水煎服亦有较好抗炎护肝、降酶作用。急性或慢性肝炎 ALT 升高者均可应用。

败酱草

【**别名**】败酱，苦菜。

【**来源**】本品为败酱科植物黄花败酱以及白花败酱的带根全草。主产于长江流域。夏秋季采收，洗净晒干，切段生用。此外，菊科植物苣荬菜或山苦荬的带根全草和十字花科植物荠菜的全草，有些地区亦作败酱用。

【**成分**】黄花败酱中含挥发油，主要是败酱烯和异败酱烯。还含有多种苷，水解后的苷元是齐墩果酸；白花败酱中含有白花败酱苷，莫诺苷，马钱苷及挥发油。

【**性味归经**】辛、苦、微寒，归胃、大肠、肝经。

【**功效**】清热解毒，消痈排脓，祛瘀止痛。

【**主治**】肠痈，肺痈，痈疮肿毒，产后瘀滞腹痛，肠炎，痢疾，急性黄疸型肝炎等。

【**药理研究**】

1. 保肝作用 本品具有防止肝细胞变性及坏死的作用，并能促进肝细胞再生。可降低异常升高的转氨酶，并可降低絮浊反应。还可改善肝内循环。

2. 抗菌及抗病毒作用 对金黄色葡萄球菌、溶血链球菌、类白喉杆菌，及滤过性病毒、流感病毒均有不同程度的抑制作用。

3. 镇静作用 本品能降低神经系统兴奋性，有镇静作用。据报道，本品可用于治疗神经衰弱。尚有健胃作用。

【用量用法】15 ～ 30g。煎服。

【注意事项】非热毒瘀血者不宜服用。败酱草大剂量应用有使白细胞减少的副作用，不宜大量久服，与甘草同用可减少这一副作用。

【肝病应用指要】

1. 抗炎护肝 败酱草清热毒，有良好的消除肝细胞炎症，防止肝细胞变性坏死，促进肝细胞修复的作用，从而能降酶退黄，同时败酱草挥发油能疏通门脉循环，改善肝内微循环，增强肝细胞代谢，从而促进肝细胞再生。

2. 消痈排脓 用于细菌性肝脓疡。

板蓝根

【别名】菘蓝。

【来源】本品为十字花科菘蓝的根。主产于江苏、安徽、浙江、河南、河北及中南、华南地区等，秋冬采收，晒干生用。

【成分】菘蓝根含靛苷、大青素 B、1- 磺酰 -3- 吲哚甲基葡萄糖异硫氰酸盐、树脂、糖类；马蓝根含蒽醌类，β - 谷甾醇。

【性味归经】苦、寒，归心、胃经。

【功效】清热解毒，凉血利咽。

【主治】瘟疫热病，高热头痛，或大头瘟，头面红肿，或咽喉肿痛，烂喉丹痧等。

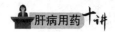

【药理研究】

1. 抗病原微生物作用 板蓝根注射液及板蓝根煎剂都具有抗病毒作用。本品对黄色葡萄球菌、肺炎球菌、甲型链球菌、流感杆菌、大肠杆菌、伤寒杆菌、痢疾杆菌等多种病原菌及病毒有抑制作用。

2. 其他 本品能兴奋网状内皮系统，增加白细胞吞噬能力，提高机体防御能力。对各型肝炎有改善症状和软缩肝脾的作用。

【用量用法】6 ～ 15g，大剂量可用至 15 ～ 30g。煎服。

【注意事项】非实热火毒证不宜用。

【肝病应用指要】

1. 清热解毒，护肝降酶 板蓝根清热解毒，有良好的抗肝细胞炎症、抗渗出的作用。因而有较好的降低 ALT，改善肝功能的疗效，无论急性或慢性肝炎 ALT 升高者均可应用。

2. 抗病毒 实验研究证实，板蓝根有较强的抑制乙肝病毒的作用。

夏枯草

【别名】棒头草。

【来源】本品为唇形科植物夏枯草的花穗。主产于江苏、浙江等地。夏季当花穗呈棕红色时采收，晒干生用。

【成分】含三萜皂苷，其苷元为齐墩果酸，另含鞣质、芸香苷、金丝桃苷、顺及反式咖啡酸、水溶性无机盐（氯化钾、硫酸钾）、水溶性生物碱物质、树脂、苦味质。还含有挥发油，油中含 d- 樟脑、d- 小茴香酮、维生素 B_1，还有熊果酸、矢车菊素等。

【性味归经】苦、辛、寒，归肝、胆经。

【功效】清火散结，清肝降压。

【主治】肝火上炎，目赤肿痛，目珠疼痛，头痛等；痰火郁结之瘰疬、瘿瘤及乳痈、疟腮等；高血压证属肝火、肝阳上亢者。

【药理研究】

1. 降血压作用 本品水浸液、乙醇浸液，皆有显著而持久的降压作用。其机理与其中所含无机盐有密切关系。

2. 抗菌作用 本品煎剂对痢疾杆菌、变形杆菌、霍乱弧菌、大肠杆菌、葡萄球菌、结核杆菌均有一定的抑制作用。

3. 保肝利胆作用 齐墩果酸对 CCl_4 引起的大鼠转氨酶升高，有明显降低作用。国外文献报道本品能减轻肝细胞浆变性、疏松变性和肝细胞坏死以及小叶炎性反应。咖啡酸有弱而持久的利胆作用，小剂量本品的利胆作用维持时间比去氢胆酸长，且无利胆后胆汁分泌显著减少的现象。另外还可缩短出凝血时间。

4. 利尿作用 熊果酸通过加强心脏活动，活跃血循环而起明显利尿作用。另外还有抗肿瘤，促进免疫作用。

【用量用法】9～15g。煎服。

【注意事项】脾胃虚弱者慎服。

【肝病应用指要】

1. 护肝降酶 各型肝炎之肝功异常，ALT升高，可与栀子、板蓝根、败酱草、竹叶、赤小豆等同用。

2. 清肝明目 适用慢性肝病之腰酸乏力，眼干目涩，视物模糊，每与小蓟、决明子、菊花、枸杞子等为伍。

3. 散结消积 用于慢性肝病之轻度肝脾肿大，可与柴胡、甘草、芫荽、红花、瓦楞子等疏肝行气散结药同用。

栀 子

【别名】山栀子，枝子，黄栀子。

【来源】本品为茜草科植物栀子的成熟果实。主产于江西、浙江、湖南、福建等地。夏秋果实成熟时采收，晒干入药。生用、炒用，炒焦或姜汁炒用。

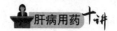

【成分】含栀子苷、去羟栀子苷、栀子素、栀子酮苷，藏红花素、D-甘露醇，β-谷甾醇，水解后得 α-番红花醇，果皮含熊果酸。

【性味归经】苦、寒，归心、肝、肺、胃、三焦经。

【功效】泻火除烦，泄热利湿，凉血止血。

【主治】热病心烦，心中懊恼，躁扰不宁，湿热黄疸，小便短赤，热淋尿血，血热吐衄，血痢下血，跌打扭伤，血瘀肿痛，烫伤，火伤，痔疮热痛等症。

【药理研究】

1. 保肝、利胆作用 本品能减轻 CCl_4 引起的肝损害。去羟栀苷口服，对大鼠急性肝损伤有良好的防治作用，能降低血清胆红素、转氨酶，保护肝细胞。栀子水浸膏及醇浸膏均有降低血胆红素和促进胆汁分泌作用，其有效成分为藏红花素、藏红花酸。

2. 抗病原微生物作用 体外实验对白喉杆菌、金黄色葡萄球菌、伤寒、副伤寒杆菌、溶血链球菌、肺炎双球菌、脑膜炎双球菌、肠炎杆菌、卡那球菌等有抑制作用。水浸剂在试管中能抑制多种皮肤真菌的生长。此外尚有杀钩端螺旋体和血吸虫的作用。

3. 对中枢神经系统作用 能抑制发热中枢；对于由热病引起的脑部充血和神经兴奋而引起的心烦、失眠有镇静作用。

【用量用法】3 ～ 10g。煎服。外用适量。生用清热泻火，炒用稍减其寒性，炒黑用于止血，姜汁炒用止烦呕。

【注意事项】本品苦寒之性易伤脾阳，故凡脾胃虚寒，食少便溏者不宜服用。

【肝病应用指要】

1. 利胆退黄 用于急慢性肝炎，淤胆型肝炎及重型肝炎之黄疸，多与茵陈、田基黄、车前草等同用。

2. 护肝降酶 各型病毒性肝炎所致肝功破坏，ALT升高，常与连翘、板蓝根、败酱草等相伍。

3. 清心除烦开窍　用于肝炎之急躁易怒、心烦失眠，常与莲子心、竹叶、灯心草、丹皮等同用；与石菖蒲、羚羊角粉、犀角（现用代用品）、竹叶、生地黄、天麻、天竺黄、茯苓等配伍可用于肝性脑病。

4. 凉血止衄　用于肝病之鼻衄、齿衄，多与茜草、藕节、三七、牡丹皮等同用，止血多用黑栀子。

大青叶

【**别名**】青叶。

【**来源**】本品为十字花科植物菘蓝的叶。主产于江苏、安徽等地。夏秋二季采收，除去杂质，晒干入药或鲜用。

【**成分**】菘蓝叶含靛玉红、靛蓝、色氨酸、葡萄糖芸苔素等。

【**性味归经**】苦、大寒，归心、胃经。

【**功效**】清热解毒，凉血消斑。

【**主治**】热邪入血分，高热神昏，发斑发疹，血热毒盛之丹毒、口疮、咽喉肿痛等症。

【**药理研究**】

1. 抗病原微生物作用　大青叶煎剂对金黄色葡萄球菌、甲型链球菌、脑膜炎双球菌、肺炎双球菌、卡那球菌、伤寒杆菌、大肠杆菌、流感杆菌、白喉杆菌、痢疾杆菌均有一定的抑制作用。对乙型脑炎病毒、腮腺炎病毒、流感病菌、乙肝病毒等也有抑制作用。另外对钩端螺旋体有杀灭作用。

2. 保肝作用　能降低血清胆红素，并具有降转氨酶作用。

【**用量用法**】6～15g，鲜者24～30g。煎服。外用适量。

【**注意事项**】非实热火毒之症，不宜服。

【**肝病应用指要**】

1. 护肝降酶　大青叶清热解毒，有护肝降酶之效，常用于急

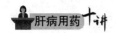

性或慢性活动性肝炎有实热征象者，对肝病患者兼有外感发热者更为适宜。

2. 利胆退黄　对急慢性肝病兼有热象同时胆红素升高者，大青叶有一定的利胆退黄作用。

半枝莲

【**别名**】通经草、并头草、牙刷草、小韩信草、小耳挖草等。

【**来源**】本品为唇形科植物半枝莲的全草。产于江苏、广西、广东、四川、浙江等地。夏秋季收，去根，洗净，切段，晒干生用或鲜用。

【**成分**】含生物碱，黄酮类，酚类，甾体。

【**性味归经**】辛、苦、凉，归肺、胃、肝经。

【**功效**】清热解毒，活血消肿。

【**主治**】热毒疮肿，肺痈，毒蛇咬伤，跌打损伤，瘀血肿痛，吐血，衄血，血淋等。

【**药理研究**】体外实验，对急性粒细胞型白血病血细胞有轻度抑制作用。

【**用量用法**】15 ～ 30g。煎服。外用适量。

【**注意事项**】血虚者不宜，孕妇慎服。

【**肝病应用指要**】

1. 抗肿瘤作用　半枝莲有一定的抗肿瘤作用，可用于原发性肝癌的治疗，常与白花蛇舌草、蚤休、露蜂房、穿山甲、鳖甲、刘寄奴、板蓝根等同用。

2. 抗乙肝病毒　半枝莲有一定的抗乙肝病毒作用，可用于乙型肝炎患者。

白花蛇舌草

【**别名**】蛇舌草、二叶葎。

【**来源**】本品为茜草科植物白花蛇舌草的全草。产于我国长江以南各省。夏秋采收，洗净，切段，晒干。生用。

【**成分**】含三十一烷，豆甾醇，熊果酸，齐墩果酸，β–谷甾醇及其葡萄糖苷，黄酮苷及白花蛇舌草素。

【**性味归经**】苦、甘、寒，归心、肝、脾经。

【**功效**】清热解毒，散瘀消肿，利湿。

【**主治**】肺热喘咳，扁桃体炎，咽喉炎，阑尾炎，痢疾，黄疸，盆腔炎，附件炎，痈肿疔疮，毒蛇咬伤。

【**药理研究**】

1. 抗肿瘤作用 体外实验，本品对急性淋巴细胞型、粒细胞型、单核细胞型以及慢性粒细胞型的肿瘤细胞有较强抑制作用。但动物体内实验无明显抗癌作用。

2. 抗菌消炎作用 体外作用不显著，只对金黄色葡萄球菌和痢疾杆菌有微弱作用。

3. 增强免疫作用 本品能刺激网状内皮细胞增生，增强吞噬细胞活力，提高机体非特异性免疫的功能。此外本品煎剂小鼠实验对特异性免疫反应前期有抑制作用。

4. 抑制生精作用 102 例试验对象应用本品 3 周后，77%的受试者精子数下降到受试前的 1/10 ～ 1/2。

5. 保肝作用 三草汤（白花蛇舌草，夏枯草各 2 份，甘草 1 份），对 CCl_4 急性大鼠肝损伤，有恢复肝细胞结构，明显减轻代谢障碍的作用。三草汤对麻醉犬有利胆作用，但不影响胆汁成分和奥狄括约肌的张力。

【**用量用法**】15 ～ 30g。煎服。外用适量。

【**肝病应用指要**】

1. 抗肿瘤 白花蛇舌草清热解毒，有一定的抗肿瘤作用，适用于原发性肝癌。

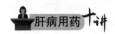

2. 抗乙肝病毒 白花蛇舌草有一定的抗乙肝病毒的作用，可用于乙型肝炎患者。

3. 保肝利胆 白花蛇舌草有较好的保护肝细胞的作用，有较好的抗急性肝损伤的作用，可用于慢性肝炎肝功异常者。又有较好的利胆作用，对于慢性肝病合并胆囊炎患者、淤胆型肝炎、重型肝炎等均可用之。

大 黄

【**别名**】锦纹，将军，酒军，熟军，川军，西庄黄。

【**来源**】本品为蓼科植物叶大黄、唐古特大黄，或药用大黄的根和根茎。掌叶大黄和唐古特大黄药材称"北大黄"，主产于青海、甘肃等地；药用大黄药材称"南大黄"，主产于四川。秋末茎叶枯萎或次春发芽前采挖，除去细根，刮去外皮，阴干或火烘干，切片或小块入药。生用，黄酒合蜜蒸熟用，酒炒或炒炭用。

【**成分**】含蒽醌衍生物，分为结合型蒽醌和游离型蒽醌。游离型蒽醌包括大黄酚，大黄素，芦荟大黄素，大黄酸，大黄素甲醚。结合型蒽醌为大黄酸 –8– 葡萄糖苷，大黄素甲醚葡萄糖苷，芦荟大黄素葡萄糖苷，大黄酚葡萄糖苷，大黄素 –6– 葡萄糖苷，番泻苷 A、B、C、D、E、F。游离蒽醌无泻下作用，蒽醌苷类有强致泻作用。另外含有大黄蒽醌衍生物与树脂，没食子酸和桂皮酸的结合物。还含有有机酸及雌激素样物质。

【**性味归经**】苦、寒，归胃、大肠、脾、肝、心包经。

【**功效**】泻火通便，凉血解毒，逐瘀通经。

【**主治**】用于实热便秘，积滞腹痛，泻痢不爽，湿热黄疸，血热吐衄，目赤咽肿，肠痈腹痛，痈肿疔疮，瘀血经闭，跌打损伤等。

【**药理研究**】

1. 泻下作用 大黄致泻的作用部位主要在大肠，能使中、远段结肠的张力增加，蠕动加快，抑制大肠内水分的吸收，使水分滞留于肠腔而促进排便。大黄对小肠的运动无明显影响，因此不影响小肠内营养物质的吸收。大黄的泻下成分是结合型蒽醌，主要是番泻苷。大黄炮制后结合型蒽醌部分水解，因而制大黄泻下作用减弱。由于大黄内含有鞣质，先产生泻下作用，而后出现便秘。小剂量（0.05 ～ 0.3g）的大黄主要出现便秘，大剂量（1 ～ 5g）才能有泻下作用。

2. 抗菌作用　大黄具有广谱抗菌作用，对葡萄球菌、淋球菌、白喉杆菌、链球菌、枯草杆菌、炭疽杆菌、副伤寒杆菌、痢疾杆菌等有明显的抑菌作用。有效成分主要是蒽醌衍生物，其中大黄酸、大黄素及芦荟大黄素抑菌作用最强。另外，大黄还具有抗真菌和抗病毒作用。大黄煎剂对流感病毒有较强的抑制作用。大黄对一些人体寄生虫如阿米巴原虫，阴道滴虫，血吸虫等有杀灭作用。

3. 利胆作用　动物实验证明，大黄合剂有显著的利胆作用，大黄合剂不仅能促进胆囊的收缩，且有松弛胆总管括约肌的作用。大黄可使胆汁中胆红素的含量增加，并有增加胆汁分泌的作用。

4. 收敛止血作用　大黄有沉淀蛋白质作用，减少创面体液渗出。大黄能使凝血时间缩短，降低毛细血管通透性，有促进血凝作用。

5. 抗肿瘤作用　大黄提取物体外实验及小鼠体内实验，都具有一定的抗癌作用。

6. 降胆固醇作用　大黄对正常家兔的血清胆固醇无影响，而对高胆固醇血症的家兔，能降低血清胆固醇及血脂 / 磷脂的比值。

7. 健胃作用　少量服用后，可促进胃液的分泌，故有健胃助消化作用。

【用量用法】3 ～ 12g。煎服。生大黄泻下作用较强，欲攻下宜用生大黄，入汤剂应后下，或开水泡服；制用泻下力缓；酒制

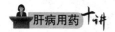

大黄善清上部火热；炒炭则化瘀止血。

【注意事项】妇女怀孕，月经期，哺乳期应慎用或忌用。近来有报道称长期大量应用反可使胆红素升高。

【肝病应用指导】

1. 清热解毒，护肝降酶　大黄清热解毒，有较好的抗炎护肝作用，可使 ALT 活性降低，广泛应用于急性黄疸型及慢性活动性肝炎之 ALT 升高，证见湿热征象者，重型肝炎亦每常用之。

2. 通腑泻热，利胆退黄　大黄通腑泻热，肠泻胆亦泻，因而具有较好的利胆作用，促进胆汁排泄，使胆红素下降，临床上对急性黄疸型肝炎、淤胆型肝炎及重型肝炎、慢性肝炎之高胆红素血症，均可酌情用之。

3. 降脂，抗脂肪肝　大黄能降低胆固醇及甘油三酯，可用于脂肪肝之治疗。

4. 凉血止血　大黄有凉血止血功效，适用于上消化道出血。

虎　杖

【别名】活血龙，川筋龙，舒筋龙。

【来源】本品为蓼科植物虎杖的根茎及根，产于我国长江以南各省；山东主产于潍坊、泰安、烟台等地区。秋末采收，洗净晒干，切片生用。

【成分】含羟基蒽醌类化合物，其中有虎杖苷，大黄素甲醚 –8– 葡萄糖苷以及游离的大黄素，大黄素甲醚，还含芪三酚，芪三酚苷，β – 谷甾醇，异槲皮苷，维生素 C，鞣质等。

【性味归经】微苦、酸、平，归肝、肾经。

【功效】利湿退黄，清热解毒，祛痰止咳，活血通经，祛风胜湿。

【主治】湿热黄疸，热淋，尿赤涩痛，烫伤，烧伤，风湿痹痛，闭经，痛经，产后血滞腹痛，跌打损伤，瘀血肿痛；肺热咳嗽，以及热结便秘，疮疡肿毒，毒蛇咬伤，阴痒带下等。

【药理研究】

1. 抗病原微生物作用。虎杖煎剂、虎杖苷、芪三酚苷对金黄色葡萄球菌、白色葡萄球菌、卡那球菌、甲型及乙型链球菌、大肠杆菌、变形杆菌、铜绿假单胞菌、伤寒杆菌、福氏痢疾杆菌等有抑制作用。另外对钩端螺旋体及多种病毒有抑制作用。

2. 有报道20%的虎杖液对乙型肝炎抗原（HBsAg）有明显的抑制作用。虎杖单体Ⅰ和Ⅱ可使乙型肝炎抗原滴度降低。

3. 虎杖还具有镇咳，平喘的作用。

【用量用法】15 ～ 30g。煎服。外用适量。

【注意事项】孕妇慎用。

【肝病应用指要】

1. 护肝降酶　虎杖清热解毒，护肝降酶，可用于急慢性肝炎ALT升高者。

2. 利湿退黄　虎杖有较好的利湿退黄作用，可用于黄疸型肝炎，TBil升高者。

3. 抑制乙肝病毒　虎杖有一定的抑制乙肝病毒的作用，可用于乙型肝炎患者。

金钱草

【别名】过路黄。

【来源】本品为报春科植物过路黄的全草，习称大金钱草。主产于四川，我国江南各省均有分布。开花后或茎叶茂盛时期割取全草，洗净，鲜用或阴干后切碎用。各地作金钱草使用的植物尚有唇形科植物活血丹，苏浙一带习用；豆科植物金钱草，广东一带习用；伞形科植物天胡荽，江西一带习用；旋花科植物马蹄金，四川地区习用。

【成分】过路黄中含黄酮类、苷类、鞣质、挥发油、酚类、氨

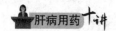

基酸、胆碱、固醇、内酯类。

【性味归经】甘、淡、微寒，归肝、胆、肾、膀胱经。

【功效】利尿通淋，除湿退黄，清热解毒。

【主治】热淋，砂石淋，尿涩作痛，黄疸，痈疮肿毒，烧伤烫伤，毒蛇咬伤等。

【药理研究】

1. 利胆排石作用。动物实验证明，过路黄能促进胆汁分泌。松弛奥狄括约肌，利于胆汁排泄，同时也使胆结石易于排出，胆管阻塞和疼痛减轻，黄疸消退。

2. 利尿排石作用。金钱草具有利尿作用，能使尿液变为酸性，故能使碱性环境下存在的结石溶解。

3. 过路黄及活血丹具有一定的抑菌作用。

4. 金钱草可明显增加冠脉及肾血流量，脑及股动脉回流量亦增加。

【用量用法】30～60g。鲜品加倍。煎服。外用适量。

【肝病应用指要】金钱草利胆退黄，清热解毒，有一定抗炎护肝作用，常作为急性黄疸型肝炎及慢性活动性肝炎之辅助用药，对于慢性活动性肝炎合并胆囊炎者则更为相宜。

茵 陈

【别名】婆婆蒿，绵茵陈。

【来源】本品为菊科植物滨蒿或茵陈蒿的幼苗。主产于陕西、山西、安徽等地。春季幼苗高6～10cm时采收。除去老茎及杂质，晒干生用。

【成分】含6,7-二甲氧基香豆素，绿原酸，咖啡酸，挥发油等。其中滨蒿挥发油主要成分是侧柏醇、正丁醛、糠醛、甲庚酮、葛缕酮、1,8-桉叶素、α-蒎烯、β-蒎烯、丁香油酚、乙酸牻牛儿苗酯、冰草烯、侧柏酮等。茵陈蒿挥发油，主要成分是β-蒎烯、茵陈二炔酮、茵陈二烯酮、茵陈烯炔等。

【性味归经】苦，微寒，归脾、胃、肝、胆经。

【功效】清利湿热，利胆退黄。

【主治】黄疸，阳黄阴黄均可配用，尚可用于暑温，湿温初起，湿疮瘙痒，胆石症，胆道蛔虫等。

【药理研究】

1. 利胆作用。茵陈煎剂、水浸剂、挥发油、去挥发油水浸剂、醇提取物、6, 7–二甲氧基香豆素、绿原酸、咖啡酸等均有促进胆汁分泌和排泄作用。茵陈煎剂可降低麻醉犬奥狄括约肌的紧张度。

2. 保肝作用。给 CCl_4 所致肝损害大鼠，每天皮下注射茵陈煎剂，第 8 天作组织学检查，发现治疗组动物的肝细胞肿胀、气球样变、脂肪变与坏死等均较对照组有程度不等的减轻；肝细胞糖原与核糖核酸含量有所恢复或接近正常；谷丙转氨酶活性显著下降，有保肝作用。

3. 抗菌作用。茵陈煎剂对金黄色葡萄球菌、白喉杆菌、炭疽杆菌、伤寒杆菌、甲型副伤寒杆菌、铜绿假单胞菌、大肠杆菌、痢疾杆菌、脑膜炎双球菌、枯草杆菌、结核杆菌等有不同程度的抑制作用。

4. 茵陈还具有降血脂，扩冠状动脉，促纤溶，降压和利尿作用。

【用量用法】15～30g，大剂量可用至 30～60g。煎服。

【注意事项】非因湿热引起的发黄忌服。长期过量服用可引起胃肠痉挛，腹泻；在慢性肝病失代偿者有时可诱发水电解质不平衡；阻塞性黄疸疗效不佳；煎煮时应后下以防止其挥发油散发而影响疗效。

【肝病应用指要】

1. 清热解毒，护肝降酶 茵陈烯能消除肝脏炎症，防止肝细胞坏死，促进肝细胞再生；茵陈素能抑制肠道细菌的生长繁殖，

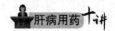

减少其代谢产物对肝脏的损害，从而达到护肝之功效；茵陈能改善肝内血液循环，利尿，增强肝细胞代谢及解毒功能，促进肝细胞再生；抗肝损伤作用，有减轻中毒性肝损害的细胞肿胀、气球样变、脂肪变性坏死程度的作用，使肝细胞内糖原、核糖核酸含量增加等。以上综合作用的结果使 ALT 下降，使肝功得以改善，临床上茵陈可广泛应用于急慢性肝炎，有湿热征象，ALT 升高等肝功异常者。

2. 利胆退黄　茵陈有明显的利胆退黄作用，促进胆汁分泌与排泄，降低血中胆红素，尤适宜于肝细胞性黄疸的治疗。临床上可用急性黄疸型肝炎、淤胆型肝炎、重型肝炎及药物性黄疸等。

苍 术

【别名】仙术、葧苍术。

【来源】本品为菊科植物茅苍术和北苍术的根茎。浙江、江苏、安徽、河南、湖南、湖北等省均产。春秋季均可采，秋季为宜。采后除去残茎、须根及泥土，晒干或烘干。水浸切片，再用米泔水闷透，炒至微黄用。

【成分】含挥发油，其中主要含苍术醇、苍术酮及维生素 A 和 B 族维生素等。

【性味归经】辛、苦、温，归脾、胃经。

【功效】燥湿健脾，祛风胜湿，除障明目。

【主治】湿阻中焦，运化失司之脘腹胀满、纳呆、呕恶、倦怠乏力，苔浊腻；风寒湿痹，腰膝关节肿痛或痿弱无力等；内外翳障、青盲、夜盲等。

【药理研究】

1. 对心血管系统的作用　浸膏对蟾蜍心脏有抑制作用，能减慢心率，剂量过大则使心脏麻痹。小剂量使血压微升高，大剂量则下降。对蟾蜍下肢血管灌流，使血管轻微扩张。

2. 对中枢神经系统的作用 动物实验表明，少量挥发油能对金钱蛙呈镇静作用，大剂量对中枢神经系统呈麻痹作用。无论剂量大小均能使呼吸发生促迫现象，终因呼吸麻痹而死亡。

3. 抗微生物作用 民间用苍术、艾叶等烟熏消毒，实验证明对人型 $H_{37}RV$ 结核杆菌有抑制作用，对金葡菌、大肠杆菌、枯草杆菌、铜绿假单胞菌等有杀灭作用，对腮腺病毒、流感病毒、核型多角病体病毒、支原体、黄曲霉菌、真菌也都有显著杀灭作用。

4. 降血糖作用 浸膏皮下注射对兔有降血糖作用；煎剂给兔灌胃，对四氧嘧啶糖尿病有降低血糖作用，停药后 4～17 天未见回升到给药前水平。同时能降低肌糖原和肝糖原，且抑制糖原生成，使氧耗降低，血乳酸含量增加。

5. 其他 抗风湿、抗过敏作用。不能利尿却有显著的排钠、钾的作用。

【**用量用法**】3～9g。煎服。

【**注意事项**】阴虚内热，气虚多汗者不宜用。

【**肝病应用指要**】

1. 祛湿化浊、护肝降酶 苍术祛湿化浊，有较好的护肝降酶功效，临床上急慢性肝炎、脂肪肝 ALT 升高者均可用之，尤以体胖痰浊壅盛者更为适宜，常与清热祛湿解毒药同用。

2. 行气消胀 对急慢性肝病所致之胃脘及上腹撑胀，可与行气调中药同用，对于肝硬化腹水之属于气臌者，亦可用之。

淡竹叶

【**来源**】本品为禾科植物淡竹叶的茎叶。产于浙江、江苏、湖南、广东等地。夏季花未开放时割取，晒干，切段生用。

【**成分**】含三萜化合物及芦竹素、白茅素、蒲公英萜醇和无羁萜。另外地上部分含酚性成分、氨基酸、有机酸、糖类。

【**性味归经**】甘、淡、微寒，归心、肺、小肠经。

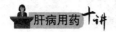

【功效】利尿通淋，清心除烦。

【主治】小便短赤涩痛甚至尿血，热病心烦口渴，口舌生疮及小儿夜啼等症。

【药理研究】

1. 利尿作用。药理实验表明，本品利尿作用较猪苓、木通等为弱，但其增加尿中氯化物的排泄则比猪苓等强。

2. 有解热作用；尚有升高血糖的作用。

【用量用法】6～10g。煎服，不宜久煎。

【肝病应用指要】淡竹叶清热利湿，清心宁神，用于急性或慢性活动性肝炎兼有湿热征象者，有改善肝功之效，亦可用于肝性脑病。

灯心草

【别名】灯草，灯心。

【来源】本品为灯心草科植物灯心草茎髓。我国南北均产。夏末至秋季割取茎，晒干取髓，扎成小把。切段生用。

【成分】含阿拉伯糖、木聚糖、甲基戊聚糖。

【性味归经】甘、淡、微寒，归心、肺、小肠经。

【功效】利水通淋，清心除烦。

【主治】热淋，小便短赤，淋漓涩痛；心热烦躁，小儿夜啼以及水肿。外用吹喉可治咽喉肿痛。

【药理研究】本品中所含木聚糖属于半纤维素类，故可预防结肠炎、憩室炎、大肠或结肠癌，还有通便作用。

【用量用法】2～5g。煎服。外用煅存性研末。

【注意事项】本品药力单薄，只宜于病情轻浅者，或辅助其他清热利尿药使用。

【肝病应用指要】

灯心草有利水消肿之效，常用于肝硬化腹水，与炒莱菔子配伍为灯草莱菔汤。因其质轻味薄，每需大量应用。肝硬化腹水大腹水肿，可用灯心草 30g 先煎，代水另煎他药常可收到意外的利水效果。

赤小豆

【别名】红小豆，红豆。

【来源】本品为豆植物赤豆、赤小豆的种子。赤小豆系栽培或野生，生产于广东、广西、江西等地；赤豆（又名红饭豆）在全国各地广为栽培。秋后豆荚成熟时采收，去荚壳，晒干生用（用时打碎）。

【成分】含蛋白质、脂肪、碳水化合物，微量的维生素 A、B_1、B_2 以及烟酸、钙、铁、磷、镁，尚含三萜皂苷类。

【性味归经】甘、酸、平，归心、小肠经。

【功效】利水消肿，解毒排脓。

【主治】小便不利，水肿腹水，脚气浮肿，湿热黄疸轻症以及痈肿初起，红肿热痛等症。

【药理研究】有抗菌消炎作用。20%的煎剂对金黄色葡萄球菌、福氏痢疾杆菌有抑制作用。

【用量用法】15 ～ 30g。煎服。外用适量。

【肝病应用指要】

赤小豆利水消肿，解毒排脓，又入血分，能清血中之热毒，有一定的护肝作用，急慢性肝病症见湿热征象、肝功异常者皆可用之。

赤小豆淡渗清利，既清且养，常作粥以供肝病食疗。

薏苡仁

【别名】薏苡仁，苡米，苡仁，米仁。

【来源】本品为禾本科植物薏苡的成熟种仁。我国大部分地区

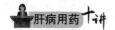

均产，主产于福建、河北、山东等地。秋天果实成熟时采收，晒干去皮壳。生用或炒用。

【成分】种仁含薏苡仁酯、薏苡内酯、蛋白质（16.2%）、碳水化合物（79.17%）、脂肪（4.65%）、维生素及甾体化合物、氨基酸等。

【性味归经】甘、淡、微寒，归脾、肺、肾经。

【功效】利水渗湿，健脾止泻，祛湿除痹，清热排脓。

【主治】小便不利，水肿腹胀，脚气浮肿，脾虚泻泄，带下；热痹，湿瘟证邪在气分，温邪偏盛；肺痈，肠痈等。

【药理研究】

1. 抑癌作用 薏苡仁醇提取物腹腔注射对小鼠艾氏腹水癌有抑制作用，能明显延长动物的生存时间。

2. 对骨骼肌的影响 连续通电刺激蛙后肢神经肌肉标本的神经，结果给予薏苡仁油的标本收缩高度比对照小，且易疲劳，表明薏苡仁油有抑制肌肉收缩的作用。经实验分析证明，其作用部位在肌纤维而不在神经肌肉接头。

3. 对中枢神经系统的作用 ①镇静：小鼠静注100mg/kg，可减少其自发活动。②抑制多突触反射：5mg/kg静注，对电刺激麻醉猫坐骨神经中枢端所致对侧腓肠肌的收缩反应，有抑制作用。③降温与解热：大鼠腹腔注射50～100mg/kg可使其正常体温下降，对小鼠实验性发热有解热作用。④镇痛：100mg/kg腹腔注射，对小鼠（电刺激法）与大鼠（辐射热法）均有明显镇痛效果。

4. 对心血管的作用 薏苡仁油低浓度时能兴奋离休蛙与豚鼠心脏，高浓度则有抑制作用。薏苡内酯能抑制离体蟾蜍心脏，使其收缩振幅减低，频率变慢。对离体兔耳血管，低浓度薏苡仁油使之收缩，高浓度有扩张作用。

5. 其他作用 小剂量薏苡仁油可兴奋离体兔小肠，大剂量则使之先兴奋后抑制。薏苡内酯对在体与离体兔小肠，均有抑制作用，对兔与豚鼠离体子宫，薏苡仁油能增加其紧张度与收缩振幅。薏苡仁油与薏苡内酯对兔有轻度降血糖作用。

【用量用法】15～30g。煎服。健脾止泻宜炒用，余生用。亦可煮粥食用，为食疗佳品。

【注意事项】脾约便难及孕妇慎用。

【肝病应用指要】

1. 健脾止泻　用于慢性肝病之脾虚便溏，泻泄。

2. 利水渗湿　用于慢性肝病之浮肿，肝硬化腹水，亦用于脂肪肝之肥胖患者，多与藿香、佩兰、滑石、浙贝母、苇根、车前草、通草、大豆黄卷等芳香化浊药同用。

防　己

【来源】本品为防己科植物粉防己的根，又称汉防己，主产于浙江、安徽、江西、湖北等地。秋季采挖，洗净，除去粗皮，晒干切段，生用。

【成分】含多种生物碱，主要为：汉防己甲素、汉防己乙素、汉防己丙素、轮环藤季铵碱及水溶性生物碱汉防己 B_6。并含黄酮苷、酚类、氨基酸、有机酸、糖类等。

【性味归经】苦、辛、寒，归膀胱、肾、脾、肺经。

【功效】利水消肿，祛风止痛。

【主治】小便不利，水肿，腹水，风湿痹痛，脚气肿痛等。

【药理研究】

1. 对心血管系统的作用　汉防己甲素、乙素静注、肌注或灌胃均可使麻醉猫血压明显下降。汉防己生物碱的衍生物——汉肌松、溴甲素、汉松敏、汉防己生物碱 B_6 均有降压作用。汉防己生物碱小剂量可使心脏收缩力加强，振幅加大，大剂量则对心脏有不同程度的抑制。汉防己甲素能明显增加兔冠状动脉血流量，对垂体后叶性冠脉痉挛具有明显的对抗作用。

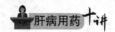

2. 对肌肉的作用 汉防己甲素、汉肌松、汉肌敏、汉防己丙素，对在体兔肠有兴奋作用，皆使肠管收缩增强。汉防己甲素 $10^{-4} \sim 10^{-3}$ 浓度能使猫冠状血管舒张，对离体豚鼠支气管平滑肌有较轻微的舒张作用，高浓度（0.75×10^{-2}）则使其收缩。汉防己各种生物碱都有松弛横纹肌的作用。总碱小鼠腹腔注射 25mg/kg 即出现肌松弛。本品能松弛胆道括约肌。

3. 抗癌作用 汉防己甲素有明显的抗癌作用。1∶4000 在体外培养能 100% 杀死艾氏腹水癌细胞，能轻度抑制 S_{180} 癌细胞生长。对 KB 细胞、BEL-7405、SMMC-7721 有一定的抑制作用。体内实验，对艾氏腹水癌腹水型、B 型及 γ 型，肝癌小鼠瘤株、W256 等有明显抑制作用。汉防己甲素合并小剂量放射治疗晚期肺癌，取得一定近期疗效，未见有骨髓抑制和明显毒性反应，且有升高白细胞作用。实验证明，抗癌作用与中枢及末梢神经系统关系不明显，与抗微生物及消炎有一定联系。

4. 抗微生物作用 汉防己甲素 1∶200 ～ 1∶400 对志贺痢疾杆菌有抑制作用，抗阿米巴原虫较黄连素为强。对羊毛状小芽孢癣菌也有抑制作用。汉防己煎剂有消炎作用。

5. 其他 汉防己碱、汉防己甲素、乙素、丙素均有镇痛作用，汉防己甲素、丙素及汉防己煎剂均有解热作用。另外还有抗过敏作用。

【用量用法】6 ～ 10g。煎服。

【注意事项】本品苦寒较甚，不宜大量使用，以免损伤胃气。对脾虚弱者，应慎用。

【肝病应用指要】

1. 利尿消肿 防己利尿消肿，可用肝病浮肿及肝硬化腹水症见腹大如鼓者，多与茯苓、猪苓、白术、木瓜、车前子、牛膝等同用。

2. 抗肝纤维化 实验研究证实汉防己甲素有较好的抗纤维化的作用，可广泛应用于慢性肝病及肝纤维化患者，用作肝纤维化的治疗和预防。

3. 祛风止痛 适宜于慢性活动性肝炎之合并关节炎症见周身关节肿胀酸痛者。

4. 抗癌作用 防己有效成分有抗癌作用，可用于原发性肝癌的治疗。

车前子

【来源】本品为车前科植物车前及平车前的成熟种子。全国各地均产。夏秋二季种子成熟时采收。晒干。生用或清炒或盐水喷炒用。

【成分】种子含多量黏液质、琥珀酸、车前子酸、腺嘌呤、胆碱、维生素 B_1、脂肪油、蛋白质、树脂等。全草含车前苷、桃叶珊瑚苷、熊果酸、β-谷甾醇、豆甾醇及棕榈酸酯、正三十一烷等。

【性味归经】甘、寒，归肾、肝、肺经。

【功效】利尿通淋，渗湿止泻，清肝明目，清肺化痰。

【主治】水肿，小便不利，热淋等；暑湿泄泻；肝热目赤肿痛以及肺热咳嗽痰多。

【药理研究】

1. 利尿作用 据报道用狗和家兔等动物实验及人体利尿实验，均证明车前子能使水分、氯化钠、尿素及尿酸排出增多而有利尿作用。

2. 镇咳祛痰作用 车前草能促使呼吸道黏膜分泌增加，稀释痰液，故有祛痰作用，并有一定的镇咳作用。车前子也有此作用。

3. 抗菌作用 车前草煎剂对多种皮肤真菌、伤寒杆菌、副伤寒杆菌、宋内痢疾杆菌、弗氏痢疾杆菌、大肠杆菌、铜绿假单胞菌、金黄色葡萄球菌均有抑制作用。车前子对皮肤真菌，结核杆

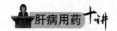

菌等也有抑制作用。

【用量用法】10～15g。布包入煎剂。利尿止泻炒用，化痰止咳则生用。

【注意事项】无湿热者不宜用。

【附】车前草：为车前的全草，夏季采收洗净，晒干生用或鲜用。性味功效与车前子相似，又能凉血解毒，可用于衄血、尿血、热毒痈肿。治热毒痈肿可内服或全草捣烂外敷。用量10～15g，鲜者加倍，外用适量。

【肝病应用指要】

1. 利尿消肿　用于肝硬化腹水症见大腹水肿或双下肢浮肿、尿少；肝硬化胸水症见咳喘胸闷、气短等均可应用。

2. 利湿清热　可用于急性肝炎或慢性活动性肝炎症见舌红口苦，渴不欲饮，腹胀，四肢困重，大便黏腻不爽，小便黄赤等湿热征象；ALT升高者可与竹叶、通草、赤小豆、栀子等同用。

泽　泻

【别名】建泽泻，盐泽泻。

【来源】本品为泽泻科植物泽泻的球状块茎。主产于福建、江西、四川等地。四川产者名川泽泻；福建产者名建泽泻，品质较佳。冬季茎叶开始枯萎时采挖，洗净、撞去须根及粗皮，闷润切片，晒干入药。生用或盐水炒用。

【成分】含三萜化合物：泽泻萜醇A、B，乙酸泽泻醇酯A、B、C，挥发油，树脂，生物碱，苷，黄酮，有机酸，氨基酸，胆酸，卵磷脂，甲硫氨酸，甲基四氢叶酸，维生素B_{12}，生物素，豆固醇及微量多糖，还含蛋白质及淀粉等。

【性味归经】甘、淡、寒，归肾、膀胱经。

【功效】利水渗湿，泄热。

【主治】小便不利，水肿，泄泻，淋浊，带下及痰饮等。

【药理研究】

1. 利尿作用　狗的输尿管瘘实验，煎剂 0.25g/kg 静注有利尿作用，同时也能增加钠、钾的排泄。人体试验表明，本品对健康人尿量、尿素及氯化钠有增加排泄的作用。

2. 降血脂作用　泽泻的脂溶部分对实验性高胆固醇血症有明显的降胆固醇作用和抗动脉硬化作用。

3. 抗脂肪肝作用　家兔实验证明，本品提取物对加有胆固醇的低蛋白质饮食引起的脂肪肝有效，不但是一种降脂药物，也是抗脂肪肝有效的药物。对 CCl_4 引起的肝损害亦有疗效。

4. 其他　体外实验证明，对结核杆菌有抑制作用，对细菌性痢疾的抑制率达 80%。泽泻浸膏给犬和兔静注有轻度降压作用。能缓慢松弛离体家兔胸主动脉平滑肌。尚能增加离体兔心冠脉血流量，对心率无明显影响。有轻度的降血糖作用。

【用量用法】9 ～ 15g。煎服。多盐炒用。

【注意事项】用量过大可使滑精，久服则消耗真阴。有报道泽泻可引起肝损害，故不宜大量或长时间应用。

【肝病应用指要】

1. 利水消胀　泽泻能利水消胀，可用于肝硬化腹水及慢性肝病之双下肢浮肿等症。

2. 抗脂肪肝作用　临床与实验研究均证实泽泻有较好的抗脂肪肝作用，可用于脂肪肝的治疗，常与山楂、决明子、浙贝母、苇根、全瓜蒌、熟大黄、荷梗等配伍。

猪　苓

【别名】豕零、猪屎苓。

【来源】本品为多孔菌科真菌猪苓的菌核。寄生于桦树、枫树、槭树、柞树及柳树的腐朽根上。主产于陕西、河南、四川、云南等地。春秋二季采挖，洗净晒干，切片生用。

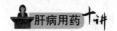

【成分】含麦角甾醇，α-羟基-二十四碳酸，生物素，水溶性多聚糖Ⅰ及粗蛋白。

【性味归经】甘、淡、平，归肾、膀胱经。

【功效】利水渗湿。

【主治】水湿渗聚，小便不利，水肿，腹泻，淋浊，带下等症。

【药理研究】

1. 抗肿瘤作用 猪苓醇提取物水溶部分每天膀胱注射2g（生药）/kg，连续10天，对小鼠肉瘤S_{180}抑制率为62%，对小鼠肝癌抑制率为37%～50%。实验表明，猪苓多糖有轻微的增加环磷酰胺的药物效用。有证明猪苓提取物能提高细胞内c-AMP（环磷酸腺苷）含量，能促使细胞向正常细胞转化。

2. 对免疫功能的影响 猪苓提取物或醇提取物水溶部分，能增强小鼠网状内皮系统吞噬细胞功能。正常人服用10天，淋巴细胞转化率显著升高，有提高体细胞质量和抗体产生的能力，有助于化疗后免疫水平的恢复和提高。

3. 保肝作用 猪苓多糖对CCl_4所致小鼠肝损伤有保护作用。临床与实验结果都证明猪苓多糖对乙肝有显著疗效，对其病毒复制指标有抑制作用。尚能使肝糖原积累增加，增加糖异生酶活性，减轻多种化学毒物引起的肝损伤，促进肝细胞再生。

4. 利尿作用 健康人试服猪苓煎剂8g（4次），6小时尿量与尿中氯化物分别增加62%与54.5%，利尿强度比咖啡因、木通或伏苓强。动物实验提示其利尿机理可能是抑制肾小管对电解质和水的重吸收。

5. 其他 体外实验表明，本品醇提取液对金黄色葡萄球菌、大肠杆菌有抑制作用。与化疗药物（氟尿嘧啶）合用，可以纠正实验动物因化疗所致免疫功能低下，并能减轻其毒性。

【用量用法】6～15g。煎服。

【注意事项】以水湿为病之偏热者，用之最宜。惟淡渗之品能耗阴液，故无湿者不宜用。

【肝病应用指要】

1. 护肝降酶 猪苓有良好的护肝降酶、改善肝功的作用，临床上急慢性肝炎、肝炎肝硬化、药物性肝炎及酒精性肝炎、肝功异常、ALT 升高者均可应用。

2. 滋阴利水 猪苓利水而不伤阴，为治疗肝硬化腹水阴虚水泛或久用燥湿利水之剂而伤阴者之首选药物，常与茯苓、通草、赤小豆、防己、泽泻、白茅根、灯心草等同用。

3. 抗肿瘤 实验研究证实猪苓提取物有一定的抗肿瘤作用，可用于原发性肝癌的治疗。

4. 抑制乙肝病毒 猪苓通过调节人体免疫功能而具有抑制乙肝病毒的作用，可用乙型肝炎患者。

茯　苓

【别名】云苓。

【来源】本品为多孔菌科真菌茯苓的菌核。多寄生于松科植物赤松或马尾松等树的树根上。主产于云南、安徽、湖北、四川等地。全年均可采挖，以 7～9 月采者质量最好。除去泥土，反复堆置"发汗"，至内部水分大部流失后，阴干。切片或切碎块，生用。茯苓外皮呈黑褐色，称茯苓皮；皮内侧呈淡红色者为赤茯苓；内呈白色者为茯苓，亦称白茯苓。

【成分】含多糖类，主要为乙酰茯苓酸、茯苓酸、齿孔酸等；多聚糖类，为具有 β–葡萄糖聚糖如茯苓聚糖、茯苓次聚糖；尚含麦角甾醇、胆碱、腺嘌呤、组氨酸、卵磷脂、脂肪、树胶脂肪酸、钾盐及微量蛋白酶。

【性味归经】甘、淡、平，归心、脾、肺、肾经。

【功效】利水渗湿，健脾安神。

【主治】水湿停聚，小便不利，水肿胀满；痰饮内停症见胸胁

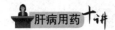

痞满、眩晕、心悸或短气而咳；脾虚倦怠无力、食少便溏、湿盛泄泻；心悸、失眠。

【药理研究】

1. 利尿作用 25%浸剂按 0.5g/kg 给家兔腹腔注射，有明显的利尿作用，作用与钾盐无关。五苓散和茯苓的浸剂灌胃，对正常大鼠也有利尿作用。实验表明，煎剂对切除肾上腺大鼠单用或与去氧皮质酮合用，虽能促进钠的排泄作用，但茯苓并无对抗醛固酮作用，机理尚需进一步研究。利尿特点是缓慢而持久，可能是抑制肾小管重吸收的结果。

2. 抗菌作用 100%的煎剂用平板打洞法，对金黄色葡萄球菌、大肠杆菌和变形杆菌、结核杆菌等有抑制作用。乙醇提取物能杀死钩端螺旋体，而水煎剂则无效。

3. 抗肿瘤作用 当茯苓聚糖所含 β-吡喃葡萄糖的支链切断变为单纯的 β-聚糖（茯苓次聚糖）时，对小鼠肉瘤 S-180 抑制率达 96.88%，并表明茯苓次聚糖有抗肿瘤活性作用。茯苓多糖其侧链 β 不经切断，直接与其他抗癌药物合用，则显示有明显的增效作用。

4. 免疫促进作用 动物实验证明，羧甲基茯苓多糖能显著提高小鼠腹腔巨噬细胞的吞噬百分率及吞噬指数，对二氯苯基氰引起皮肤迟发反应的细胞免疫机能产生影响。纯种小鼠给予 300mg/kg，其胸腺淋巴结重量显著增加，刺激 B 淋巴细胞，显示其免疫机能活跃，但脾未增大。茯苓复方（党参、白术、茯苓）煎剂内服，也有促进细胞免疫和体液免疫的作用。

5. 对消化系统作用 对兔离体肠管有直接松弛作用，对大鼠幽门结扎所致胃溃疡有抑制作用，并能降低胃液分泌及游离酸含量。对 CCl_4 所致大鼠肝损伤有保护作用，使谷丙转氨酶活力明显降低，防止肝细胞坏死。

6. 其他 有镇静作用，亦有恢复肾功和消除蛋白尿的作用。

【用量用法】10～20g。煎服。

【注意事项】淡渗之品，凡小便过多者，不宜使用。

【肝病应用指要】

1. 健脾利水　茯苓健脾利水，常用于肝硬化腹水之脾虚不适者，常与黄芪、党参、白术、炒山药、猪苓、泽泻等同用。

2. 护肝降酶　茯苓对肝细胞损伤有保护作用，可使 ALT 下降，能防止肝细胞坏死，故常用于急慢性肝炎 ALT 升高者。

3. 宁心安神　茯苓有宁心安神功效，对肝病所致神经衰弱症，每与炒酸枣仁、莲子心、栀子等同用。

郁李仁

【来源】本品为蔷薇科植物欧李、郁李或长柄扁桃的种子。主产于河北、辽宁、内蒙古等地。秋季果实成熟时采摘，除去果肉，去壳取仁，晒干，微炒捣碎用。

【成分】含皂苷、脂肪油、挥发性有机酸、苦杏仁苷。

【性味归经】辛、苦、甘、平，归大肠、小肠、脾经。

【功效】润肠通便，利水消胀。

【主治】大肠气滞，肠燥便秘，水肿腹满，脚气浮肿，二便不利。

【药理研究】

1. 润肠作用　富含油脂，能润肠通便。

2. 镇咳祛痰作用　皂苷能引起支气管黏膜的分泌，内服有祛痰效果。有机酸有镇咳祛痰作用。苦杏仁苷小剂量口服时，在体内缓慢分解，产生微量氢氰酸，对呼吸中枢呈镇静作用，使呼吸趋于安静而达到镇咳平喘作用；大剂量则易中毒。尚有镇痛作用。

3. 其他　酊剂动物实验有降血压作用。

【用量用法】6～12g。煎服。

【注意事项】虚证慎用，津液不足者及孕妇亦不宜服。

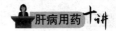

【肝病应用指要】郁李仁利水消胀，又能润肠通便，有养阴之效，适用于肝硬化腹水之治疗，在利水药中每加入郁李仁，以使利水而不伤阴。对于老年患者用大量利水药后每易导致大便干结，郁李仁则尤适用。

牵牛子

【别名】黑丑，白丑，黑白丑、二丑。

【来源】本品为旋花科植物裂叶牵牛或圆叶牵牛的成熟种子。全国各地均产。根据种子颜色的不同，又有黑、白丑之分，黄褐色者称"白丑"，黑褐色者称"黑丑"，同样使用。秋季果实成熟时将全株割下，晒干，打下种子，除去杂质。生用或炒用。用时捣碎。

【成分】含牵牛子苷，水解后得牵牛子酸、顺芷酸、尼里酸等。尚含脂肪酸、麦角醇及糖类等成分。

【性味归经】苦、寒，有毒，归肺、胃、大肠、三焦经。

【功效】泻下逐水，杀虫消积。

【主治】水肿胀满，二便不利；三焦气滞，湿热壅滞之大便秘结及虫积腹痛。

【药理研究】

1. 泻下作用 种子乙醇浸剂 1.5～3g/kg 灌胃，对小鼠有泻下作用，但煎剂则失去致泻能力。牵牛子脂在肠内遇胆汁、肠液分解出牵牛子素，对肠道有强烈的刺激性。增加肠蠕动，引起肠黏膜充血，分泌增加，呈泻下作用。用量过大可引起水样泻。所含树脂在 0.2% 浓度时，对家兔离体肠管及子宫均有兴奋作用。

2. 杀虫驱虫作用 体外实验证明，有杀蛔虫、绦虫作用。

3. 利尿作用 能加速葡萄糖在肾脏的排泄，故可能有利尿作用。

【用量用法】3～9g，打碎入煎剂。入散剂 1.5～3g，生用或炒用。炒用药性较缓。

【注意事项】孕妇忌用，体弱者慎用。

【肝病应用指要】牵牛子泻下逐水，主要用于肝硬化腹水体质较好者，每与行气消胀、健脾利水药同用。

田基黄

【别名】地耳草、七寸金、一条香、田边菊、七层塔。

【来源】本品为藤黄科植物地耳草的全草。主产于江西、福建、湖南、广东、广西、四川、贵州等地。春、夏季开花时采收全草，晒干或鲜用。

【成分】全草含槲皮苷，异槲皮苷，槲皮素 -7- 鼠李糖苷，3, 5, 7, 3′, 4′ - 五羟基黄酮 -7- 鼠李糖苷，田基黄灵素，田基黄棱素 A、B，湿生金丝桃素 B，绵马酸 BBB，双脱氢 GB1a，田基黄绵马素 A、B、C，白绵马素 iBiB，田基黄灵素 G，地耳草素 A、B、C、D。

【性味归经】甘、微苦、凉，归肝、胆、大肠经。

【功效】清热利湿，解毒，散瘀消肿，止痛。

【主治】湿热黄疸，泄泻，痢疾，肠痈，肺痈，痈疖肿毒，乳蛾，口疮，目赤肿痛，毒蛇咬伤，跌打损伤。

【药理研究】

1. 抗菌作用 本品对伤寒杆菌的最低抑菌浓度为 2.5% ～ 20%，在试管内对牛型结核杆菌有较强抗菌作用，对肺炎链球菌、金黄色葡萄球菌、猪霍乱杆菌、铜绿假单胞菌、白喉杆菌、福氏痢疾杆菌和施密斯痢疾杆菌也有不同程度抑制作用。近年由本植物中提取出多种有抗菌作用的间苯三酚衍生物及其他抗菌成分，其中抗菌作用较强的有田基黄灵素和田基黄灵素 G。田基黄灵素 G 和田基黄棱素 A 与 B 对金黄色葡萄球菌、蜡样芽孢杆菌及加得那诺卡菌等革兰阳性细菌有明显抗菌作用，抗菌活性成分尚有田基黄绵马素 A、B、C 等。

2. 抗疟作用 地耳草素 A 和 B，对鼠疟原虫有显著抑制作用。

3. 其他作用 地耳草对在体和离体蟾蜍心脏有先兴奋后抑制

的作用，剂量过大可致心脏纤颤而使心跳停止；对麻醉犬有一定降压作用；能加强离体兔肠收缩，浓度过高可致痉挛，与乙酰胆碱有协同作用。

4. 毒性　给小鼠每日灌胃 10 ～ 100g/kg，连续 25 天，在低剂量组可见闭目、安静等中枢抑制作用。100g/kg 连用 16 天未见明显毒性反应。

【用量用法】 内服：煎汤，15 ～ 30g，鲜品 30 ～ 60g，大剂可用至 90 ～ 120g；可捣汁用。外用：适量，捣烂外敷，或煎水洗。

【肝病应用指要】

1. 田基黄清热利湿，利胆退黄，肝病黄疸皆可用之，其退黄之功效不在茵陈之下。

2. 田基黄具解毒消肿之功，能减轻肝实质炎症，从而起到护肝降酶作用，肝病 ALT、AST 升高者皆可用之。

第六讲　肝病常见症状与体征的证治与用药

肝病在发生发展过程中可出现多种临床症状，在疾病的某一阶段有些症状十分突出甚至成为主要矛盾，减轻患者痛苦是肝病治疗的重要目标之一。每一症状的产生都会涉及复杂的病因病机，因此，同一症状因程度、性质、部位、发生久暂等诸多不同，在辨治与用药时也就千差万别，应透过症状而分析其发生的原因及病理实质，临床用药应有所针对和兼顾，而决非见痛止痛、遇胀消胀。

辨证论治可作为某些疾病最好的对症治疗，肝病亦然。患者的症状和体征即中医证候是最直接的辨证依据，因此中医治法对主观症状和客观表现针对性更强，如理气消胀、和胃止痛、利胆退黄等，辨证论治就是通过消胀、止痛、消食、镇静、退黄、退热、利水等功效达到消除症状与体征的目的，这种对症治疗也正是西医学难以达到和不能替代的。现将我们对肝病常见症状与体征用药的经验与体会介绍于后。

第一节　肝病胁痛

肝之经脉布于两胁，故肝病胁痛者居多，有人曾报道有 68% 的病人可出现胁痛。由于肝病的病因病机复杂，胁痛的性质、发生的部位、发生时间及其兼症也就各不相同。临床常见的隐痛、胀痛、热痛、刺痛、坠痛、柱痛及串痛等，在部位上有偏上偏下、一侧或双侧、弥漫或局限的差异，在发作时间上有昼轻夜重，夜轻昼重，或动则痛甚，静则痛减，甚至站立与平卧及气候变化时，疼痛的情况也不一样。临床辨治胁痛，必须抓住这些不同的表现，脉证合参，分辨虚实寒热、在气在血，然后选方用药，分而治之。

一、隐痛

1.主症 隐痛多见于慢性肝病，病程较长，病人自感右胁或两胁隐隐作痛，绵绵不休，多因劳累而诱发或加重，休息后可缓解或减轻，痛时喜按喜揉，病人常以手按之，以求痛减。舌红苔少，脉常见沉细或略数。

2.兼症 多见肝肾阴虚的症状，如头晕、乏力、腰背酸软、失眠多梦等。

3.病机 肝以血为体，以气为用，肝病久及肾，肾水亏乏，肝木失养，导致肝肾阴虚，肝体躁急，失其柔润之性，故见胁痛隐隐。古人对此早有认识，张景岳曾说："肾虚羸弱之人，多有胸胁隐隐作痛，为肝肾精虚。"这些论述确系经验之谈。

4.治则 张石顽云："里虚而痛者，阴不足也，非养营不可。"《石室秘录》更明确地指出："治胁痛必行平肝，平肝必须补肾，肾水足而肝气有养，不治胁痛而胁痛自平也。"我们在临床治疗胁肋隐痛，亦多以滋肾养肝为法，常获良效。

5.方药 首选一贯煎、滋水清肝饮及归芍地黄丸等，药加沙参、麦冬、石斛、酸枣仁、白芍、木瓜、熟地黄、枸杞子、当归、阿胶、川楝子等养其肝血，滋其肾水，使肝复柔润之性，则胁痛自平。前人在谈至柳州魏玉璜的一贯煎时云："柳州此方，原为肝肾阴虚，津液枯涸，血燥气滞，变生诸证者设法……但气所以滞，本由液之不能充，且香者必燥，燥更伤阴，频频投之，液益耗而气益滞，无不频频发作，日以益甚，而香药气药，不足恃也。"这些论述不仅对我们正确的治疗胁痛提供了宝贵的经验，也提示我们不可一见胁痛，即投香附、川芎、姜黄、木香等疏达辛燥之剂，以致更伤其阴。

二、胀痛

1. 主症　胀痛之作，有以胀为主伴胁痛者，亦有痛而且胀，痛胀并作者，病人自感右胁或两胁甚或胸部胀满不舒，舌苔多白厚而腻，脉多见弦滑象。

2. 兼症　大部分病人有嗳气不畅，脘腹胀闷，恶心呕吐，厌食油腻，常饭后或情志刺激后痛胀加重，少数病人可有少腹胀痛。

3. 病机　①肝气郁滞：肝气郁而不畅，甚至横逆，是导致胁肋胀痛的主要根源，而肝气的克脾犯胃则是引起其他兼证的基本原因。《类证治裁》说："肝木性升散，不受遏郁，郁则经气逆，为嗳、为胀、为呕吐，为暴怒胁痛，为胸满不食，为飧泄……皆肝气横决也。"②湿热为患：胀痛发于湿热者也不少见，肝郁，木旺克土，脾虚失运，水湿停积，肝气郁久生热，湿热交争，作痛作胀，中焦郁热则胃呆纳少，并引起呕恶、厌油、脘腹胀闷等胃失和降的一系列症状。

4. 治则　肝气郁滞者宜疏肝理气，湿热为患者宜清热利湿。

5. 方药　肝郁为患，选用四逆散、柴胡疏肝散等疏达之剂，药如柴胡、枳实、佛手、青皮、橘叶、木香、香附，兼有呕恶、厌油、腹胀者，酌加半夏、陈皮、茯苓、荷梗、竹茹、寒水石、谷芽等。疏肝法为正治之法，辨证准确，投药多效，唯理气药多为辛燥之品，用量不可过大，时间不可过久，且常需配用白芍、木瓜、川楝子、石斛等敛肝药物，以防耗伤正气。

湿热为患者常选用二金汤、龙胆泻肝汤等清利湿热之剂，具体用药：①以热为主者以清热为主。清热药药味众多，我们体会以龙胆、黑栀子、青黛、川大黄等最好。龙胆性寒味苦，入肝经，能清肝利胆，各地报道有清肝降酶之功，我们应用体会有三：少

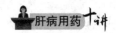

量用，每次 1.5～3g，取其苦味健胃进食，常配以炒三仙、稻芽、白豆蔻等调中助运，多用于中焦郁热之胃呆纳少者；中等量用，每次 6～9g，取其凉肝泻胆；甚至用每次 12～30g，以苦寒直折，泻肝为主，取其清泻降酶，多用于急性肝炎或慢性活动性肝炎热盛者。栀子清胆，疗热郁，大便实者，用之最妥。青黛性寒味苦，入肝经，力专清肝泻火，且能解毒。大黄在肝病临床中一向被人重视，前人张洁古认为，大黄能荡涤胃肠积滞，又能清五脏六腑之积热，谓之圣药。我们认为大黄能通腑，使湿热下之于大肠，为必用之品。②以湿为主者，以利湿为主。利湿药物可首选苦寒燥湿和解毒燥湿的滑石、薏苡仁、茵陈、苦参等。茵陈苦降除湿，清热退黄，利湿而不伤阴，为肝胆病之良药，临床用量有轻重之异，有先煎后入之不同。利湿用量宜轻，取其宣化清散；清热退黄，则用量宜重。利湿取其气，利胆取其质，可同煎共服。"治湿不利小便，非其治也"，清热利湿清窍之滑石、利湿健脾之薏苡仁、升清降浊之荷梗等，共奏清利之功。而苦参则具有清热燥湿解毒之力，久用而不伤阴，所以古人谓其能"滋肝肾，安五脏，补阴填精"。我们在应用中也常获良效，湿去胀自消，热退痛即止。③湿热并治当以利湿为重。治疗湿邪为患的胀痛，应着重利湿，清热次之，因湿为阴邪，留滞难去，而湿去则热无所伏，不清热而热自除，否则忽视祛湿则造成热去湿留的结局，于胀痛的消除不利。

三、热痛

1. 主症　热痛多局限于右胁肝区部位，病人自感肝区疼痛，且有灼热感，虚实皆见。实证者，肝区灼热，其痛多剧，发病多急；虚证者，肝区灼热，其痛多隐，发病多缓。

2. 兼症　实证者每兼有烦躁易怒，头痛，咽干，小便黄赤，大便干结，舌赤脉数；虚证者则多伴头晕失眠，口干，低烧，腰膝酸软等阴虚证候。临床应当细辨。

3. 病机　肝区热痛，虚实皆见。实证者，多因肝气郁而化火，或胆火炽盛，正实邪亦实，正邪交争，导致肝区灼热而痛；虚证者多因病久，肝肾阴虚，肝木失养所致。用苦寒凉肝之品无效或反加重者，即应考虑"寒之不寒是无水也"。

4. 治则　实证者应清肝泻火解毒，虚证者以养阴柔肝为主。

5. 方药　清泻肝火，方选清肝散、龙胆泻肝汤之类，单味药如败酱草、生栀子、黄芩、连翘、儿茶、川楝子等。败酱草辛散苦泻，寒能清热，清降中有升散之性，故可清热解毒，又能活血散瘀，有消痈排脓之效，为肝病清泻之良药。连翘清热解毒，泻火散结，宣畅气血，清透胸膈里热。儿茶苦涩性寒，能收湿敛疮，生肌止血，缓解疼痛，专清里热，化痰生津。肝脏肿大，络脉不通者，加新绛、丝瓜络、归须等。虚证热痛者，肝肾双补，以地黄丸、滋水清肝饮加味，酌加胡黄连、白薇、旱莲草、地骨皮等清理虚热之品。

四、柱痛

1. 主症　柱痛的感觉是病人自感剑下或右胁下部疼痛，其痛似有根基，有如柱顶一般，固定不移，在体位变动、肢体转侧或饱餐后其痛加重，多呈持续性，痛而无息，多见于肝脾肿大明显，而质地偏硬的病人，舌暗，脉沉涩。

2. 兼症　可见肝脾肿大，腹胀，甚或出现皮肤甲错，口唇紫绀，面部蟹爪纹缕，四肢消瘦等气滞血瘀，正败邪实征象。

3. 病机　柱痛主要由于肝血瘀阻，结于胁下，肝之络脉阻塞，渐积而发为痞块；痞块为疼痛之根，痞块不消而疼痛不除。多发于肝病后期，气血运行障碍所致。

4. 治则　柱痛之治多以活血化瘀通络，软坚散结为主。

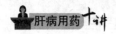

5. 方药　临床主要选用二甲化瘀散、化坚丸等，药用穿山甲、鳖甲、丹参、三棱、莪术、生牡蛎、红花等共为细末，或制散或制丸，长期服用，除此之外常配用泽兰、生瓦楞子、土元、水红花子、射干、三七、王不留行等。实践证明，治疗痞块柱痛之顽疾，当以丸图，丸胜于汤剂，丸散一日多服，其疗效已被临床实践所证实。泽兰性温通达，善舒肝脾之郁，又有活血祛瘀行水之功，具有通经散结而不伤正的特点；瓦楞子味咸走血分而软坚，消瘀血散结止痛，重用而不伤胃；水红花子味辛苦甘，善活血消积，散结止痛，且有回缩肝脾的作用；射干性寒而味苦，苦能降泄，寒能清热，有消痰散结，活血消肿之功，用于瘀血兼有热象者最为适宜；三七甘苦而温，具备止血、化瘀、消肿、止痛四大功效，前人有谓："一味三七，可代金匮之下瘀血汤，而较下瘀血汤更为稳妥也。"王不留行功专通利，能上能下，走而不守，善利血脉，能消肿止痛，与他药配伍，则效果更彰。另外在用活血药的同时常配用理气药，所谓"气行则血行"，具有一定临床指导意义，不可忽视，亦有因虚而瘀者，临床则多以健脾益气为法，即所以健脾可以磨积，脾健积自消，如五味异功散、柴芍六君子汤等即为代表方剂，常服可以收到较好的疗效。

五、坠痛

1. 主症　坠痛多见于久病正虚之人，症见右胁痛并伴有沉重下坠感，往往久立痛著，平卧痛减，其痛多在胁下，喜揉喜按。

2. 兼症　多伴有气短乏力，动则心悸，纳少便溏，面色㿠白，脉虚舌淡等。

3. 病机　坠痛多见于肝病日久传脾，或素来脾气虚弱，复受肝木所乘，造成脾气益衰，甚至中气下陷。亦有肝病久用疏达之剂或苦寒伤正而致脾气不充而下陷者。

4. 治则　张景岳在《质疑录·论诸痛不宜补气》中说："凡属柱痛之虚者，不可以不补也。"我们认为这些论述对于虚证之坠痛的治疗非常实际。我们多采用补中益气为主要治疗原则，用之得当，不仅可使胁痛缓解，脏器下垂程度也可随之减轻。

5. 方药　以补中益气汤加减为代表方剂，以黄芪补其中，升阳举陷，此为主药，应当重用。党参补气健脾，又能补血，白术燥湿强土，升麻升浮，善举脾胃清阳，且有解毒消肿止痛之功，此法即为塞因塞用，以塞为通，不止痛而胁痛自止。

六、窜痛

1. 主症　窜痛特点为痛无定处，走窜不定，攻冲上下，时发时止，每遇情志波动而诱发。

2. 兼症　多兼有脘腹胀闷，嗳气，善太息，脉弦舌淡等。

3. 病机　窜痛之作，病发于气，肝气郁滞，失其条达之性，滞而不通，不通则痛。

4. 治则　李东垣曾明确指出"痛则不通"，并立通利之法，即所谓"痛随利减速减，当通其经络则疼痛去矣"。窜痛之治，亦贵于舒通调达，以顺其肝性。临床用疏肝解郁、理气止痛正治。

5. 方药　常用逍遥散、柴胡疏肝散等，配用佛手、橘叶、川木香、八月札、石花、金铃子、郁金等，这些药物对于肝病窜痛有一定疗效，而且这类药疏肝理气之功强，削伐伤正之弊少。虽木香稍嫌辛燥，但在理气药中配用，少量又可调气醒脾，宽中进食，消胀止痛，疗效可靠。石花理气止痛，而不耗伤气阴。橘叶专能疏肝解郁，行气散结，对肝气郁结之胸胁疼痛，是其擅长，又无青皮之破气伤元之弊。金铃子疏肝泄热，解郁止痛。郁金一味多功，具辛开苦降之性，芳香宣达，性寒又能清热，入气分能行气解郁，入血分能凉血散结，为血中之气药，气滞窜痛是为常

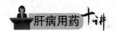

用之品，同时矾郁金（用矾水炒过）又有燥湿解毒，利胆退黄的作用，为肝胆疾病所不可缺少。佛手气味清香，既能理气止痛，又能醒脾开胃，亦为肝胃病之良药。

如胸胁隐痛者，可在疏肝理气之剂内加入瓜蒌散（瓜蒌、红花、甘草），胁痛引背者加防风、丝瓜络、桑枝，胁痛连及少腹者可加橘核、乌药、枳壳、白芍等。

第二节　肝病腹胀

腹胀是肝病最常见而又顽固难愈的症状之一。肝病过程中，气滞、脾虚、湿热及血瘀等因素皆可致胀，因此，肝病腹胀不仅在时间、部位及性质等方面差异甚大，而其兼证也各有特点。临床治疗肝病腹胀应抓住这些不同特点作为处方用药的依据，审证求因，察其虚实而用消补之法，辨其寒热而取温凉之治，在气血者行调理，有食积者行消导，治求其属，才能获得较好的疗效。

一、气滞作胀

1. 主症　上腹部胀满痞塞，且连及胁背，甚则因胀致痛，每遇情志刺激而诱发或加重，胀时上腹部叩之如鼓，嗳气或矢气后稍宽，舌淡苔薄白，脉弦。

2. 兼症　烦躁易怒，恶心呕吐，纳呆嗳气，甚至嘈杂吞酸等。

3. 病机　肝病过程中，初病在气，久病及血。在气者肝气郁闭，失其条达之性，甚或横逆犯胃而出现气滞腹胀的一系列症状。

4. 治则　"木郁达之"，为气滞腹胀的主要治则。若郁久化热，应兼清其热；胃气上逆则疏肝和胃降逆。疏达之法较一般的理气消胀效佳。

5. 方药　临床首选以柴芍为主的四逆散，酌加竹叶、佛手、香附、紫苏梗、青皮、川楝子等疏肝药物。疏达品以柴胡、白芍为上。柴胡性平微苦，禀少阳升发之气，肝气不舒能疏之，胆火炽盛能散之，邪在少阳能枢之，故有调达肝气，舒畅脾土，清热散邪，通调三焦，推陈出新的功能。配杭芍以敛其阴，防其散，伍橘叶、佛手理肝气而不伤正。肝郁久甚者，以生香附、香橼为佳。香附辛苦甘平，辛能散，苦能降，甘能缓，性平则无寒热之偏，故前人称之为"气病之总司、女科之主帅"。香橼皮味辛微苦，辛行苦降，其气清香，兼有顺气化痰之功。胃气上逆嗳气呕吐者，加半夏、陈皮、青竹茹、生姜；心下痞满者加枳术丸；吞酸嘈杂者兼用左金丸。

二、脾虚腹胀

1. 主症　肝病日久，长期食欲不振，食少腹胀，食后加重，脉多缓，舌淡苔薄白。

2. 兼症　四肢倦怠乏力，少气懒言，若兼有湿热者则口甜而黏腻，大便干稀不调；脾阳不充者多兼有便溏、少腹重坠、四肢不温或有轻度水肿。

3. 病机　经云："脾为之使，胃为之市。"肝病最易传脾，正如李冠仙所说："肝一病，即延他脏……肝气一动即乘脾土，作痛作胀，甚则作泄……"其主要病机，或为肝病郁久生热，热伤脾胃而致中州蕴热，或为肝病传脾造成肝郁脾虚，或为肝病过服寒凉药物损伤脾阳出现一系列脾运不健的表现。

4. 治则　健脾助运。若有湿热者，健脾利湿清热，兼寒者益气温中。

5. 方药　《医林绳墨》曰："人以脾胃为主而治疗以健脾为先。"脾虚腹胀，治当补脾，用四君子主之，脾虚兼热者，党参易太子参，酌加煨葛根、胡黄连、香橼皮等。太子参入肺脾二经，益气

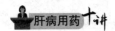

养阴，补而不滞，滋而不腻；胡黄连凉肝胆而清虚热，去积消胀，为肺虚有汗者必用之品；葛根甘辛性平，气质轻扬，入脾胃二经，善鼓舞脾胃之气，助脾运而消腹胀。脾虚寒湿滞于中焦者，用香砂六君子加味；脾阳不充，腹胀兼泻者，宜健脾益气药合桂附理中汤。

三、血瘀致胀

1. 主症 病人少腹部持续性作胀，昼轻夜重，触诊腹部如常，无胀满之外征。

2. 兼症 除腹胀外，主要可有正气虚弱、瘀血内停之征，如形体消瘦，面色苍白，爪甲青紫，微血管怒张，舌绛脉涩。查体可见肝脾肿大，腹壁静脉曲张等。

3. 治则：以活血通络为主。

4. 方药：大黄䗪虫丸、复元活血汤、失笑散等皆为常用方药，单味药的应用如土元、刘寄奴、川大黄、西红花、瓦楞子、王不留行、水红花子、泽兰、威灵仙、马鞭草等。土元、瓦楞子能入血软坚，散血通经，为消瘀之良药；刘寄奴、马鞭草破血行瘀下气，用于瘀血内结；西红花虽功同南红花，但性味甘寒，活血化瘀力强，并有清血解毒之功；牛膝为入肝肾之品，配合活血祛瘀药，则善能活血化瘀，消肿止痛，并与大黄共走血脉，活血逐瘀；水红花子与泽兰并用，对血结水聚的少腹作胀疗效甚佳；王不留，威灵仙能通达十二经，周转一身之气血。临床治疗瘀血腹胀，用峻泻善走之猛剂时，宜制以丸散缓图，取其通经活血力专，而不易伤血耗正。久用不应者多为正虚，当攻补兼施，宜兼用党参、黄芪、茯苓、白术等。

四、湿热致胀

1. 主症 胃脘少腹胀满，甚至充斥满腹，呈持续性，过食肥甘厚味则更甚，舌红苔黄厚腻，脉弦滑或濡。

2. 兼症 多有烦躁，口渴不欲饮，或头晕、恶心、厌油腻、大便秘结或黏滞不爽、矢气恶臭、小便黄赤等。

3. 病机 《内经》云："诸腹胀大，皆属于热。"《河间六书》说："腹胀大，鼓之如鼓，气为阳，阳为热，气甚则如是也。肿胀热盛于内，则气郁而为肿也，阳热气甚，则腹胀也。"这段文字概括湿热致胀的病机是非常贴切的。湿热腹胀多为湿热交争，热则产气，以致气体充斥腹内，使脘腹胀满，缠绵难愈。

4. 治则 利湿为主，兼以清热，调肠理气。

5. 方药 临床治疗湿热腹胀以利湿清热为大法，但又要有所侧重。因热为阳邪易祛，湿为阴邪难除，故一般重点应放在利湿方面，使湿去热无所伏。具体应用方法是在清热利湿的基础上加用升清降浊，通利二便药物。湿热壅于肠道，腑气不通，大便秘结者，予小承气类；待腑气通后，继以清热调中为法，药量要小，可用黄连、蚕沙、龙胆、黄芩、败酱草、焦三仙、紫苏梗等，以清热和胃；小便黄赤者，可用车前子（或草）、竹叶、通草、滑石之类，使湿热利之于小便。

如湿热交蒸，上见头晕头重，恶心欲呕，中见纳呆，脘腹作胀，下见大便黏滞不爽，小便黄赤混浊，治法上要在清利的同时，酌加升清降浊之品，如杏仁、薏苡仁、白豆蔻、佩兰、藿香等。若脾虚湿盛，而无热象者，当以健脾燥湿为法。

五、脾胃虚寒致胀

1. 主症 纳呆腹胀，少腹常有重坠之感，得温则舒，喜热饮，或遇气候寒冷时症状加重。舌淡苔薄白，脉沉缓或迟。

2. 兼症 除腹胀外常兼有便溏或腹泻，面色萎黄，倦怠乏力，四肢欠温。

3. 病机 多由脾胃素弱，阳气不充，加之肝病木不疏土，或因治肝过服寒凉之品，伤及脾阳，造成脾气虚弱，而产生脘腹胀满。

4. 治则：益气健脾，温中散寒。以补消胀之法，丹溪论之甚详："气无补法，世俗之言也，以气之为病，痞闷壅塞，似难于补，恐增病势。不思正气虚者，不能运行，邪滞所著而不出，所以气为病，壮者气行则愈，怯者著而成病，苟或气怯，不用补法，气何由行。"这段文字对脾胃虚寒腹胀的治疗是有指导意义的。

5. 方药　本证临床多采用甘温补气助阳之附子理中汤或香砂六君子汤加减应用。以虚为主者，药选党参、黄芪、茯苓、白术为君，温中助阳次之，如寒而且虚者，治当温中助阳为主，药选干姜、附子、山茱萸、肉桂，兼健脾益气。我们从实践中体会到，补脾气应重用参芪，并少加柴胡、升麻、防风，以顺其脾性，升其清阳。辛温散寒以附子、干姜为妥，因脾阳根于肾阳。

六、食积腹胀

1. 主症　腹胀多在食后为甚，病人常感胃脘部胀满痞闷，嗳气不舒。

2. 兼症　多有嗳腐呕恶，饮食不下，或呕吐食物等。

3. 病机　肝病脾虚，消化功能呆滞，升降失职，如过分强调"三高一低"的饮食，非但无益，反而伤脾害胃，壅塞胃肠，不得转输，造成食积，引起腹胀，即《内经》所言："饮食自倍，肠胃乃伤。"

4. 治则　行气消导，和胃降逆。

5. 方药　临床多用四消饮子，药用神曲、山楂、麦芽、槟榔、炒莱菔子等。胃气上逆，嗳腐呕恶者酌加半夏、陈皮、竹茹及寒水石、佛手、降香、生姜、白豆蔻等。

第三节 肝病乏力

乏力是指病人四肢倦怠，周身无力或腰膝酸软，懒言少动等一组自觉症状。由于在生理上肝为罢极之本，肾为作强之官，而脾主四肢肌肉，一身筋脉尽赖其所养。在病理条件下，不但肝本身的病变影响其"罢极"的功能，而且往往乘脾伐胃，使脾虚运化无权，肾虚作强无力，都可以使机体耐受疲劳的能力减低，而出现乏力的症状。肝病的任何阶段几乎都可出现疲劳和乏力，只是在轻重度和表现特点上有所不同而已。概言之，虚实皆可导致乏力，这一病理特点在肝病中尤为明显，因此，在临床上切忌一见乏力就责之于虚，妄投补剂，犯实实之戒，影响症状的消除和疾病的恢复。乏力既然有虚实，而治疗就必然有补泻。

一、肝之气病乏力

1. 主症 气虚者证见周身倦怠，肢体软弱，不耐劳动，动则气喘，心悸，精神不支，多兼见自汗，易受外感，舌淡脉细弱等。气郁者证见倦怠乏力，肢体酸胀，或关节窜痛不适，其突出特点为卧床休息疲劳反而加重，每于散步或稍运动后反感轻快舒畅，这一肝性疲劳的特点与气虚乏力迥然不同。

2. 病机 肝之气病乏力在病机上有虚实之分。实证，主要反应为肝气郁滞，多发于肝病初期。丹溪曾创六郁之说，他说："血气冲和，万病不生，一有怫郁，诸病生焉。"而气郁又为六郁之首，肝气郁结，失去条达之性，气机郁闭，血流不畅，所以病人感到疲劳乏力。卧床休息，气血运行迟缓，故症状加重，而活动后，肢体舒达，气血流畅，气开血和，所以疲劳反倒减轻。

所谓气虚乏力主要指脾气虚所致的乏力，《内经》说："脾主身之肌肉"。人体四肢功能活动的强弱，肌肉的丰满与否，全赖水谷精微物质的营养。肝病易乘脾，使脾胃的运化功能受到影响，不能很好地吸收和输送营养物质到全身，内不能养脏腑，外不能荣四末，相继出现消瘦、四肢乏力甚或心悸自汗。所以《内经》谓："四肢皆禀气于胃……今脾病不能为胃行其津液，四肢不得禀水谷气，气日以衰，脉道不利，筋骨肌肉皆无气以生，故不用焉。"

3. 治则 遵《内经》"疏气令调"之旨，气郁乏力者，取疏达之法，顺其肝性而勿用补法；而气虚乏力者，宗"虚者补之""损者益之"的原则，以益气健脾补中为法。

4. 方药 用疏达法解肝郁，四逆散、柴胡疏肝散仍为首选药。因气郁血滞，关节胀痛者，可加威灵仙、丹参、牛膝之类。因气郁而湿阻者，加防己、薏苡仁之属，每可使气散血行，郁解筋和而乏力消失。对疏达之法的运用，秦伯未先生说得透彻："这些药物的性味大多辛香而燥，且有耗伤正气的流弊，使用时必须注意两点：肝脏内寄相火，气逆则相火易动，轻者为内热，重者能变肝火冲激，故应斟酌病情，适可而止；其次，肝脏以血为体，以气为用，体和用有密切关系，肝气太过能使肝血暗伤，用理气也需防止伤血，因血虚则气更横逆，有些肝气病往往愈疏气愈加剧，处方时可酌加白芍护阴，参考四逆散和柴胡疏肝散等成方。"

用益气健脾补中法，仍首选补中益气汤之类加减。纳呆加谷稻芽、木瓜；气虚而陷，气短不足以息，脘腹重坠，气虚便秘者，加升麻、荷梗；肠鸣腹泻，四肢欠温者，加甘温之品如干姜、白扁豆。我们在实践中体会到，人一身之正气出于中焦，脾健则气充，气充则肢体强健，疲劳乏力也随之得到改善。

二、肝之血病乏力

1. 主症 血虚乏力多为病程较长之患者，除头晕视物昏花等症状外，肢体软弱无力，突出表现两下肢有似痛非痛、似麻非麻的烦乱难受之感，甚或出现抽筋拘急等，脉细无力，舌质多淡。

血瘀者除其他血瘀体征外，亦可见到乏力、四肢痛楚等。

2. 病机 肝之血病乏力在病机上有血虚与血瘀的区别，血虚主要反映在肝血亏虚方面，前人谓肝为血海，调节血量以适应机体的需要，病久则肝血亏耗，而出现血虚乏力。

肝病血瘀的产生机理是多方面的，诸如气滞寒热及邪实等均可以致瘀，因虚致瘀者也不少见。无论哪种原因致瘀，其结果是一致的，即血瘀则不行，因而筋脉失养，产生乏力。

3. 治则 血虚者补之，血瘀者行之。

4. 方药 当归、白芍、川芎、熟地黄组成的四物汤为历来养血补血之通剂，用之得当，确有疗效。近年来，我们在临床上多用补肝汤，即四物汤加入酸甘化阴的酸枣仁、木瓜、麦冬、甘草组成，既养肝血，又益肝阴，较其他方药为优。在单味药的应用上，如何首乌、阿胶、黑豆等为常用之补品，根据阳生阴长及"有形之血生于无形之气"的理论，在应用补血药的同时，加入党参、黄芪，亦为补血之常法。

血瘀乏力的治疗，方药较多，我们在临床实践中常用下列药物：水红花子、泽兰、炒土元、马鞭草、鸡血藤、瓦楞子等，随着肝脏血流量的改善，肿大肝脾的回缩及其他症状的消除，乏力亦会减轻或消失。

三、肝病及肾之乏力

1. 主症 乏力，尤以两下肢明显，甚则转拘挛，入夜为重，腰膝酸软，多兼有头晕耳鸣、二目干涩、五心烦热等症。

2. 病机 肝藏血而肾藏精，精血相资，肝肾同源。肝病及肾的主要病机不外两途：一是肝病躁急，邪热伤阴，而造成肝阴不足，筋脉失荣，故见胁痛，肢体乏力；二是由于阴久而不复，子盗母气，导致肾阴亏虚，水不涵木，肝木失养，而造成肝肾并病，肝肾阴虚的结局，从而产生乏力及相应的症状。

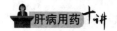

3. 治则 滋补肝血,益肾填精。

4. 方药 滋补肝肾的方药很多,药味应用也较广泛,我们临床上多采用归芍地黄汤为主,以归芍补血,六味平补肝肾之阴。可酌加菟丝子、黑芝麻、何首乌、炒酸枣仁、冬青子、五味子等,这类方药既养肝血,又填肾精,为补肝填肾之佳品。另外,肝病具有先传脾后及肾的一般规律,肝病及肾,往往又会有脾虚的因素存在,或有脾肾虚弱的症状出现。在治疗上就要酌情兼顾。我们首选脾肾两经药物,如《和剂局方》之茯菟丹即为代表方药,药如茯苓、菟丝子、莲子肉、五味子、山药等常服往往可收良效。

四、湿热蕴结乏力

1. 主症 湿热蕴结之乏力多见于急性期肝炎和慢性肝炎活动期,突出表现为肢体困倦乏力,沉重酸楚,头重如裹,甚者关节疼痛,热蕴肝胆者多兼小便黄赤,甚或目黄、身黄,湿热困脾者多兼大便黏腻,恶心欲呕等症。

2. 病机 湿热产生的病机比较复杂,一方面肝病气郁或情志失畅,影响肝之疏泄,郁久化火,同时,气郁则湿郁,湿与热合,或结于肝胆,或蕴于脾胃。另一方面,由于饮食不节,嗜酒过度,湿热内生,或感受时邪内侵,郁而不达,滞于中焦,亦可造成湿热为患,湿邪性黏滞,最易阻遏经脉,妨碍气血津液的荣运,或者出现失濡,或者出现湿困的沉重乏力。

3. 方药 湿热蕴于肝胆以热为主者,多选用龙胆泻肝汤,或沈氏黄疸丸,并酌加赤小豆、田基黄、车前草等;湿热困脾以湿为主可选用茵陈四苓散加减;如湿热充斥,三焦弥漫者,可用宣化三焦之三仁汤加减应用。随着病因的治疗和其他症状的消失,湿热之乏力亦可随之而解。

关于湿热的治疗,秦伯未又有一段精辟的论述:"湿与热邪结合,叫做湿热。由于两者的性质不同,一经结合以后,如油入面,极难分解，一面清热，一面化湿。并依湿和热的孰轻孰重，用药亦或多或少，称为清化。"

第四节 肝病发热

肝病无论新旧，都可以有发热的症状出现，而以低烧为最常见。一般规律，急性肝病或肝胆合病，多见发热，热势偏高，表现为实热；慢性肝病之发热，热势偏低，表现为虚热，所以，临床应首先分清虚实，治疗方有规可循。

一、肝病低烧

肝病低烧，以虚实分之，因郁而热者多责之于实，因热而伤阴者多责之于虚。

丹溪创六郁之说，提出气郁则湿郁，湿郁则热郁，热郁则痰郁，痰郁则血郁，血郁则食郁，而六郁皆从火化。我们在实践中体会到，六郁皆可致热，但总以气郁为主导。因为肝脏独特的生理病理特点决定了气郁不仅本身可以致热，而同时又必然是诸郁的原因和条件。在生理上，肝主疏泄，喜于调达而恶抑郁，精神怫郁不快或暴怒伤肝，都可引起肝气不疏，所以有"肝气易郁"的论述。由郁化热，热之甚为火，故又有"气有余便是火"之说。

肝郁的演变过程，一般为其始在气，久则及血，终乃气血俱病，气郁血滞，因郁而致热。

"气郁则湿郁"，肝气不达则易湿聚，同时木不疏土，土壅则水湿不化，亦可以造成湿邪的积聚，所以郁热常有兼湿者。

从肝病中更能体会到"阳常有余，阴常不足"的明训，如急性期火盛伤阴，慢性肝病的久病失养，"穷必及肾"，均可导致肝肾阴亏而形成阴虚生内热，因郁而致虚的虚热证。

概言之，气郁为诸郁之首，因郁而致热，而热易伤阴耗液，

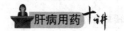

又为虚热的主因。

临床上，郁热产生的同时，多伴有精神抑郁不快，善忧喜怒，两胁撑胀，溲黄便结，舌赤脉数等。治则与方药，古人有"治木郁，诸郁皆解"，"木郁达之"之法，以疏达肝气，解郁清热为主。选方仍以丹栀逍遥散为优。以逍遥散舒其肝气，以牡丹皮、栀子兼清其热，以达肝气行而郁热散的目的。单味药的加减不外川郁金、橘叶、佛手、青皮、香附米之类。若郁而化火，心烦意乱，烦不得眠，身热而躁者，可用费伯雄之合欢解郁汤：合欢花、郁金、当归、沉香、白芍、丹参、栀子、柏子仁、茯神木、柴胡、薄荷、橘饼，临床多效。

慢性肝病，病久及血，除有气郁症状外，兼有血瘀且用疏达之剂无效者，用行气活血、益气活血及通经活络等法。行气活血多用柴胡、赤芍、川芎、生香附、生桃仁、泽兰、丹参、马鞭草、土元之类。气虚者兼用党参、黄芪、茯苓、白术。

郁热兼有湿象者，在理气活血的同时，兼以利湿，药如薏苡仁、杏仁、藿香、茯苓、苍术等为常用之品。

低烧因之于虚者，治以滋肾养肝，药用滋水清肝散、秦艽鳖甲散等，心阴不足用补心丹、气阴双亏用生脉散，为临床惯用方剂。常用药如银柴胡、胡黄连、秦艽、鳖甲、地骨皮、青蒿、知母、沙参、生地黄、熟地黄、十大功劳叶、白薇等，临床用之往往应手取效。

总之，治郁热首当理气，治虚热莫忘养阴。

二、肝病高热

肝病高热多由肝郁化火或肝胆俱病、风火相煽所导致。"肝胆相连"，肝为风木之脏，极易化火，而胆为少阳之府，内寄相火，木与火同居，容易造成风火相煽的病理变化，东垣说："相火……元气之贼也。"丹溪论之更详："相火易起，五性厥阳之火相煽，则妄动矣……相火为气，《经》以火言之，概表其暴悍酷烈，有甚于君火也，故相火元气之贼也。"所以，肝胆俱病每见高热。在临床实践中，有不少病例既有典型的肝郁症状，又有胆火炽盛，症见头痛头胀，面红目赤，口苦咽干，高热烦渴等肝郁胆热的表现。

如湿热交争，胆热液泄，溢于肌肤，除高烧外，兼见小便黄赤，甚或身目俱黄，形成黄疸。在治法上也不外疏肝利胆，清泄湿热，舒肝用柴胡、白芍、郁金、枳实、甘草、竹茹；利胆以茵陈、大黄、栀子，清热宜青黛、黄连、龙胆等。

如胆火炽盛，亦可参照丹溪"实火可泄，黄连解毒汤之类"以清肝利胆，泻火解毒为主要治则。药如黄连、黄芩、黄柏、栀子等。黄芩清上，黄连凉中，黄柏泻下，栀子统泻三焦之火，为必用之品。近年来试用天津南开医院拟定的清胆泻火汤，亦收到较好的效果，药为柴胡、黄芩、半夏、木香、郁金、生大黄（后入）、芒硝、栀子、龙胆各9g，茵陈30g。我们认为本方清热之力大，泻火之力专，兼可疏肝利胆祛湿，不失为临床效方。

如湿与热和，以湿为主者，症见脘腹痞闷，口黏纳呆，困倦乏力等症者，则以利湿为主，兼以清热，方药多选茵陈四苓散或六一散为其主方，酌加苦参、薏苡仁、田基黄、车前草等。或用芳化调中之味，如藿香梗、佩兰、生麦芽、大豆黄卷、连翘等以顾护胃气，助其化湿清热之力。

如湿毒热邪炽盛，结于肝胆，熏蒸于脾胃，弥漫三焦，则入血败营，波及心肾，症见高烧，黄疸迅速加深，易发为急重危候，其主要病机的转变一般为初病在气，表现为阳明热结，溲赤便干；如热邪鸱张，上扰心包，则可出现神志的异常，或躁怒不安，或意识模糊甚至昏迷不醒；久则邪热入血败营，血被热扰，则离经妄行而出现吐衄便血。在治疗上多遵叶氏"入血就恐耗血动血，直须凉血散血"之论，耗血者宜补，动血者予清，以清营凉血、清热利湿为主要治则，常用三方加减，即茵陈蒿汤、犀角散及

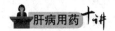
《疡科心法》之银花解毒汤。药用茵陈、炒黑栀、炒大黄、金银花、紫花地丁、川黄连、夏枯草、牡丹皮、赤芍、水牛角粉（冲）等，以茵陈、栀子、大黄、黄连清热利湿以退黄，伍金银花、紫花地丁、川黄连、夏枯草以解毒，牡丹皮、赤芍药、水牛角清营凉血。兼见吐衄便血者，用犀角地黄汤加紫珠草、童便、三七粉等。症见高热狂躁，神志异常者，常用清热宁心、开窍醒神两法，清热宁心用天然牛黄、羚羊角粉、黄芩、栀子、竹叶、灯心草、郁金，配合万氏牛黄清心丸则效力更彰。昏迷不醒可鼻饲石菖蒲、川郁金、莲子心、竹叶、灯心草、栀子仁、天竺黄并配合安宫牛黄丸同用。热势过盛，正气尚盛者，当急下以存阴，重用大黄，荡涤胃肠，导热于下，同时大黄并走血分，凉血清血而引血下行，以防血热妄行，为肝病高烧之良药。

第五节　肝病食少

　　食欲不振几乎是所有肝病病人的共有症状。虽然随着病因的治疗大多数病人会得到不同程度的改善，或者恢复如常，但也有不少肝病患者虽经治疗而脾气不醒、胃气不开、食欲不振的症状仍顽固难除。中医学历来重视脾胃对于人体健康的重要作用和对于疾病发展与恢复的影响。我们在肝病临床中观察到，长期食欲不振的患者不仅体质日渐衰弱，而且往往影响药物的效果，妨碍疾病的康复，故认为各种治疗必须在有胃气的基础上，药物才能发挥其应有的作用，否则就会攻补不应，温凉无效。因此，食欲好坏往往可以提示疾病的进退。

　　导致肝病食少的成因甚多，常见者主要有三：一是肝脏疾病本身对脾胃消化功能的影响，如肝郁不解而伤脾，肝热不除而害胃及湿热蕴结而腻中等；二是误治或失治而损害脾运及胃纳的正常功能，如过用疏达之剂或久服苦寒药物伤及脾胃；三是病后营养不当，如片面强调所谓"三高一低"的饮食原则及盲目乱用保肝药物等都可以影响脾胃消化功能，所以对于肝病食少的治疗应全面辨证，重视病因治疗，仅一味消导开胃往往事与愿违。

一、正虚食少

脾胃虚弱之食欲不振多见于慢性肝病。唐容川曾说："木之性主于疏泄，食气入胃，全赖肝木之气以疏泄之，而饮食乃化。"纳食在胃而运化在脾，但脾运胃纳之功全在肝脏的正常疏泄。肝病则疏泄失常，进而伐土犯胃，使脾失健运，胃失和降。肝病过程中过用辛散苦寒或香燥刚补之品，都可以伤及脾胃，损其正常的纳运。临床表现如消化呆滞，不饥不纳，或强食而不化，故见食少而腹胀，倦怠乏力等征象。治疗上多以益气健脾或和胃醒脾为主要治法，在选用方药上多宗"治脾以健，药用香燥，治胃以和，药用焦苦"的原则，以楂曲六君子汤为主方，单味药的应用如炒山药、鸡内金、嫩豆蔻、稻芽及少量龙胆等亦可随症加入，补中有消，用以醒脾和胃，助运进食，为常用之品。吴澄在《不居集》中说："故凡查病者，必先查脾胃强弱；治病者必先顾脾胃勇怯，脾胃无损，诸可无虑。"这段话强调调理脾胃的重要性，对于肝病食少的治疗有一定的指导意义。

二、湿热食少

湿热伤中是引起肝病食少最常见的原因之一，多见于急性肝病和慢性肝病活动期。肝郁化热或湿邪停聚，或平素过食膏粱厚味等均易酿成湿热互结，聚于中焦，壅塞脾胃，清气当升不升，浊气当降不降，清浊相溷，郁滞不化而造成升降失调的结局，证见胃呆纳少，口干口苦，恶心厌油，脘腹胀满，舌红苔黄腻，脉弦滑数等。

在治疗上多以清热利湿与芳香化浊为主要治则。清热利湿仍首选平胃散、三仁汤及龙胆泻肝汤等加减应用。由于肝病湿热具有热易祛而湿难除的病理特点，因此，运用清热利湿法，应重在利湿，否则，热去湿留，湿气不除又可聚而化热，如此周而复始，影响食欲不振症状的消除。我们认为湿热俱盛的治疗应加重祛湿的力量，以达到湿去热除的目的。亦可参照前人常用的三法：①苦寒燥湿：常用药如黄芩、黄连、栀子、黄柏、滑石、甘草；②解毒燥湿：湿热化毒，郁蒸三焦者，常用药物如土茯苓、苦参、赤小豆、败酱草等。③苦辛除湿：应考虑"湿热之邪非辛不通，非苦不降"，药用厚朴、藿梗、生姜等辛开，黄芩、黄连、龙胆等苦降。

如湿邪偏重，治宜芳化。我们多采用正气散加减：藿梗、厚朴、茯苓、陈皮、杏仁、神曲、麦芽、茵陈、大腹皮。总之，湿热为患，药当清轻宣化，不宜重浊厚味。薛生白云："湿热证，数日后脘中微闷，知饥不食，湿邪蒙绕三焦，宜藿香叶、薄荷叶、枇杷叶、佩兰叶、芦尖、冬瓜仁等味。"湿热既除，胃气则开，食欲则可转佳。

三、阴虚食少

肝病过程中许多因素都可导致阴亏的结局，而引起胃阴不足的因素多为木火偏盛，邪热伤阴，或因烦劳郁怒，五志过极，耗伤胃津；或过食温热辛辣之品；或过用辛散药物劫阴。燥热刚补药物助火均可导致胃阴不足。其表现为食欲不振或不饥不食，口干燥而少津，大便多燥而不畅，舌无苔，脉细数。

在治疗上，最详也莫过于叶氏，他根据"脾宜升则健，胃宜降则和，盖太阴脾土，得阳始运，阳明燥土，得阴则安；以脾喜刚燥，胃喜柔润"的理论机制，创造性地提出了治疗胃阴不足，食欲不振等症的四大法则，即宜凉、宜润、宜降、宜通。在选药上多喜用沙参、麦冬、石斛、生地黄、白扁豆、粳米、甘草等。多年临床实践证明，叶氏对病机的阐述与治疗原则的运用是符合实际的。我们在临床上根据"胃喜柔润，以通为用，得降则和"的特点，多以甘寒柔润，益胃养阴为总治则，在方药选用上以一贯煎为主，加柴胡根、麦芽、玉竹、山药等。以沙参、麦冬、玉竹、石斛甘寒养阴；以山药、枸杞子健脾培土，填精益肾；加柴胡根、生麦芽、金铃子以疏肝解郁，调畅气机，和中消食。配伍于一派阴药中，动静结合，借以鼓舞胃气，相得益彰。

对于胃阴不足一般对症治疗效不显著者，可遵东垣"胃之不足惟湿物能滋养"之说，用"酸甘化阴法"，多选用芍甘汤、生脉散等方，或在养阴基本方药中加乌梅、木瓜、焦山楂、白芍、五味子等酸味药物。木瓜入肝脾，酸温气香，理肝醒脾和胃；乌梅、五味子酸敛生津益阴，对于胃酸缺乏之食欲不振尤为良好。从临床观察，不少慢性肝病病人长期胃纳迟呆，无食欲，多因胃酸缺乏，此法用之最为合理。

四、食积所伤

经云："饮食自倍，肠胃乃伤。"平素膏粱厚味之人，或肝病后不合理的营养，过食肥甘之品滞而伤中，造成脾胃的壅塞，而产生脘腹痞满或体胖乏力，口黏腻而恶食等症。

食积伤胃的治疗多以调中化湿、导滞消食为治则，在方药选用上，多以楂曲平胃散、枳术丸、保和丸等为基本方。单味药如小量黄连、薏苡仁、败酱草、荷叶、槟榔等亦可随症加入，常有助益。

除药物治疗之外，调节饮食也是特别重要的治法。李东垣曾说："或损其谷，此为妙法。""美食以助药力，益升浮之气以滋胃气。"损其谷是指控制饮食，避免过量，美其食则指合理地选择食物。我们认为食积伤胃的治疗也应遵此说，对病人进行科学的生活指导，适当地控制调节饮食量，以减轻肝胃负担，同时在食品选择上以清淡素食为宜，恢复和维持其正常的消化功能，则食欲

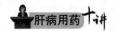

自可转旺，食少一症即可得到恢复。

第六节　肝脾肿大

肝脾肿大为病毒性肝炎、肝硬化、脂肪肝等常见肝脏疾病的最普遍的体征之一。有资料表明，黄疸型肝炎有肝大者占53.2%～90.7%，无黄疸型肝炎肝大者为66.3%～99.42%；病毒性肝炎脾肿大者为4.3%～56.6%，文献报告多数为20%～30%。同时，在疾病的某一阶段肝脾肿大有时还成为主要的临床表现而使患者深为所苦，因此，临床证治有时常将其作为主要的辨证依据和针对目标。

肝脾肿大属于中医"癥积"范畴，不少临床工作者受"瘀血"理论影响，对肝脾肿大的治疗概用活血化瘀之法，尽投消积散结之药，忽视了全面辨证，这显然是片面的，有时非但达不到预期的疗效，还会带来某些不良的后果，影响整个疾病的康复。

肝脾肿大作为肝病的重要体征，在不同疾病和疾病的不同阶段，其程度、质地及伴随症状等均有较大差异，临床证治往往涉及多种治法。现将我们多年来对肝脾肿大的常用治法简介于后。

一、疏肝行气法

在肝病中肝气郁滞的机会最多，疏肝行气法应用的频率亦最高。在急性无黄疸型肝炎和部分慢性迁延性肝炎，肝脾常可轻度肿大，质地尚软，同时多兼见胁肋胀痛、烦躁易怒等症，常无明显的瘀血征象，此类肝脾肿大多责之于肝气郁滞所致，在治法上则常用疏肝行气法。

疏肝行气法常用药如柴胡、枳实、香附、青皮、陈皮、川芎、佛手、香橼、紫苏梗、云故纸、郁金、木香、合欢花、橘叶等。上述药物多入肝经，具有良好的疏肝解郁、条达气机的功效，药理研究证实柴胡等疏达药具有抗炎、抗渗出、抗肝损伤、抑制肝纤维化及调节免疫等作用，临床应用不仅可以使肿大的肝脾得以回缩，还可改善其他伴随症状及恢复肝脏功能等。因疏达药质轻味薄、性多辛燥，故常配以白芍、木瓜等滋柔甘缓之品。

病例 1　赵某，男，19 岁，学生，1990 年 5 月 26 日初诊。

患者于 1 个月前诊为急性无黄疸型肝炎（乙型），经住院治疗后肝功恢复正常，HBsAg 仍（＋）。近日仍感肝区隐痛，腹胀，烦躁易怒，食欲及二便可，余无明显不适。

查体：青年男性，一般情况好，肝上界于第六肋，肋下1.5cm，剑下 3.0cm，质软，压痛（＋），叩击痛（＋），脾未触及。舌淡，苔薄白，脉沉弦。治以疏肝行气法。

方药：四逆二金汤加味：柴胡 15g，白芍 15g，枳实 9g，甘草3g，川郁金 15g，鸡内金 12g，合欢花 9g，丝瓜络 9g，蝉蜕 9g，生栀子 9g。水煎服，每日 1 剂。

服 6 剂后，自述胁痛腹胀减轻，情绪较前转佳，余症同前，上方继服。

患者先后共服用 20 余剂，自觉已无明显不适，肝功（－），HBsAg 仍（＋）。查体：腹软，肝于肋下未触及，剑下 2cm，脾未触及，苔薄白，脉沉弦细。嘱详查乙肝免疫指标后再拟中药抗病毒治疗。

二、活血化瘀法

瘀血停著，结于胁下，是形成肝脾肿大等腹内痞块的主要病因病机，王清任曾明确提出："气无形不能结块，结块者必有形之血也。"唐容川亦谓："瘀血在经络脏腑之间，则结为癥瘕。"在慢性肝病中瘀血痞块的形成多因之于肝气郁滞、湿热内羁阻遏气机或气虚血运不畅等病理因素，正如石寿堂所言："始也气结，继也血结，结则隧道痉挛，往往腹中有鞭块成形之物患。"陈士铎也认

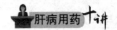

为："肝气一郁……日积月累，无形化为有形。"临床所见，由气滞到血瘀、无形到有形是符合慢性肝病肝脾肿大的发生发展规律的。

瘀血既成，结于胁下，除可有肝脾肿大、质硬、肝区刺痛外，尚可见赤痕血痣、肝掌、胸腹壁青筋暴露甚或牙衄、鼻衄等瘀血征象。此肝脾肿大多见于慢性活动性肝炎、肝硬化及脾功能亢进等，治用活血化瘀法。

活血化瘀法常用药物如丹参、赤芍、三七、水红花子、桃仁、鸡血藤、郁金、马鞭草、泽兰、当归、山楂、土元等，上述药物都具有很好的活血化瘀作用，大部分药物还同时具有养血柔肝功效。现代药理研究证实活血药可以改善肝脏血液循环，增加肝血流量，促进炎症灶消退及增生性病变的软化和吸收，从而收到软缩肝脾的作用。

病例2 李某，男，45岁，工人，1990年9月28日初诊。

患者于1978年曾患急性肝炎（乙型），经住院治疗后恢复。后时常反复，GPT（谷氨酸丙酮酸转移酶，现称ALT）反复升高，近日因劳累感肝区刺痛、牙衄、腹胀、偶有大便稀、后背胀痛，B超示肝硬化、胆囊炎、脾厚6.5cm。肝功（–），A/G=34/31，HBsAg（＋）。

查体：患者中年男性，慢性肝病面容，右颈部可见一蜘蛛痣，腹软，肝肋下未及，剑下2cm，质硬，边锐，压痛（＋），脾于左肋下约4cm，质韧，腹水征（–），双肝掌（＋），舌暗苔薄白，脉沉细略数。治以活血化瘀法。

方药：水红花子汤加减：水红花子15g，泽兰15g，土元9g，炒水蛭9g，生黄芪15g，三七粉1.5g（冲），怀牛膝12g，马鞭草15g，山甲珠9g，焦山楂15g，煅瓦楞子15g，白豆蔻6g，茵陈15g，生甘草3g，大枣5枚，水煎服，每日1剂。

二诊：患者服6剂后，自述肝区痛减轻，腹胀亦减，仍牙衄，舌脉同前，上方加藕节12g继服。

三诊：服药有效，诸症均减，牙衄已止，嘱以上方每服 3 日停 1 天。

患者服上方近 3 个半月，共服药近 90 剂，自我感觉良好，肝区痛及牙衄均消除，饮食及二便正常，已恢复工作。1991 年 1 月 11 日 B 超示：肝脏光点稍密集，呈慢性肝病图像，胆囊壁仍稍毛糙，脾厚 4.5cm。查体：右颈部蜘蛛痣变浅，双肝掌（±），腹软，肝于肋下未及，剑下 1.5cm，质硬，压痛不明显，脾于左肋下 2cm，余未见明显异常，舌红苔薄白，脉沉细。嘱常服六味地黄丸及人参健脾丸作善后治疗。

三、软坚消瘕法

肝病日久，肝脾肿大，质地坚硬，为一般活血或行气药力所不及，宜用攻坚消积法治之。软坚消瘕药常用如鳖甲、龟板、穿山甲、生瓦楞子、生牡蛎、鸡内金粉、三棱、莪术、山慈菇等，都具有较好的软坚消积功效。动物实验研究证实，上述软坚药物具有防止假小叶形成、减轻肝细胞变形坏死，并有软化或抑制肝脏结缔组织增生的作用。

软坚消瘕药在攻坚消积的同时又每易耗气伤血，久用必可伤正，故临床应用一是常伍以养血柔肝、健脾益气或益肾填精等扶正之药；二是"瘀去大半而止"，不宜大量长期应用；三是软坚药消积宜丸散缓缓图之，方能做到有益无损。

病例 3　刘某，28 岁，工人，1991 年 7 月 12 日初诊。

患者于一年前查体发现 HBsAg（＋），肝功（－），后在当地医院查体发现肝脾肿大。近日仍感肝区撑胀、纳呆、偶有腹胀，余无明显不适。查体：青年男性，一般情况好，腹软，肝于右肋下 2cm，剑下 4cm，质硬，压痛（＋），脾于左肋下 2.5cm，腹水征（－），舌淡苔薄白腻，脉沉缓。肝功（－），HBsAg（＋），B 超示：慢性肝病、脾大。治以软坚消瘕，清营解毒法。

方药：生瓦楞子 30g，炮山甲 9g，鸡内金粉 9g（冲），夏枯草 15g，生牡蛎 15g，柴胡 15g，甘草 3g，胡黄连 9g，半枝莲 15g，牡丹皮 9g，小蓟 15g，蝉蜕 9g，砂仁 9g，明矾 0.2g，大枣 10 枚。水煎服。

二诊：患者服药后自感肝区撑胀稍减，仍时感后背胀痛，纳呆，时有恶心，上方去明矾，加山楂 15g，继服。

患者每服三日停一日，连服 60 余剂，自感诸症减轻，除偶有牙衄外已无明显不适。1991 年 10 月 4 日复查 B 超示：肝剑下、肋下均未及，表面尚规则，均质，光点粗大密集，门静脉 1.3cm，胆囊壁厚 0.2cm，稍毛糙，透声好，脾厚 4.5cm。结论：慢性肝病，脾大。宗原方加炒生地黄 15g，继服。

再诊：1991 年 12 月 2 日再诊，经又服上方近两月后，牙衄已止，饮食体力如常人。查体：腹软，肝于肋下可及约 1cm，剑下 2cm，质韧，压痛（±），脾于肋下可及，舌淡红苔薄白，脉沉弦。B 超示：肝大小形态均正常，肝内外胆管无扩张，门静脉 1.2cm，脾厚 4.0cm，胆囊（－）。结论：肝胆脾声像图未见明显异常。肝功（－），HBsAg 仍（＋），另以清营解毒药为主治之。

四、化痰散结法

张景岳曾谓："五脏之病，俱能生痰。"临床所见，肝病则气机失其条达疏布，遂使肺失肃降，脾失健运，肾失开阖，水道壅塞，水湿停滞，聚饮为痰，故肝病中痰湿生成的机会颇多，痰湿凝结，阻于血络又形成肝脾肿大等腹内积块的重要机制，所以，古人之"自郁成积，自积成痰，痰挟瘀血"的论述是符合临床实际的。临床上每见于体胖之患者或痰湿壅盛之人，除肝脾肿大外，每兼有两胁胀痛、腹胀纳呆、呕恶、大便黏滞不爽等，治宜化痰散结法。

常用药如清半夏、浙贝母、海蛤粉、射干、炒杏仁、橘红、夏枯草、桔梗、海藻、昆布、海浮石、全瓜蒌、薏苡仁、生白术等，均有较好的化痰祛湿、散结消积作用，对痰湿素盛之体或因痰湿阻络所致的肝脾肿大均属适宜。

病例4　沙某，女，61岁，教师，1992年3月3日初诊。

患者以往有脂肪肝、胆囊炎病史，近1个月来感右肋痛胀、腹胀、呕恶、五心烦热、心前区闷痛不适、周身困重，曾在其他医院B超检查示脂肪肝及胆囊炎。查体：老年女性，肥胖体质，腹软，肝于右肋下2.5cm，剑下4cm，质韧，压痛（＋），莫非氏征（＋），脾于肋下未及，舌淡红苔薄白腻，脉沉缓。治宜化痰散结法。

方药：清半夏9g，陈皮9g，茯苓15g，浙贝母9g，海蛤粉15g，决明子15g，生牡蛎15g，石菖蒲9g，连翘9g，炒杏仁9g，郁金15g，白豆蔻6g，生栀子9g，生甘草3g，水煎服，日1剂。

二诊：服药后肝区痛胀及呕恶明显好转，仍感烦热，双下肢困重，舌脉同前，上方加宣木瓜12g，水煎继服。

再诊：1992年5月12日已服药50余剂，自述诸症均减，除时有两肋隐痛外，已无明显不适。复查B超示：肝脏大小形态未见异常，肝实质回声均匀，肝内血管走行清晰，肝内光点较密集，肝内外胆管无扩张，胆囊5.6cm×2.3cm，壁毛糙，胆汁透声好。结论：胆囊炎。查体：腹软，肝于右肋下可及，剑下3cm，质韧，莫非征（＋），脾于肋下未及，舌淡红苔薄白，脉沉缓。原方去栀子，加云故纸9g，水煎服，隔日1剂。

五、健脾磨积法

《活法机要》曾谓："壮人无积，虚人则有之。"临床上肝脾肿大多见于慢性肝病患者，就整个病程而言多属本虚标实，除肿大的肝脾作为积块局部属实证外，每露正败之象，如形体消瘦、气短乏力、纳呆便溏等，此时正气衰败特别是脾气虚弱已成为主要矛盾，如仍行气破血，一味攻伐，非但于消积无助，反使脾气更加虚弱，这对于疾病预后是极为不利的。古人曾有"健脾即可以磨积，脾健积自消"之说，认为此类患者宜从健脾立法，稍佐活血软坚之品，或进汤剂调补，或以丸散缓图，久必收效，这也是久病治本的一个方面。

健脾磨积法常用药物如生黄芪、党参、白术、茯苓、桂圆肉、莲子、芡实、扁豆、怀山药、薏苡仁、石斛、木瓜、乌梅、太子参等，或具益气健脾之功，或有益脾护阴之效，脾气实则肝体有所养而适其柔润之性，则瘀易去，积易消。

病例 5 宋某，男，63 岁，干部，1991 年 7 月 3 日初诊。

患者于 4 年前即在查体时发现 HBsAg（＋），2 年前出现肝炎症状及体征，肝功异常，B 超示：门脉高压，肝大。经中西药物治疗后效欠佳，后时常反复。2 个月前曾服水红花子汤等活血化瘀方药 40 余剂，症状稍减。近来仍感午后腹胀、便溏、肋痛、偶有牙衄，肝功（－），A/G=30/32，γ-谷氨酰转肽酶（γ-GT）（－），HBsAg（＋），抗-HBe（＋），抗-HBc（＋）。查体：患者老年男性，消瘦，慢性肝病容，腹软，肝于肋下 2cm，剑下 3.5cm，质硬，表面光滑，压痛（±），脾于左肋下 2.5cm，质韧，双下肢轻度浮肿，舌淡苔薄白，脉沉细，正虚邪实，瘀在肝而虚在脾，治宜健脾磨积法。

方法：柴芍六君子汤加味：台党参 15g，生炒白术各 15g，茯苓 15g，炙甘草 6g，半夏 9g，陈皮 9g，柴胡 12g，杭白芍 15g，炒山药 15g，郁金 15g，丹参 15g，三七粉 1.5g（冲），宣木瓜 12g，龟板 12g（先煎），藕节 12g，大枣 10 枚为引。水煎服，日 1 剂。

二诊：患者自述服药 6 剂后，体力稍增，腹胀减轻，仍感双下肢困重，舌脉同前，原方继服。

患者服上方 3 个月余共近 100 剂，自述乏力消失，饮食及体力佳，二便调，双下肢已不肿，肋痛明显减轻，牙衄已止，已能上班工作。1991 年 10 月 21 日复查肝功（－），HBsAg（－），A/G=46/30，

B 超示：肝大小形态正常，胆囊 5.6cm×3.0cm，壁不厚，脾厚 3.8cm。查体：面色稍萎黄，腹软，肝于肋下可及，剑下 3cm，脾于肋下未及，双下肢（-），舌红苔薄白，脉沉细弦。以上方去大枣、龟板后 5 倍量，加黄芪 120g，米泔水泛为丸如绿豆大，每次 10g，每日 3 次，久久服之，以善其后。

结　语

如上所述，肝脾肿大作为多种慢性肝病的体征，是临床辨证用药的重要依据之一，切勿忽视全面辨证，更不可拘于一法。我们在临床实践中体会到，一般急性肝炎之肝脾肿大质地多较软，病程较短，病情较轻浅，随着湿热毒邪的祛除，肝功恢复，绝大部分都可回缩，不必舍本求末，一味攻逐。慢性肝炎、肝硬化等之肝脾肿大，质地多较硬，程度多较重，有时在治疗上作为主要矛盾是十分必要的，在辨证用药时必须兼顾标本。除上述行气、活血、软坚、化痰及健脾等诸治法外，湿热毒邪较盛者又可用清热利湿解毒法；肝肾阴亏者则可治以培补肝肾法，肝癌所致之肝肿大又常须加入半枝莲、白花蛇舌草、蚤休等药；同时，为防止癌细胞随血行传播，应慎用活血化瘀药物。临床上又往往将丹参、三七、瓦楞子、莪术、鳖甲、鸡内金、牡蛎、蛤粉等作为消积散结之必用药，在辨证用药的基础上随证加入，这对于提高回缩肝脾肿大的疗效是有益的。

第七节　黄　疸

黄疸是由于血胆红素浓度升高而引起的眼结膜、皮肤黏膜及体液等的黄染现象。正常人血中胆红素不超过 17μmol/L，当胆红素在 17.1 ～ 34.2μmol/L 之间而临床不出现黄疸时，称为隐性黄疸，达 34.2μmol/L 以上时即可出现明显黄疸。临床上胆红素达

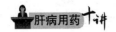

20.4μmol/L 时即应视为异常。

胆红素的代谢过程十分复杂，任何一环节发生障碍均可引起黄疸。肝细胞对胆红素的摄取、结合和排泄是胆红素在肝内代谢的三个重要过程，而结合胆红素由肝细胞排泄入毛细胆管后，与其他物质共同形成胆汁经胆管排入胆囊，其大部分由胆囊浓缩和储存，可见肝胆在胆红素代谢过程中发挥着极其重要的作用，因此，肝胆病是黄疸发生的最主要原因之一，而黄疸作为重要体征在某些肝胆病是十分多见的。

在中医学中黄疸是一个独立的病证，临床上以目黄、身黄、小便黄为特征。早在两千多年前中医学对黄疸就形成了比较全面的认识，如《内经》说："溺黄赤安卧者黄疸，已食如饥者胃疸……目黄者曰黄疸。"《内经》还说："身痛而色微黄，齿垢黄、爪甲上黄，黄疸也。安卧，小便黄赤，脉小而涩者，不嗜食。"经过历代医家的不断探索与阐发，对黄疸的病因病机、证候及证治等形成了系统完整的理论体系，积累了丰富的治疗经验，许多治法与方药仍广泛地应用于肝胆病的临床实践，成为我们进行肝胆病中医研究的宝贵财富。

一、阳黄证治

阳黄责之于湿热，《内经》云："溺黄赤安卧者，黄疸。"溺黄赤者热之征，安卧为湿之象。阳黄之辨证有热多湿少者，有湿多热少者，又有湿热并重者。湿热多少之辨，如秦景明所言："湿气盛则黄而晦，热气盛则黄而明。"又有黄疸初起兼表证者，有湿热位于半表半里者，临床均宜辨析，分而治之。

（一）热多湿少者

1. 主症 身目黄色鲜明如橘子色，烦热口渴，呕恶，脘腹胀闷，纳呆，胁肋胀痛，尿黄赤，大便干燥，舌红苔黄燥或腻，脉弦滑数。

关于此型之脉证，宋·成无己说："至于热盛之黄，必身黄如橘子色，甚者勃勃出，染著衣正黄如藻汁，是其正黄色也"是言其证。清·陈德求谓"热多湿少者，脉来弦数，黄中带亮"则兼言其脉。可谓明确中肯之至。

2. 治法 清热利湿，消疸退黄。

3. 方药 茵陈蒿汤加味：茵陈45g，栀子9g，生大黄9g，龙胆6g，车前草15g，生甘草3g，板蓝根15g，黄柏9g，竹叶9g。水煎，早晚2次温服，日1剂。

加减：肺气不宣兼气急者加炒杏仁9g以宣达肺气；小便艰涩者加滑石15g以行通利；毒深热重者加蒲公英15g，败酱草15g，土茯苓15g以增其解毒消疸之功；皮肤瘙痒者加白鲜皮15g，地肤子9g，紫草9g以胜湿祛风。

4. 兼症治疗

（1）兼表证 黄疸初起，发热重，目黄身黄，烦渴无汗，头痛，周身酸楚，尿黄，舌红苔薄黄，脉浮数或弦数，此系表邪未解。治宜解毒清热退黄，使黄从汗解。

方药麻黄连翘赤小豆汤加减：炙麻黄9g，连翘9g，炒杏仁4.5g，赤小豆30g，桑白皮12g，紫草9g，白通草6g，甘草3g，生姜3g，大枣5枚。水煎服，每日1剂。

（2）兼半表半里证 热邪由表及里，位于少阳半表半里之间，证见往来寒热，胁痛胸闷，腹胀呕恶，心烦口苦，纳差，舌红苔薄黄，脉弦略数。治宜和解少阳，清热退黄法。

方药：茵陈柴苓汤加味：柴胡12g，黄芩9g，半夏9g，猪苓15g，泽泻9g，茯苓15g，茵陈15g，麦冬12g，赤芍6g，清竹茹9g，佛手9g，焦三仙各9g，生甘草3g。水煎服，日1剂。

（3）兼肝胆火盛 肝胆火盛，黄疸持续不退，头痛头胀，胁痛，高热烦渴，小便热痛，口苦胸闷，舌红苔黄厚，脉弦数。治宜清泻肝胆。

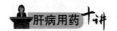

方药：龙胆泻肝汤加减，或用茵陈蒿汤服龙胆泻肝丸。

（二）湿多热少者

1. 主症 身黄目黄，黄色较淡，头重身困，脘闷纳呆，呕恶不欲饮，小便不利，舌淡苔白厚腻，脉滑数。

宋·成无己说："湿家之黄，身黄如烟熏黄，虽黄而色不明"是言其证；清·陈德求之言"湿多热少者，脉来沉细而缓，其色黄而晦"则兼言其脉。

2. 治法 利湿清热。

3. 方药 沈氏黄疸丸合茵陈五苓散加减：茵陈30g，苍术12g，大黄6g，甘草3g，白术15g，猪苓30g，云茯苓15g，泽泻2g，白茅根30g。水煎服，日1剂。

加减：脘腹胀满加大腹皮15g，薏苡仁30g；呕恶加白豆蔻6g，竹茹12g，陈皮9g；小便不利加车前子15g（包），滑石15g，通草6g。

4. 兼症治疗

（1）兼表证 一身面目发黄，黄色暗淡，周身困重，头痛，无汗心烦，小便黄，呕恶不欲食，是邪在体表未解，治宜宣化，行气化湿。

方药：甘露消毒丹：滑石15g，茵陈15g，石菖蒲9g，木通6g，川贝母9g，藿香9g，薄荷6g，白豆蔻6g，连翘9g，射干9g。水煎服，日1剂。

（2）里湿重证 黄疸色泽不鲜，胸腹满闷，纳差，大便黏腻不爽，肢体倦怠无力，小便不利，是内湿较重，治宜健脾利湿法。

方药：陈士铎治内消疸汤加味：白术15g，茯苓15g，薏苡仁30g，茵陈15g，炒栀子9g，陈皮9g，车前子15g（包）。水煎服，日1剂。

（3）湿浊壅塞 周身作黄，恶心呕吐，腹胀纳呆，困倦无力，腹痛泻泄，治宜芳香化浊除湿法。

方药：三仁汤加减：生薏苡仁 30g，炒杏仁 9g，白豆蔻仁 6g，川朴 9g，通草 6g，滑石 18g，姜半夏 12g，淡竹叶 9g，藿梗 9g，淡黄芩 9g。水煎服，日 1 剂。

（三）湿热并重

1. 主症 黄疸较深，高烧，烦渴，尿黄，腹胀，呕恶不欲食，大便黏滞臭秽，或身热不扬，舌红苔黄厚腻，脉濡数，是湿热并重之象。

2. 治法 清热利湿解毒。

3. 方药 茵陈蒿汤合栀子柏皮汤加减：茵陈 30g，栀子 9g，大黄 9g，黄柏 9g，云茯苓 15g，生甘草 6g，车前子 15g（包），田基黄 30g，鲜麦苗 30g，熊胆粉 1.5g（冲）。水煎服，日 1 剂。

加减：呕恶加姜半夏 9g，寒水石 15g；高热加金银花 15g，蒲公英 15g，赤芍 15g；肝区痛加金钱草 15g，海金沙 15g；身痒加白鲜皮 12g，防风 9g，地肤子 9g。

二、阴黄证治

阴黄责之于寒湿。或寒湿外侵，或脾阳素虚，或阳黄过服寒凉泄下之剂，均为阴黄发生之条件。

1. 主症 目黄身黄，晦暗不泽，状如烟熏，脘胀纳减，便溏，小便黄或不利，神倦无力，形体消瘦。舌暗或淡，苔黄或白厚腻，脉沉细涩或细弱。

清·吴炳说："若因饥饱劳疫，七情内伤，致脾虚萎黄者，见证必神疲困倦，言语轻微，畏冷便溏，脉形无力，与湿热发黄，反如冰炭。"道出了阴黄及兼证特点。叶天士则谓阴黄"脉沉细而身冷，泄利，小便清白是也。"

2. 治法 健脾温中，利湿退黄。

3. 方药 《辨证奇闻》治脾疸汤：白术 15g，附子 9g，人参 6g，茵陈 15g，白茯苓 15g，清半夏 9g，大枣 5 枚。水煎服，日 1 剂。

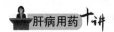

亦可予《医学心悟》之茵陈术附汤加减：茵陈 15g，附子 9g，干姜 3g，草豆蔻 9g，白术 9g，半夏 9g，泽泻 9g，枳实 9g，白茯苓 15g，橘红 9g，生姜 3 片为引。水煎服，日 1 剂。

加减：手足逆冷、溏泄者加炮姜 6g；胁痛加元胡 9g，郁金 15g；纳呆食少而无味者加焦神曲 9g，炒麦芽 15g；肝脾肿大加生香附 15g，马鞭草 15g，鳖甲 9g，穿山甲 9g。

三、急黄证治

急黄责之于邪毒炽盛，内陷营血，常因过劳、酗酒及妊娠等因素诱发。

1. 主症 发病急骤，黄疸迅速加深，身目呈深黄色，高热口渴，烦躁不安，小便深黄，或神昏谵语甚至昏迷，或见鼻衄、齿衄、呕血、便血、身发瘀斑等，可出现腹水。舌红苔黄腻或黄燥，脉弦数。

2. 治法 清营凉血解毒。

3. 方药 犀角散加减：茵陈 30g，生山栀 9g，升麻 6g，丹皮 9g，赤芍 15g，玄参 12g，大黄 6g，水牛角 30g（另煎兑入），生地 15g，金银花 15g，连翘 9g，黄连 9g，生甘草 3g。水煎服，日 1 剂。

加减：高热神昏，加至宝丹 3g，或安宫牛黄丸 1 粒，用石菖蒲 6g，郁金 12g，煎汤送服；腹大如鼓者加大腹皮 15g，沉香粉 6g；黄疸持续不退加熊胆粉 3g（冲），白茅根 60g；持续高热，可加羚羊角粉 3g（冲），生石膏 15g。

急黄一证多见于重型肝炎，病性多危重，常需中西医密切配合抢救治疗。

四、黄疸证治中的几个问题

黄疸作为一个独立的病证，其总体证治规律已如上述，这些原则对黄疸的临床治疗具有普遍的指导意义，但临床所见，黄疸可由多种疾病所引起，就其病因治疗而言也往往涉及多种不同的治疗方法，现结合我们的经验与体会，就黄疸证治中应注意的几个问题分述于后，以作为黄疸证治的补充。

（一）关于辛燥药的应用问题

对于黄疸之治，古人曾概言曰："阳黄者，栀子与大黄，阴黄者，附子与干姜。"而茵陈则为治黄所必用。从古人治疗阴黄的方药中，其代表方剂中每有附子、干姜等药，这就出现了一个认识辛燥药应用的问题。

黄疸之发，多因于肝胆之疾，而肝"体阴用阳，体柔性刚"刚阳之性易于激发而升越上亢，故治肝之法宜清、宜舒、宜镇、宜柔，顺其性而治之，而不宜用辛燥刚烈之品如桂枝、附子、干姜、麻黄、细辛等。因而古人曾有："肝病忌桂，木得桂则枯"之说，我们体会这里并非单指桂枝而言，而是提示大凡辛燥药物在应用时均宜慎重。陈平伯也曾说："厥阴肝脏，藏营血而应木，胆火内寄，风火同源，苟非寒邪内患，一阳之生气欲绝者，不得用辛热之品，以扰动风火。"可见，他对肝病应用辛热药也是十分慎重的。

临床所见，黄疸证治总以清利药应用较多，我们治疗肝硬化、慢性活动性肝炎，甚至肝癌患者出现的阴黄，常用活血化瘀软坚药，并辅以清热利湿退黄药，干姜、附子类亦较少应用。临床上阴黄患者同时伴有便溏、腹泻、腹痛肠鸣、四肢不温，甚或出现双下肢浮肿等一系列脾阳虚衰证候时，适当加入附子、干姜、肉桂等温阳之药是适宜的，但一般不宜过大，应用时间不宜过长。

总之，温阳辛燥药在黄疸证治中应用机会较少，即使是阴黄，亦应慎之又慎，以免影响肝脏功能，引起肝脏新的损伤，这样自然不利于黄疸的消退。

（二）必须明确黄疸的西医学病因

西医学科学的发展特别是各种客观检测方法的实施，使我们

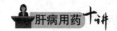

完全有可能明确黄疸发生的西医学病因，这不仅可以帮助我们对黄疸的预后作出较为确切的判断，还可以根据不同的疾病采取相应的治疗措施，对提高黄疸的临床治疗是非常关键的。

在急性黄疸型肝炎，除黄疸外，患者每有呕恶、纳呆、胁痛、乏力等证，同时肝功多有异常，如 ALT 升高等，这样在清热利湿退黄的同时常需适当加入一些解毒药如板蓝根、败酱草等；又因肝细胞破坏后的修复需要新鲜氧气，而新鲜氧气主要靠血液来提供，这样又宜加入丹参等活血药；同时加用疏达肝气、和胃降逆之佛手、香橼、郁金、枳壳等又可以改善一些主要的症状与体征，而上述治疗又都有助于黄疸的消退。

在部分慢性活动性肝炎患者出现的黄疸可以表现为阳黄，也可以表现为阴黄，同时表现有肝脾肿大、肝掌、蜘蛛痣等体征及消瘦、乏力、纳呆等症状，肝功损害多较明显，如 ALT 升高、A/G 倒置等，HBsAg 多（＋）。在治疗上就应采取不同的综合措施，如用活血化瘀法、凉血解毒法、清热利湿退黄法等，同时还应加用某些有益于改善肝功的方法或药物，甚至根据患者免疫功能状况加入某些具有免疫调控作用的中药。因慢性活动性肝炎多由乙型肝炎和丙型肝炎引起，有时还需选择一些对病毒指标有针对性的中药，其治疗环节是多方面的，如果不了解这些，只按阳黄或阴黄证治，自然难以达到预期的目的。

淤胆型肝炎发生的黄疸常较顽固，临床实践表明凉血化瘀退黄之法效果较好，主要选择药如赤芍、生地黄、牡丹皮、栀子、茵陈、大黄、紫草等，有人报道重用赤芍（30～60g）收到较满意的疗效。同时考虑到胆汁瘀积的因素，还常加入金钱草、海金沙、郁金、鸡内金等利胆药。

肝硬化引起黄疸退黄亦颇困难，关键在于真正改善肝脏组织学改变，如加入桃仁、丹参、穿山甲、赤芍、当归、冬虫夏草等改善肝脏纤维化的药物；如出现腹水还需加用猪苓、王不留行、泽兰、六路通、大腹皮等利水药。

　　肝癌亦常引起黄疸，瓦特氏壶腹癌及胰腺癌常导致阻塞性黄疸的发生，临床上除按黄疸辨治外，又每需加用半枝莲、白花蛇舌草、蚤休等抗肿瘤药物或中西医结合治疗。

　　重型肝炎黄疸较深重，且发病急骤，变化迅速，病情凶险，需中西医密切配合，采取积极的全面的抢救措施，方能提高抢救成功率。

　　胆石症特别是胆总管之较大结石或胆囊结石经治疗排至胆总管后嵌顿每易引起阻塞性黄疸，治疗应加大利胆排石药的应用，如重用大黄、芒硝、木香、枳实、金钱草、茵陈等，但应密切观察，如结石嵌顿、局部水肿、出现高烧休克时，则需外科配合，有手术适应证时行急症手术，而不应仍一味行退黄治疗。

　　药物性黄疸临床十分多见，国内报道黄疸患者约有 5% 为药物引起，而澳大利亚统计住院黄疸病人约有 50% 为药物性黄疸。能引起黄疸发生的药物有抗痨药、抗甲亢药、抗癫痫药、某些抗肿瘤药、驱虫药及某些抗生素、中药黄药子等，临床上长期、超量应用或未采取相应的护肝治疗等，均可导致药物性黄疸。药物性黄疸最重要的是首先应当立即停用致黄药物，在辨证治疗时常需加入某些护肝解毒药物，这对提高黄疸的疗效是十分有益的。

　　当然，黄疸发生的因素还有许多，都应当尽可能了解其基本原因，只有这样，黄疸的证治才可能减少盲目性，提高治愈率。

第七讲　临床降酶治疗与用药

第一节　常用治法与用药

血清丙氨酸氨基转移酶（ALT，旧称谷丙转氨酶GPT）测定和门冬酸氨基转移酶（AST，旧称谷草转氨酶GOT）测定，是血清酶活力测定的最主要内容之一。通过肝内酶活力变化情况，可以客观地推测肝实质损害程度，而ALT升高则直接提示肝细胞破坏或急性活动性炎症的存在，因而ALT测定作为病毒性肝炎等肝脏疾病的最敏感检测指标，对病毒性肝炎等肝脏疾病的诊断、预后及疗效判定等都具有重要的参考价值。

改善肝功、降低ALT活性是肝病治疗的主要目标，临床工作者为此进行过许多有益的探索。近年来，国内中医降酶治疗的研究主要体现在三个方面，即辨证论治、定法定方及单味药（或中成药）的研究与应用。由于ALT升高可见于多种肝脏疾病，其发生原因及伴有症状与体征差异甚大，给临床治法的确立带来一定困难，因此，从理论与实践的结合上进行降酶治法学研究是提高临床降酶效果的关键所在。近年来，我们在辨证论治的基础上对降酶治法与用药进行了系统的观察探索，初步摸索了一些规律，指导临床取得了满意的疗效，现将降酶常用治法与用药简介于下。

一、清利法用药

热当清之，湿当利之，湿热相合，清利并用之。湿热毒邪或受之于外或结聚于内是临床上多种急慢性肝病的主要病因病机之一，患者除表现有一系列湿热证候外，ALT升高幅度较大，有时高出正常值十几倍。因此，清利法应用机会亦最多。清即清解，凡清热、清营、泻火及解毒、凉血诸法概属其内；而利即通利，利湿、利胆及通腑等则均属利的范畴，因此，清利法是一个大范畴的治法学概念。

从理论上讲，如果清解毒热之邪是治疗疾病的目的，而通利则可使毒邪出之有路，清利并用即可使病因和病位都有所针对。在实际应用上，清解药又可以燥湿解毒，如栀子、黄芩、青黛；而利湿药兼有清热利湿之功，如龙胆、茵陈、金钱草、海金沙、郁金等；解毒药又具备燥湿清热的功效，如连翘、板蓝根、黄连、败酱草、半枝莲、土贝母等；而清营凉血之牡丹皮、赤芍又可清解毒邪；至于通腑之大黄则具备泻火、凉血、活血解毒、利胆等多种功用。可见清利药物在功用上虽然各有侧重，但多数药物清解与通利并兼，清与利是相互为用，密不可分的。临床应用清利药应根据湿热轻重、毒邪深浅等不同情况，分清主次，使组方用药恰到好处，才能收到预期的降酶效果。湿热毒邪既清，病人因湿热而产生的临床证候也就相应得到缓解或解除。

大量临床与实验研究已证实，上述清利药物具有较好的抗炎护肝作用，能减轻肝实质炎症，促使破坏的肝细胞修复，部分药物还具有较好的抗病毒和调控免疫的作用，临床应用清利法能收到较好的降酶效果，可能与以上综合作用有关。

清利法适用于急慢性肝炎、酒精性肝损害、中毒性肝损害、胆道堵塞及部分肝硬化ALT升高，临床表现为黄疸、腹胀、厌油恶心、纳呆、便干或黏腻不爽、尿黄、低热、舌苔黄腻，脉见滑象等湿热证候者。

病例1　房某，女，31岁，工人，1991年6月5日初诊。

患者于半月前始感右胁隐痛、乏力、倦怠、恶心、厌油、小便黄，当时未予诊治。近日两巩膜发黄，上述诸症加重而就诊。查肝功 ZnTT（－），TTT 13U，GPT 200U/L 以上，HBsAg（＋）。查体：中年女性，一般情况可，巩膜及全身皮肤轻度黄染，腹软，肝脾未及，舌淡苔腻，脉沉滑。诊断：急性黄疸型肝炎（乙型）。治法：清利法治之。方药：茵陈 30g，金钱草 15g，田基黄 30g，赤小豆 30g，土茯苓 12g，竹叶 9g，通草 6g，大枣 5 枚、鲜柳枝 15g 为引。水煎服，日 1 剂。

二诊：服药效著，黄疸已退，诸症明显减轻，饮食已恢复如常，苔薄黄腻，脉弦滑，上方继服。

三诊：上方服 12 剂后，除巩膜仍有黄染、尿黄及两胁隐痛外，已无明显不适。查肝功 GPT 已正常，TTT 亦恢复正常，苔薄黄腻，脉弦滑，上方去土茯苓，加车前草 15g，赤芍 15g，黄柏 9g。水煎服，嘱服 12 剂复查。

四诊：7 月 30 日再诊，服药有效，诸症消失，已无任何不适，肝功（－），HBsAg（＋），苔薄黄，脉弦滑。

二、活血法用药

肝脏是人体供血最为丰富的脏器之一，其血流量占心输出量的 25%～30%，中医学谓之曰"肝藏血"，即言肝与血液循环的密切关系。当某些肝脏疾病特别是如慢性肝炎、肝硬化等慢性肝病时，由于炎症持续存在，纤维化产生及假小叶形成，使肝内血流阻力增加，肝脏血流量减少，形成产生血瘀的病理基础。中医学认为肝病易气郁、气滞则血瘀，或湿邪以羁、阻遏气机，或病气虚、气血运行不畅等，都易造成血瘀的病理过程，因此血瘀是慢性肝病最重要的临床证型之一，临床上除表现为肝脾肿大、血瘀、肝掌及衄血等不同程度的瘀血证候外，肝功化验可见 ALT 轻度或中度升高，浊度及蛋白比值多有异常，活血法是正治之法。

临床降酶最常用活血药如丹参、赤芍、三七粉、郁金、川芎、桃仁、山楂、土元、牡丹皮、水红花子、当归、紫草、马鞭草、茜草、小蓟等，均入肝经，除都具备良好的活血作用外，又分别兼有凉血、止血、行气及清营等不同功效。临床除应辨证选用外，还应根据患者的不同情况加用其他药物，如气滞血瘀者酌加理气药，气虚血瘀者酌加益气药等。

活血化瘀的临床意义在于活血方药具有改善血液循环、增加肝脏血流量、改善血液理化性质及血管通透性，促进炎症病灶消退及增生性病变的软化和吸收并能改善机体免疫功能。活血法良好的降酶效果与上述综合效能是分不开的，特别是肝脏血液循环的改善和血流量的增加可以携带更多的新鲜氧气，为被破坏细胞的尽快修复创造必不可少的条件。

临床应用活血法降酶主要适用于慢性活动性肝炎、肝硬化、酒精性肝损害及脂肪肝 ALT 升高而有明显瘀血证候者。临床上某些急慢性肝炎患者虽无瘀血证候，但在辨证论治的基础上仍可适量加入活血药作为辅助治疗，实践亦证明对于提高降酶效果甚有助益。

病例 2 赵某，男 59 岁，干部，1990 年 8 月 30 日初诊。

患者于 1983 年曾患急性肝炎，经治疗后恢复。后于 1989 年复发 1 次，经治疗病情趋于缓解。近 1 个月来又感右胁隐痛，劳累后下肢浮肿，口干，齿衄，鼻衄，有时恶心，纳食一般，腹胀，尿黄。查 GPT 172U/L，ZnTT 16U，γ-GT 91U，HBsAg（-）。食管钡透示：轻度静脉曲张。查体：患者老年男性，慢性肝病面容，巩膜及全身皮肤无黄染，颈及胸部可见不典型蜘蛛痣，双肝掌（+），腹软，肝于肋下 0.5cm，剑下 2cm，质硬，压痛（+），脾未及，腹水征（-），双下肢（-）。舌暗苔薄黄，脉沉弦略数。诊断：慢性活动性肝炎。治法：活血清营法。方药：炒生地黄 15g，牡丹皮 9g，丹参 15g，三七粉 1g（冲），焦山楂 15g，白薇 15g，炒土元 9g，藕节 15g，射干 9g，黑栀子 9g，天冬 12g，茜草 12g，木瓜 12g，白豆蔻 9g。水煎服，日 1 剂。

二诊：患者服药 20 剂后诸症减轻，衄血已止，仍稍感恶心，苔黄腻，脉沉弦。上方加竹茹 12g，浙贝母 9g，鳖甲 9g（先煎），水煎服。

三诊：患者先后服用上方 40 余剂，已无明显不适，双肝掌（±），肝于肋下未及，剑下 1.5cm，压痛（＋），苔薄黄，脉沉弦。查肝功 GPT 已正常，ZnTT 13U，γ–GT（－），已达临床治愈。

三、疏达法用药

肝气易郁是肝病最重要的病理特性之一，而肝性是喜条达疏畅的，这一矛盾就形成了肝郁致病的内在因素。有人曾统计：临床上约有 56% 的肝病患者有肝气郁结的证候，足见肝气郁滞在肝病发病中的重要性与广泛性。从胁痛、腹胀、呕恶等常见的共有症状看，也还是主要由于肝气郁滞、横逆、上扰、伐脾及犯胃而引起的。甚至肝脾肿大等体征的形成亦与气滞及由此而致的血瘀有关。在急性无黄疸型肝炎、慢性迁延性肝炎等急慢性肝病中，ALT 常有不同程度的升高，又多有胁肋胀痛、腹胀、纳呆、呕逆、烦躁易怒等肝气郁结证候，在治法上即可用疏达之法，即所谓"木郁达之"。

疏达法降酶常用药物如柴胡、香附、枳壳、佛手、香橼、陈皮、紫苏梗、青皮、郁金、川芎、橘叶、木香等，多为辛燥之品。临床应用注意三点，一是用量不宜过大，二是不宜久用，三是在用疏达药的同时应适量加入白芍、木瓜、当归等滋柔甘缓之品。肝郁化热可加黄芩、栀子；心烦不寐加合欢花、莲子心等。

现代药理研究已证实，疏达法最常用药物柴胡具有显著的抗炎、抗渗出、抗肝损伤及抑制肝纤维化的作用；郁金能促进肝内循环，纠正血清蛋白倒置等功效；而木香、枳壳又具有较好的免疫抑制作用等。可见疏达法的降酶效果是有其药理学基础的。

疏达法降酶适用于急性无黄疸型肝炎，慢性肝炎 ALT 升高，而主要表现为肝郁证候者。

病例3 白某，男，33 岁，干部，1991 年 3 月 16 日初诊。

患者于半月前感发热、恶心、乏力、纳呆。曾诊为感冒，经用辛凉解表之剂后热退，近来仍感恶心、乏力纳差、胁痛胀满、小便黄、大便正常、心烦、耳鸣，查肝功 ZnTT（－），GPT 81U/L，γ－GT 300U，HBsAg（－）。查体：青年男性，一般情况尚好，巩膜及全身皮肤无黄染，未见肝掌及蜘蛛痣，腹软，肝于胁下可及，剑下 1.5cm，质软，压痛（＋），脾于肋下未及，腹水征（－），双下肢（－），苔薄白，脉弦。诊断：急性无黄疸型肝炎（甲型）。治法：疏达法。方药：四逆二金汤加减：柴胡 15g，白芍 15g，炒枳实 9g，鸡内金 9g，郁金 15g，黄连 9g，紫苏叶 9g，白豆蔻 9g，甘草 6g，通草 6g。水煎服，日 1 剂。

二诊：患者服药平妥有效，两胁胀痛已除，余症亦明显减轻，小便仍稍黄，苔薄白，脉弦，上方加赤小豆 15g，竹叶 9g。水煎服。

三诊：患者服药 12 剂后，除稍感睡眠欠佳外，已无明显不适，查肝功 GPT 正常，γ－GT 19U。上方加合欢花 15g，生龙骨、生牡蛎各 30g，水煎服，间日 1 剂。嘱服 10 剂后继服逍遥丸善后。

四、芳化法用药

芳化法是指以芳香化浊药物祛除体内湿浊之邪的治法。肝周转斡旋一身之气机，在正常情况下，气机疏达流畅，清阳之气因之而升，浊阴之气随之而降，升降适度，土木无侮，燥湿协调，则湿浊无由所生。患急慢性肝炎、脂肪肝等肝脏疾病时，肝气郁滞，木邪横逆，犯胃伐脾，使升降失职，清浊相混，湿浊之气聚于中焦，弥漫周身，临床表现为呕恶、厌油、纳呆、腹胀、肢体困重、乏力等。查肝功，ALT 常有升高，因无明显热象，用清利恐苦寒更伤脾胃，用温化则惧其刚燥有违于肝体柔润之性，在治法上宜以芳香宣达、轻清透灵之药化除湿邪，湿浊既化，诸症即消，而 ALT 亦可随之而降。

芳化法常用药物如藿梗、半夏、赤茯苓、浙贝母、白豆蔻、杏仁、薏苡仁、连翘、佩兰、鸡内金、荷梗、大豆黄卷、苍术、厚朴、云故纸、全瓜蒌、竹茹、白扁豆等，皆有较好的祛湿化浊功效。在临床应用上常需适量加入解郁行气药如青皮、陈皮、枳壳、佛手、香橼、木香等，以使气机疏达，络脉通畅，以助于湿浊之祛除。如湿邪漫于周身，肢体困重，则需加入威灵仙、木瓜、路路通及丝瓜络等通络药。

湿浊不化、壅塞中焦是许多急慢性肝病的重要病理过程和临床阶段，实践证明，芳化法对于改善和消除患者症状具有良好效果，其降酶疗效也是确切的。但近年来，国内有关肝病治法学研究中未将其作为重要内容，对大部分芳香化浊药除藿梗、佩兰已证实具有抑制病毒作用外，对其余大部分芳化药物降酶的作用机理亦未作专门探讨与阐述，这些都有待于在临床验证的基础上进行更深入的探索。

芳化法降酶适用于急慢性肝炎、脂肪肝等 ALT 升高，临床表现以湿浊壅塞证候为主者。

病例 4 付某，男，27 岁，干部，1990 年 8 月 19 日初诊。

患者于同年 5 月因恶心、厌油、腹胀、低烧在某医院查肝功 GPT 218U/L，HBsAg（−），诊为急性肝炎。经清热利湿解毒法治疗 1 个月，诸症稍减，GPT 曾降至正常。后时常感腹胀、恶心、乏力，GPT 亦经常波动，曾应用清热解毒中药及西药护肝药治疗，均未收效。近日仍感恶心、厌油、纳呆、腹胀、大便不畅、肢体困重乏力，查肝功，GPT 96U/L，ZnTT（−），HBsAg（−）。查体：青年男性，一般情况好，巩膜及全身皮肤无黄染，未见肝掌及蜘蛛痣，腹软，肝脾未及，舌淡、苔白厚腻，脉沉弦滑。诊断：

急性无黄疸型肝炎。治则：芳化法。方药：半夏 9g，赤茯苓 9g，藿梗 9g，浙贝母 9g，薏苡仁 30g，炒杏仁 9g，白豆蔻 9g，苍术 12g，郁金 15g，鸡内金 12g，茵陈 15g，川黄连 6g，连翘 12g，猪苓 15g，通草 6g，丹参 15g，水煎服。

二诊：患者服药 6 剂后，除仍稍感晨起干呕外，余已无明显不适，上方加竹茹 12g 继服。

三诊：患者服 12 剂后，诸症均消，自感饮食大增，体力恢复如前，查肝功 GPT 已正常，仍以上方间日 1 剂，以巩固疗效。

五、酸甘化阴法用药

国内外大量研究结果证实，肝细胞的酸碱环境能影响肝细胞对酶的释放，如国外有学者观察到，肝细胞周围的 pH 值越高，酶的释放就越多而且快；pH 值越低，酶的释放就越少而且慢。以临床所见，肝病特别是慢性肝病，每久用疏达辛躁之品，易伤及肝阴，临床上表现为肝肾阴虚、胃阴不足等相应的证候。肝病本身就有肝阴易耗、肝血易亏的病理特点，病久亦容易导致肝阴亏耗，此类患者除可有肝区隐痛、口干纳呆、舌红少津、皮肤干燥等症外，ALT 可有不同程度升高，絮浊亦可异常，宜予酸甘化阴法治之。

酸甘化阴法常用药如偏寒的有牛膝、旱莲草、白芍、鱼腥草、决明子；兼有活血之效的如生山楂、木瓜；兼养胃阴且有增进食欲之效者如乌梅、木瓜、石斛、山楂、青陈皮、玉竹；滋养肾阴者如五味子、沙参等，皆有养阴之效。除上述酸味药外，甘味药如生甘草、白茅根、枸杞子等亦可滋化阴液，收护肝降酶之效。

大量研究已经提示，中药酸味药可能对肝细胞的酸碱环境有调节作用，并有减轻肝细胞内酶的渗出作用。

临床观察表明，酸甘化阴法对于慢性肝病之阴虚患者，确有较好的降酶效果。

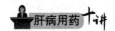

病例 5 王某，25 岁，山东大学学生，1995 年 4 月 29 日初诊。

患者于 1994 年 10 月发现 ALT 升高，HBsAg（＋），诊断为急性无黄疸型肝炎。经治疗好转，病情一直较稳定，近日又感肝区隐痛、口干纳呆、腰酸、头晕，查肝功 ALT 120U/L，余（－），HBsAg（＋）。查体：青年男性，一般情况可，腹软，肝脾肋下未触及，舌红苔薄黄，脉沉细。诊断：慢性活动性肝炎（乙型）。治法：酸甘化阴法。方药：乌梅 9g，木瓜 12g，决明子 15g，丹参 15g，败酱草 15g，川黄连 9g，青陈皮各 9g，大枣 5 枚。水煎服，日 1 剂。

二诊：服药 6 剂后诸症减，仍稍感肝区不适，舌红苔薄黄，脉沉细，仍宗上方加郁金 15g，八月札 15g。水煎服，日 1 剂。

三诊：患者前后共服药 21 剂，已无明显不适，查肝功 ALT 已正常。仍以上方间日 1 剂以巩固疗效，嘱 1 个月后拟抗病毒治疗。

六、降酶用药应注意的几个问题

1. 临床上 ALT 升高的原因十分复杂，如各型肝炎病毒、酒精、某些损肝药物及其他有关病毒均可导致肝脏损害从而使 ALT 升高。即使同一疾病如病毒性肝炎，ALT 升高又可发生于疾病的不同阶段，因此其临床证候与疾病轻重久暂等均有很大差异，而治法与用药是有许多区别的，所以临床诊断必须明确，用药才能准确无误。同时上述差异也就形成了中医学不同的病因病机学，在治法上也就涉及多种治法，除上述常用的五种治法外，还涉及健脾祛湿、滋补肝肾、养血柔肝、滋肾清肝等法，临床所见，以降酶而言，仍以上述五法最为常用，特别是清利法与活血法应用机会最多、频率最高，疗效也最为确切。其他治法特别是滋补法在应用时需适当加入清利和活血药物，才能收到更好的降酶效果。

2. 上述五法的应用是在辨证论治的原则指导下进行的，辨证的依据是"证"，而降酶是主要目标。临床实践证明，临床证型与某些客观化验指标并无必然的相关性，这就常常给用药带来一定困难，因此，在辨证论治、确立治法的基础上，适当借鉴现代药理学研究结果如在辨证论治用药的同时酌情加入药理研究证实有降酶效果的某些中药，对于提高降酶疗效是有益的。

3. 在积极进行降酶治疗同时，且勿忽视治疗或祛除导致 ALT 升高的病因，如酒精性肝病 ALT 升高应让患者戒酒，药物性肝损害 ALT 升高应立即停用有毒药物，而病毒性肝炎 ALT 升高还要同时进行有效的抗病毒治疗等，这样降酶效果才会更好，疗效也才会更巩固。

4. 虽然 ALT 升高即提示肝细胞炎症的存在，但不同原因引起肝细胞炎症的方式并不相同，临床上除甲肝病毒、乙醇及某些损肝药物可以直接引起肝细胞破坏外，乙型肝炎、自身免疫性肝炎及其他免疫性疾病如溃结、狼疮等免疫性疾病引起的 ALT 升高则是通过复杂的免疫反应导致的，因此，临床用药应充分注意到免疫功能的调节。还应注意改变机体的反应性，如对机体反应性增高，临床上有过敏现象者，选用牡丹皮、三七、徐长卿、白茅根、苦参、夏枯草、龙胆等药物，可抑制反应性炎症，解除过敏状态，从而有助于改变肝细胞的通透性，减少酶的释放。

5. 一些补益药如人参、黄芪、鹿茸、肉桂等因其具有免疫促进作用，确可使 ALT 升高，临床上 ALT 升高者应尽量避免应用，若非用不可时也宜用量要小，用时要短。某些已被临床与实验研究证实有损肝作用的中药如黄药子、川楝子、天花粉、贯众等则坚决不用，以免造成更严重的肝细胞损害。

第二节 中医降酶的用药途径与方法

丙氨酸氨基转移酶（简称 ALT）主要存在于肝细胞浆中，为最敏感肝功能检测指标之一。通过测定 ALT 可以客观地推测肝实

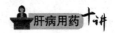

质损害程度，对病毒性肝炎等肝脏疾病的诊断、预防及疗效判定等具有重要的参考价值。

虽然 ALT 升高可见于多种肝脏疾病，但是研究表明，肝组织对任何致病因子的应答反应大体是一致的，即肝实质细胞损伤、肝细胞间质渗出与增生以及肝细胞再生。我们可以从保护肝实质细胞、改善肝功能角度出发，采取相应的治疗措施使 ALT 活性降低，从而为病毒性肝炎的治疗提供理论依据。

近年来，中医肝病临床工作者在降酶治疗的研究方面做了大量工作，取得了一定进展，现分类综述如下。

一、辨证论治降酶

尹常健等在辨证论治基础上对中医降酶作了系统观察与论述，提出降酶四法。清利法：清指清解，凡清热、清营、泻火及解毒、凉血诸法概属其内；而利即通利，利湿、利胆及通腑等。活血法：肝病易气郁，气滞则血瘀，故临证时多在对证方药中加入活血药如丹参、赤芍、三七、水红花子等。疏达法：肝气郁结是肝病最重要的病理特征，疏达法降酶常用药如柴胡、香附、佛手、枳壳等。芳香化湿法：指以芳香化浊药物祛除体内湿浊之邪的治法，其常用药如藿香、半夏、紫苏叶、苍术、厚朴等。

龙健对 82 例 ALT 升高的乙型肝炎患者进行了辨证治疗：湿热熏蒸型选用茵陈蒿汤加减；寒湿困脾型选用胃苓汤加减；肝郁气滞型选用柴胡疏肝散加减；肝阴亏损型选用一贯煎加减。结果临床治愈 59 例，显效 19 例，无效 4 例。

陈翠仪在辨证基础上治疗了 80 例慢性乙型肝炎 ALT 升高的患者，分为湿热中阻型、肝郁脾虚型、肝肾阴虚型、瘀血阻络型及脾肾阳虚型等五种临床证型，分别采用对证方药，治疗 1 个疗程后，其中 25 例痊愈，31 例基本治愈，17 例有效，7 例无效，总有效率 91.25%。

辨证论治降酶有其突出的临床优势。因为作为引起 ALT 升高主要原因的病毒性肝炎等疾病，病程长，证候纷繁，有多个治疗环节，辨证论治正可以根据不同阶段、不同表现及不同的治疗环节，灵活变通，分别施以相应的治法与方药，并可从整体上调整人体机能，达到改善肝脏功能、降低 ALT 的目的，使降酶治疗具有很大的灵活性和准确性，这是其他降酶方法所无法比拟的。同时，我们也应当看到，辨证方法降酶也有其局限性。从各地资料看，各地辨证分型的方法虽然针对与侧重点不同，但几乎都将证候作为分型归类的最重要依据。证型与 ALT 升降等客观化指标之间是否具有必然的相关性尚未得到证实，单以证候作为分型的依据就难免存在表象化的问题，其治则与方药往往针对性不强，在疗效总结时就会出现证型与某些客观指标结果分离的现象。还有，辨证论治方法降酶可收到一定疗效，但可重复性不强，这就为经验的总结带来了困难。

二、定法定方降酶

杨亚平等认为，对于病毒性肝炎 ALT 升高并持续难降，湿热疫毒是其病理因素，正气不足是其病理基础，瘀血阻滞是其病理产物，三者互为因果。自拟益气活血解毒汤治疗乙肝 ALT 升高患者 68 例，经过 3 个疗程治疗，34 例基本治愈，26 例好转，8 例无效，总效率 88.24%。

李道本等认为，对于病毒性肝炎 ALT 升高运用多种治疗方法仍持续不降的患者，可绕道而行，避其锐气，冀望邪去正安，亦为治疗手段之一。运用自拟"五味承气汤"（枳实、厚朴各 12g，瓜蒌 15g，大黄、五味子各 10g），治疗 84 例，显效 54 例，有效 24 例，无效 6 例，总有效率 92.9%。

殷新猷运用"二花茵陈汤"（金银花 15g，茵陈 30g，虎杖 30g，大青叶 15g，太子参 12g）治疗 104 例病毒性肝炎 ALT 升高患者，总有效率为 86.54%，显效率为 77.89%。本方对急、慢性无黄疸型肝炎症状均有明显的改善，对不同程度的血清 ALT 升高患者均有一定疗效，慢迁肝则疗程长者疗效更为显著。

王嘉会等用中药二陈汤加味（法半夏、陈皮、茯苓、甘草、白花蛇舌草、半枝莲、金银花、黄芩、黄芪、淫羊藿）治疗慢性肝炎 ALT 长期升高患者 30 例，患者以乙肝病人为主，病程迁延，缠绵难愈。治疗 3 个月后检查 ALT 活性，显效 24 例，有效 5 例，无效 1 例。

定法定方大多是一些肝病专家根据他们对于病毒性肝炎病机本质的认识，结合自己多年的临床经验并参照现代研究的成果确立起来的，其临床疗效好，并经得起重复，具有较强的针对性，便于总结经验。但是病毒性肝炎的病机十分复杂，单用一个固定的验方很难适应该病各病程阶段的复杂病机。另外，这些验方只是针对疾病的主要病机，每个患者的具体病情又会因其体质、发病节气、所处环境等因素的差异而各不相同，因此，很难说这些降酶单方就是最佳方案。

三、分步用药降酶

蒋森通过对 50 例乙型肝炎患者的临床观察，认为本病的发生、发展及转归是有规律可循的，根据中医理论可分为 3 期。初期表现为湿热毒盛、血热血瘀，治宜清热解毒祛湿、凉血活血。中期表现为气血不足、血瘀血热兼湿热毒恋，治宜调理气血，兼以清解，以平补气血、凉血活血为主，清热解毒药不可太过，以防气血凝滞，毒邪冰伏不解，另扶正不可温燥，以免热毒死灰复燃，ALT 再度上升。后期表现为脾肾气虚，气血不足，毒邪残留，治宜脾肾双补，兼清余毒，以扶正为主，佐以解毒，以期达到正复毒解之功效。

戈焰认为急性乙型肝炎初起多因热毒夹湿，湿不去则热毒难解，故第一步宜清热解毒配合通利湿邪。肝为藏血之脏，气分热毒湿邪胶着难解，化燥化火，深入血分，导致肝经血热血瘀，故第二步宜配合凉血活血，方中加用羚羊角粉、生地黄、赤芍、牡丹皮等凉血活血药。急性乙肝发展到一定阶段，要考虑"见肝之病，知肝传脾"，加上先前大量应用寒凉之品，克伐脾胃，影响气血生化之源，故第三步宜配合补益脾胃、益气和血，加用黄芪、白术、茯苓、白芍、当归扶助正气，正盛则邪祛。总疗程最短1个半月，最长6个月，共治疗30例ALT异常者，有28例恢复正常，总有效率为93.3%。

总之，治疗急性乙肝以清热解毒为本，有条不紊地随证分步施治，先清后补，较固定一法一方或混合一方而含多法疗效更为满意。这种分步降酶的方法按照病毒性肝炎的发生发展规律把其病程分为初期、中期和末期等几个阶段，根据每个阶段的主要病机来设立对证方药，既有辨证论治的精神，又有定法定方的针对性，在今后的降酶研究中是一条值得探索的路子。

四、中西医结合降酶

方向明采用中西医结合的方法治疗慢性乙型肝炎30例。30例患者ALT均有不同程度的升高，其中医治疗主要采取清热解毒利湿、疏肝健脾、活血化瘀的方法，基本方药：黄芪、茵陈、薏苡仁各30g，虎杖、白花蛇舌草、板蓝根各15g，柴胡、木香各10g，赤芍、茯苓各12g，丹参20g，甘草6g，水煎服，每日1剂，1个月为1疗程。西医治疗：10%葡萄糖250mL加强力宁注射液40～80mL静脉点滴；10%葡萄糖250mL加肌苷、维生素C、维生素B_6、三磷腺苷（ATP）、乙酰辅酶A静脉点滴，1个月为1疗程。本组病人均治疗3个疗程以上，在治疗中每月复查肝功1次，经过1～3个月的治疗，临床治愈7例，好转8例，有效14例，无效1例。

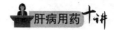

夏瑾等采用干扰素配合中药辨证施治方法治疗病毒性肝炎32例，取得一定疗效。具体方法为干扰素（美国干扰能或英国惠福仁）300万U，肌肉注射，每周3次。疗程：乙肝16周，丙肝24周。中药辨证施治对黄疸拟清热利湿、活血解毒之法，药用茵陈、栀子、大黄、猪苓、泽泻、丹参、白花蛇舌草、半枝莲、连翘；胁痛拟疏肝健脾、理气解毒之法，药用柴胡、枳壳、香附、当归、青皮、陈皮、瓜蒌皮、川芎、白花蛇舌草、黄芪。治疗前ALT升高者25例（54～500U/L），平均128.7U/L，治疗后复常率达95.42%，复常时间55.29±35.19天。

中医中药降酶可以在整体上调整全身机能状况，达到降酶目的，但其组方用药对ALT而言并无专门针对性，而西药降酶如联苯双酯虽然近期疗效确切，但其停药反跳的弊端尚未根本解决。于是有人采取中西医结合的办法降酶，试图取两者之长，使临床疗效得到提高。近几年来中西结合降酶虽然取得了一定疗效，但还仅仅是中医治疗与西医治疗的配合，要想做到两者在理论上真正的结合还必须经历一个较长的时期。

五、回顾与展望

临床上ALT升高可由各型肝炎病毒、酒精及某些药物等导致肝损害引起，其原因十分复杂。作为引起ALT升高的病毒性肝炎等主要疾病，ALT升高又可发生于疾病的不同阶段，其临床证候与疾病的轻重久暂等都有较大差异，治疗上必须涉及多种治法。有人主张应保持中医特色，强调运用辨证论治的方法降酶，并在临床上取得了一定疗效，但是此种方法降酶针对性不强，同时辨证水平受医生学识、临床经验等多种因素影响，疗效重复性较差。因此，有人认为应针对病毒性肝炎之主要病机使用定法定方降酶，也有一定疗效。我们应当看到定法定方降酶虽然其针对性较强，但是灵活性则显不足，面对各种引起ALT升高之复杂因素，一法一方实难胜任。于是有人吸取以上两种思路的长处，提出分步辨证用药治疗慢性病毒性肝炎，降低 ALT 活性。这种思路既有辨证论治的因素，又有较强的针对性，这是在中医降酶研究方面的一个发展。另外，有人采用中西医结合的办法发挥中西医双方面优势达到降酶目的，这也是一条值得探索的降酶思路。

综上所述，笔者认为，今后的中医降酶治疗首先应当是在传统中医理论的指导下，一方面积极寻求中医辨证论治与 ALT 升降之间的相关性，为中医辨证论治降酶提供理论依据；另一方面，可以在吸取定法定方经验的基础上进一步探索分步用药降酶的路子。我们并不排除联合西药的可能性，但研制出一些对肝病不同时期 ALT 升高的系列新中药，使它们既有较高的临床疗效，又能避免西药（如联苯双酯）降酶停药反跳的缺点，仍是今后中医临床降酶研究的重要课题。

第八讲　肝纤维化的治疗与用药

第一节　肝纤维化形成的细胞学机制

肝纤维化是指肝脏内弥漫性的细胞外基质（特别是胶原）过度沉积。肝纤维化不是一个独立的疾病，而是许多慢性肝病的共同病理过程。如果肝纤维化同时伴有肝小叶结构的破坏（肝再生结节）者，则称为肝硬化。从肝纤维化的发生机制可以看出，肝脏细胞在肝纤维化形成过程中占据关键地位，从肝细胞、枯否细胞到肝纤维化形成的关键细胞——肝星状细胞，彼此之间紧密相连，环环相扣，相互影响。虽然肝纤维化形成机制复杂，影响因素多样，但作用机制不外以肝脏细胞为主线，通过影响细胞的增殖、分泌以及凋亡而发挥促进或抑制肝纤维化的作用。

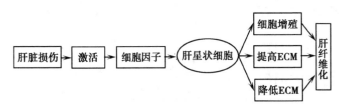

图 8-1　肝纤维化发生机制

一、肝星状细胞

（一）肝星状细胞的活化

肝星状细胞（HSC）以往又被称为 Ito 细胞、脂细胞、贮脂细胞、窦周细胞等，是肝维化时细胞外基质过多产生和沉积的主要细胞来源。肝星状细胞位于 Disse 腔中，数量约占间质细胞的三分之一。正常时呈静止状态，胞浆中富含维生素 A 的脂滴，受到致病因子的刺激后活化过渡到肌成纤维细胞（MFB）。活化的 HSC 表现为：细胞明显增殖；细胞趋化集聚；纤维生成；具有收缩性；降解已形成的基质；视黄醇类消失；趋化白细胞及释放细胞因子等。Desmin 与 α-SMA 均是 HSC 的细胞骨架，前者是 HSC 的一种特异性的标志物，后者是激活的 HSC 即 MFB 的特异性标志物，研究发现 α-SMA 阳性细胞的变化几乎与 Dm 阳性细胞同步，两者于实验早期均有增生，但前者少于后者，至纤维间隔大量形成时（12 周），两者增生均达到最高峰，但前者多于后者，以后两者均逐步下降；从形态分析，Dm 和 α-SMA 阳性细胞主要为肝星状细胞。目前认为 HSC 的激活至少包括旁分泌与自分泌两大途径。在损伤的肝细胞和枯否细胞（Kupffer）的作用下，HSC 的胞体扩大，表达 α-SMA，诱导产生各种细胞因子受体，后在增殖和纤维产生因子的作用下，通过细胞信号传导途径，HSC 的活化持续存在，并能够通过释放自分泌因子激活静止的 HSC，维持自我活化，导致大量的细胞外基质产生，其中前者是 HSC 活化的启动因素。细胞因子是一类引起 HSC 活化的重要介质，在细胞与细胞之间的信息沟通和功能调节方面发挥重要作用，可分为丝裂性细胞因子（TGF-β、PDGF、IL-1、TNF-α、IGF 等）和致纤维化性细胞因子（TGF-β、IL-6 等），由肝内的多种细胞包括枯否细胞、肝星状细胞、肝窦内皮细胞等分泌。

转化生长因子 β_1（TGF-β_1）是一重要细胞因子，在肝纤维化过程中的作用包括：诱导肝细胞凋亡，抑制肝细胞再生，并影响其功能；活化肝星状细胞；增加细胞外基质合成；抑制细胞外基质降解；调节细胞外基质受体的表达等。此外，肿瘤坏因子-α（TNF-α）能促进 HSC 增殖和转化为肌纤维母细胞，并增强其合

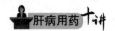

成非胶原蛋白多糖细胞外基质；肝细胞生长因子（HGF）是肝脏实质细胞的一种有效促分裂剂，正常 HSC 产生的 HGF 通过旁分泌机制促进肝细胞的再生，在肝组织修复过程中占据重要地位，但 HSC 表型转换后则丧失表达 HGFmRNA 的功能，是导致慢性肝病肝细胞再生下降的原因之一；血小板衍生长因子（PDGF）、表皮生长因子（EGF）、碱性成纤维细胞生长因子（bFGF），均能促进大鼠 HSCDNA 的合成，而以 PDGF 的作用最强，为对照组的18 倍。此外，胰岛素样生长因子（IGF）是一种结构上类似于胰岛素原的促分裂多肽原，能促进肝组织的生长与修复；白介素 -1_β（$IL-1_\beta$）能呈剂量依赖型促进 HSC 的增殖，其在各型肝炎中的血清水平显著高于对照组，随肝纤维化的加重血清含量逐渐升高，直线相关分析发现 $IL-1_\beta$ 与 HA、PCIII 水平存在明显的正相关性，为临床抗肝纤维化提供了新的途径。

单核细胞趋化肽 -1（MCP-1）具有趋化和激活单核细胞的作用，人 HSC 活化后能分泌 MCP-1 并表达其 mRNA，且可被 IL-1 明显增强，此可能是导致慢性肝病炎细胞浸润的原因之一。白细胞介素 -10（IL-10）是一种抗炎物质，能减少巨噬细胞的活化。TNF-α 亦能下调胶原合成，通过其与"死亡受体"的相互作用，刺激炎性细胞，刺激纤维化细胞的凋亡，是炎症反应的主要调节物。

$\gamma-$ 干扰素（γ-IFN）抗肝纤维化的机制在于抑制 HSC 的增殖活化，降低胶原的合成，实验发现 γ-IFN 在各型肝炎中的血清水平显著高于对照组，而随着肝组织纤维化程度的加重血中含量降低，直线相关分析发现 γ-IFN 与 HA、PCIII 水平存在明显负相关性。

通过以上可以看出，细胞因子对 HSC 的活化具有重要的调控作用，TGF-β_1、HGF、PDGF、EGF、bFGF、IL-1、MCP-1 等起正面促进作用，通过自分泌或旁分泌，直接或间接地促进 HSC 活化增殖；γ-IFN 则抑制 HSC 的活化、降低胶原的合成，具有明显的抗肝纤维化作用。此外，TNF-α 既表现出刺激又具有抗纤维化的效应，这取决于其在体内的优势活性及转导信号的受体类型。

（二）肝星状细胞的凋亡

HSC 活化后转换为肌成纤维母细胞能合成大量细胞外基质，导致胶原过度沉积形成肝纤维化。然而实验研究已表明，实验性肝纤维化大鼠在早期去除刺激因素后，肝纤维化可发生不同程度的逆转，近年的研究认为，此恢复过程由 HSC 数量急剧减少所致，减少的原因可能有：激活的 HSC 回复到静止状态；激活的 HSC 发生凋亡。HSC 激活后转换为 MFB，在疾病恢复过程中 MFB 则不能向 HSC 逆转，只能发生自行凋亡。通过免疫组化证实，在自发逆转模型组，随着肝纤维化的逆转，α-SMA 阳性的活化 HSC 细胞逐渐减少，在不能逆转模型组停止造模后 60 天肝纤维化无明显逆转，α-SMA 阳性的活化 HSC 细胞亦无明显变化，证实了活化 HSC 细胞对肝纤维化调节的关键作用。亦有实验证实，在实验性肝纤维化恢复过程中，通过 α-SMA 染色证实 HSC 数量减少了 12 倍左右。在纤维化恢复期以及进展期，HSC 的数目不仅由增生而且由凋亡调控，激活后 MFB 对凋亡敏感性提高，凋亡率上升，通过凋亡减少 MFB 的数量而减少细胞外基质（ECM）生成，并因 MFB 生成 TIMP 减少而促进已沉积基质降解，从而使纤维化修复。正如 HSC 的激活是肝纤维化的关键，其凋亡亦是肝纤维化在损伤因子去除后恢复的关键。

（三）细胞外基质的合成与降解

细胞外基质（ECM）主要由胶原蛋白、连接蛋白、蛋白聚糖三部分组成。胶原蛋白有 Ⅰ、Ⅲ、Ⅳ、Ⅴ、Ⅵ、Ⅷ、Ⅹ型，其中Ⅰ、Ⅲ型属间质型胶原，Ⅳ、Ⅷ、Ⅹ型同属基膜型胶原，Ⅵ型与Ⅰ型胶原及蛋白聚糖分子结合加强胶原纤维的稳固性。连接蛋白主要有纤维连接蛋白（FN）、层粘连蛋白（LN）。蛋白聚糖主要有透明质酸（HA）、硫酸软骨素等。肝脏中多种细胞可以分泌 ECM，包括 HSC、肝细胞、肝血窦内皮细胞等，但在肝纤维化时，ECM 主要是由 HSC 分泌。生理情况下，ECM 处于动态的生成与降解代谢平衡中，在肝纤维化时，这种平衡被打破，ECM 不仅数量上大大增加，而且发生组分的改变或重构。

1. 细胞外基质的合成　随肝纤维化程度的进展，间质性胶原（Ⅰ、Ⅲ型胶原）和基底膜Ⅳ型胶原的沉积增多，与肝窦毛细血管化的形成密切相关。肝纤维化时胶原纤维的肝内沉积与以下机制有关：可能是胶原的合成速度大于其降解速度；Ⅳ型胶原的增加使胶原纤维沉积过多，许多报道说明肝纤维化病人的Ⅳ型胶原较正常人明显增多；胶原交联结构的增多使胶原更加难以降解；肝内胶原的过度沉积导致胶原酶活性的相应增生，而胶原酶活性的增加可以导致降解产物的增加，反馈引起异常的胶原再合成。在实验性肝纤维化开始时，窦周间隙基质中原有的Ⅳ型胶原蛋白先有明显降低，后又升高，与Ⅳ型胶原酶（MMP-2）的活性增高有关，激活的 HSC 和 Kupffer 细胞产生 MMP-2，降解窦周间隙基质中Ⅳ型胶原，此可能是导致间质型的纤维形成胶原沉积的先导改变。HSC 对周围环境的改变是非常敏感的，培养在不同的基质中，可使其激活（包括形态、增殖和产生 ECM 的功能）及产生的 ECM 组分发生变化。当培养在Ⅰ型胶原上，可使其很快激活，并产生大量Ⅳ型胶原，而培养在Ⅳ型胶原上，可产生Ⅰ、Ⅲ型胶原。正常肝组织中，Ⅰ、Ⅲ型胶原大约各占 40% 左右，Ⅰ/Ⅲ为 1，在纤维化早期以Ⅲ型胶原增生为主，晚期以Ⅰ型胶原为主，随着肝纤维化的进展，Ⅰ/Ⅲ的比值增加，由于Ⅰ型胶原形成粗密纤维束，对胶原酶敏感性差，故Ⅰ型胶原的增加预示着肝纤维化逆转性差。ECM 的另一成分 FN、LN，主要由 HSC 分泌，同时对 HSC 又有生物学效应。FN、LN 早于胶原蛋白在窦周间隙沉积，可促进 HSC 的迁移，并直接激活 HSC，导致二者的再次分泌。

2. 细胞外基质的降解　MMPs 是一类含有锌原子的、其活性依赖于钙离子的蛋白酶，可以降解 ECM 中的主要生物大分子。越来越多的研究表明，细胞外基质降解与基质金属蛋白酶（MMPs）在肝纤维化的发生、发展及逆转中发挥了重要的作用。肝内胶原酶主要分四种：①间质性胶原酶，主要溶解 I、III 型胶原，包括 MMP-1、8、13；②IV 型胶原酶，以 IV、V 型胶原和变性胶原（明胶）为底物，包括 MMP-2、9；③基质分解素，以纤维连接蛋白（FN）、层粘连蛋白（LN）、蛋白多糖等为底物，包括 MMP-3、10、11；④膜型基质金属蛋白酶，其主要功能是参与 IV 型胶原酶（明胶酶）的变化，基质金属蛋白酶生物合成与活性的调节是很严密的。不同的 MMPs 有着结构上的相似性，它们的一级结构中均含有两个高度保守的区域：一个在 N 端的前肽区（PRCGVPDP）；另一个在催化功能区，是锌原子的结合位点 HELG。TIMPs 是 MMPs 的专一抑制剂，可以结合在 MMPs 的活性部位，阻止 MMPs 与其底物的相互作用。这种结合是非共价的、以化学计量方式进行的，且不可逆转。已得到鉴定的 TIMPs 有四种，依次为 TIMP1、TIMP2、TIMP3 和 TIMP4。MMPs 来源主要是 HSC，在早期肝损伤等条件下激活，由 HSC 静态转化为肌成纤维样细胞，合成 MMP-1、2、3 等参与肝内 ECM 降解。MMPs 参与肝内 ECM 降解主要有两方面作用：一方面 MMP-1 降解纤维胶原可预防结缔组织在肝脏中的沉积；另外一些破坏基底膜样胶原的胶原酶，如 MMP-2、9 可降解正常肝脏结缔组织，破坏肝小叶排列，影响细胞与基质、细胞与细胞间的正常关系而加剧肝纤维化。在肝纤维化早期，在肝内可检测到 MMP-1 活性逐渐升高，降解胶原纤维以对抗纤维化，随着肝纤维化发展到中晚期，其活性逐渐降低，TIMPs 浓度却逐渐升高，与 MMP-1 活性呈负性相关，ECM 降解水平明显下降，同时 MMP-2 的活性升高，使以 IV 型胶原酶为主的 Disse 腔隙基底膜破坏，造成肝损伤后增生的 ECM 尤其是 I 和 III

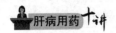

型胶原降解减少，沉积增多，肝窦结构破坏，促进了肝纤维化乃至肝硬化的形成。

3. 肝星状细胞与门脉高压　门脉高压的形成有血管阻力增高以及高动力性内脏循环（表现为内脏动脉阻力减低、门脉血流增加），血管阻力增加的原因有机械性（肝纤维化、疤痕结节形成、肝坏死、门脉炎症及肝窦毛细血管化）和神经体液因素。高动力循环的主要原因是由于内源性扩血管物质的积累如一氧化氮、前列腺素等。肝窦是连接末端门静脉分支及中央静脉的枢纽，长约 450μm，直径约 10μm。正常人末端门静脉分支压力 $8 \sim 18cmH_2O$，中央静脉压力为 $7 \sim 14cmH_2O$，血液从门静脉流向肝窦。围绕 Disse 间隙的血窦内皮细胞（SEC）和 HSC 收缩与舒张调节血流。另外，肝内有神经支配，神经末梢内肾上腺素、去甲肾上腺素等神经传递介质，能调节 HSC 的收缩与舒张，有助于调节血窦内的血流。肝硬化时小叶结构发生改变，小叶内缺乏神经支配，血流调节机制发生障碍，门静脉和肝窦的阻力增加。

内皮素（ET）是强有力的缩血管物质，由 21 个氨基酸组成，分 ET-1、2、3，它的受体现已明确的有两种：A（ETA）和 B（ETB），人的 HSC 中 ETA 比 ETB 多。纤维化时基膜样基质的降解，干扰了正常的细胞基质的相互作用，使处于静息态的 HSC 被激活，HSC 激活伴 α-SMA 的上调表达，亦表达内皮素 -1（ET-1）受体，ET-1 可增加 α-SMA 表达，HSC 活化后具有收缩性，血浆升高的 ET-1 引起 HSC 收缩，使血管阻力和门脉高压增加。同时从肠道进入的内毒素和细胞因子等亦可引起活化的 HSC 收缩。

一氧化氮（NO）是扩血管物质，能调节血管张力，是多数细胞通过 NO 合酶（NOS）作用于左旋精氨酸而产生，有 3 种单体的形成，即神经元型（nNOS）、诱导型（iNOS）和内皮型（eNOS）。nNOS 和 eNOS 合称为结构型，前者主要存在于神经系统中，后者主要存在血管内皮细胞。iNOS 主要存在于巨噬细胞、白细胞、平滑肌细胞等。NO 通过 cGMP/cAMP 途径，调节血管平滑肌细胞的 K^+、Ca^{2+} 通道的开放，导致细胞内 Ca^{2+} 浓度下降，使血管扩张。另有报道，NO 有抑制纤维化发展的作用，并且随着肝纤维化程度的加重，NO 发挥的抗肝纤维化作用也越来越明显，但作用机制具体不详。

在肝硬化中活性型 HSC 增加，而使 ETR 和 α-SMA 增多，使 HSC 收缩增强；另一方面，血管内皮细胞生成的 eNOS 在肝硬化中活性比正常中的低。由此，ET-1、ETR 的作用比 NO 强，结果导致 HSC 收缩作用加强，且又有肝窦的阻力增加，从而导致门脉高压及其进展。

缺氧可使 HSC 迅速作出反应，导致 HSC 活化。实验性肝纤维化大鼠肝窦内皮的损伤，既妨碍了肝细胞从狄氏间隙摄取营养物质以及肝细胞的血氧供给，进一步加重细胞的损伤，又可能由窦壁结构的改变阻碍了血氧弥散入 Disse 间隙，从而导致 HSC 缺氧。

二、肝细胞

肝细胞（HC）是组成肝脏的主要细胞，其数量和体积均占肝实质 70%～80%。肝细胞的功能繁多，包括：释放、摄取葡萄糖；能量代谢；氨基酸利用；氧化保护；胆酸、胆红素排泄；氨解毒；利用氨中氮质合成尿素；生物转化等。肝细胞的损伤是肝纤维化的始动因素，包括肝细胞脂质过氧化、肝细胞凋亡等。此外，肝细胞虽合成少量细胞外基质，但由于肝细胞的数量占多数，故不容忽视。

1.肝细胞损伤　脂质过氧化是指自由基与不饱和脂肪酸氧化分解成各种产物的复杂过程。整个反应过程分三期：启动期：自由基与不饱和和脂肪酸反应形成脂肪酸自由基；生成期：反应中加入氧原子，生成过氧自由基，进一步分解成酮类、醛类、烯烃类和烷烃类物质；终止期：反应中的不饱和脂肪酸氧化分解释放

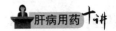

出反应性醛，如丙二醛（MDA）、4- 羟壬烯（4-HNE）。脂质过氧化反应能刺激肝纤维化发生，在肝纤维化发生中以 HSC 活化和增殖为介导。通过反应中醛产物激活 HSC，也可通过激活 Kupffer 细胞释放细胞因子 TGF-β_1，或影响胶原基因表达的调节起主导作用。

自由基是具有末配对电子的原子或原子团，易与细胞内的大分子反应，或直接损伤它们，或启动一个链反应，从而导致细胞结构（如细胞膜）广泛的损伤。自由基及其诱导的脂质过氧化反应与肝病有着密切的关系，自由基反应参与了肝组织损伤，脂质过氧化反应中产生的一些物质具有很强的毒性作用，如丙二醛（MDA）等反应性醛可与蛋白质形成醛 - 蛋白加合物，从而造成损害。CCl_4 经肝细胞微粒体酶系代谢为三氯甲基自由基而产生脂质过氧化作用，破坏肝细胞的膜性结构，造成慢性肝损伤导致肝纤维化。

2. 肝细胞凋亡 肝细胞的凋亡在不同阶段对纤维化的发生发展有两个相反的作用：急性肝损期或肝纤维化的极早期肝细胞凋亡可阻抑纤维化的发生；在 HSC 激活后的纤维化进展期，肝细胞凋亡起促进作用。实验结果提示当肝损害较轻或急性肝损伤时，倾向于选择凋亡而不是坏死来清除受损的肝细胞，后者会导致氧自由基的产生、细胞因子的分泌和其他炎症反应，这些均是纤维化的易感因素，且过量肝细胞坏死会致肝结构破坏，易于向纤维化发展，而凋亡有助于受损肝细胞迅速清除，防止肝纤维化的发生。在纤维化进展期，激活的 HSC 有分泌 TGF-β、TNF-α、actinA 的作用，这些细胞因子被证明有促肝细胞凋亡作用。

慢性肝病发病机制中细胞凋亡可能与慢性肝病纤维化的发生有密切关系。实验表明，慢性肝病细胞凋亡与肝组织 Fas 抗原、TGF-β_1 表达及血清 sFas、TGF-β_1 水平明显相关，提示影响慢性肝病肝细胞凋亡的机制是极为复杂的，同时证明在慢性肝病 sFas 可能并不阻断细胞凋亡，而是促进肝细胞凋亡的因素之一。慢性肝病肝细胞 DNA 损伤程度与肝纤维化程度及肝组织 PⅢP、TGF-β_1 的表达明显相关，提示在肝细胞凋亡的同时有胶原等细胞外基质合成的增加，可能与 TGF-β_1 刺激 HSC 形成肝纤维化有密切关系。经研究发现，在肝纤维化 S1 与 S3 期（即肝损害与肝纤维化）之间，肝细胞坏死是居于主导地位的肝损伤因素，而在 S3 期与 S4 期（即肝纤维化与早期肝硬变）之间，肝细胞凋亡是肝细胞死亡模式的主要变化方式，同时也是肝损伤的主要影响因素。

三、Kupffer 细胞

枯否细胞（Kupffer Cell，KC）是人体最大的一组固有的巨噬细胞，吞噬大颗粒，含有液胞和溶酶体，通过摄粒作用进行吞噬，清除衰老细胞、异种颗粒、肿瘤细胞、细菌、真菌、病毒和寄生虫。当机体遭受感染和创伤时，KC 被激活，吞噬内毒素，且分泌一系列因子。脂质过氧化反应醛产物可作用于 Kupffer 细胞，释放前胶原细胞激动素，如 TGF-β_1，TGF-β_1 又与肝纤维化密切相关。Kupffer 细胞又能分泌多种细胞因子如 TGF-α、PDGF、IL-1、TNF-α、IGF 等细胞外基质，激活 HSC 参与肝纤维化的形成。

四、肝窦内皮细胞

肝窦内皮细胞（SEC）位于内皮下间隙或 Disse 腔和 HC 之间，监测液体的交换和颗粒的大小，但并不形成严密的屏障结构，因此肝血窦是通透性最大的血管结构之一；众多物质均自由通过 Disse 腔，在血液和 HC 之间进行自由交换。SEC 还通过受体介导的细胞摄粒作用，从循环中清除巨大分子和小颗粒物（有害的酶类、病原体、血中变性的胶原等）。SEC 亦能分泌细胞因子、细胞外基质等，直接或间接激活 HSC 参与肝纤维化形成。

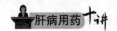

总之，肝纤维化的机制复杂多样，细胞与细胞之间、细胞与细胞因子之间常相互影响、相互作用，不同阶段影响因素不同，但多以肝脏细胞为主线，此即万变中的不变。

第二节　中医药抗肝纤维化治法研究进展

抗肝纤维化研究已成为肝病研究的热点课题，其中尤以中医药抗肝纤维化治疗所显示的多靶点作用更为引人注目。肝纤维化为一病理组织学概念，在中医理论中尚属空白，根据患者的临床表现，可见于胁痛、癥瘕、积聚、鼓胀等多种病证，多数医家认为其病因病机为湿、热、毒、瘀、痰、郁、虚作用于肝经，使络脉瘀阻，病变常涉及肝脾肾三脏。近年来，中医抗肝纤维化的研究除中药复方及单味药研究较为集中外，治法研究也十分活跃，现就国内近年来中医药抗肝纤维化治法研究概况作一综述。

一、活血化瘀法

杨宏志等认为肝纤维化中医病机为气滞血瘀在络，其成因与湿热毒邪、血热、脾胃亏虚、肾虚有关，多种病因与血瘀交错在一起，形成多个复合证，血瘀贯穿始终，治疗也以疏肝化瘀通络贯穿始终。宋家武等研究血府逐瘀汤分解方的抗肝纤维化作用，结果显示桃红四物汤、柴枳四物汤对大鼠肝表现结节形成率、腹水形成率及生化检测指标 ALT、AST 活性均明显优于病理对照组及秋水仙碱组（$P<0.01$），组织学两组胶原沉积总量及 Ⅰ、Ⅲ型胶原量均明显低于病理对照组，以桃红四物汤组最好，明显优于其他两组（$P<0.01$）。陆雄等观察旋覆花汤治疗大鼠肝纤维化和肝窦毛细血管化的作用，结果显示治疗组大鼠肝组织中胶原形成量明显下降，电镜观察对照组大鼠肝窦内皮细胞间窗孔数明显减少，内皮下有连续性基底膜出现，其肝窦毛细血管化程度重于治疗组，

两组间比较均有显著性差异。左俊岭观察到肝纤 1 号冲剂（桃仁、三七、防己）可有效地降低血清 HA、PC Ⅲ、Ⅳ-C 含量，疗效优于大黄䗪虫丸，同时可改善血清 ALT、AST、TBil 及血清白蛋白值。另外活血化瘀类单味中药如丹参、桃仁、赤芍、川芎、三七等经动物实验和临床观察均有明确的抗肝纤维化作用。

二、扶正祛瘀法

陈建明等认为慢性活动性肝炎因湿热毒邪内蕴所致，邪毒内陷，瘀毒互结，正气虚弱使疾病难愈，形成慢性肝纤维化过程，治疗从肝脾着手，强调扶正祛邪，辨证施治。刘平等针对肝纤维化血瘀正虚的病机，设扶正祛瘀 319 方（丹参、桃仁、冬虫夏草、松花粉、七叶胆）用于大鼠 CCl_4 实验性肝纤维化研究，结果表明该方具有明显抑制肝纤维化形成作用，其抑制胶原增生的效果优于大黄䗪虫丸，保护肝细胞抗肝损伤作用优于秋水仙碱。项阳等用百草柔肝胶囊（黄芪、当归、香附、柴胡、红花、鸡血藤）治疗慢性乙型肝炎肝纤维化及早期肝硬化患者共 50 例，结果临床症状改善率达 75% ～ 91.7%，ALT 复常率达 68.5%，血清 HA、PC Ⅲ、Ⅳ-C、LN 值随病程延长明显下降，肝纤维化记分由治疗前的 7.39±5.55 下降到治疗后 5.26±4.36（$P<0.05$）。刘成海等分离培养大鼠肝星状细胞，将扶正化瘀方拆为扶正组、化瘀组、丹参组、冬虫夏草组、丹参加冬虫夏草组等，制备各组大鼠药物血清，温育星状细胞，观察扶正化瘀方抗肝纤维化的不同药物配伍的疗效。结果表明，全方组及各拆方组对星状细胞的增殖、胶原蛋白分泌及其胶原 mRNA 表达均有不同程度的抑制作用，化瘀组对细胞增殖抑制最强，扶正组对胶原生成及基因表达抑制最强，而全方组介于两者之间。

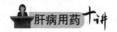

三、益气活血法

黄彬等认为慢性肝炎肝纤维化的病机关键是气虚血瘀、本虚标实，立法益气活血软坚，应用软坚冲剂（黄芪、丹参、三七、穿山甲、叶下珠）治疗肝纤维化患者 60 例，治疗后血清 HA、CIV、LN、ALT 和球蛋白明显下降，与干扰素对照组比较，差异显著或非常显著。张福奎等研究复方 86（丹参、黄芪等）抗大鼠肝纤维化作用，采用肝组织连续切片电子计算机辅助病理组织三维重建技术，对肝纤维化及治疗后肝组织的纤维间隔、肝血窦等结构进行三维观察及体积测量，结果显示复方 86 可使纤维化肝脏的纤维吸收消散，紊乱的肝血窦等血管结构得到改善恢复。王惠吉等应用 86 冲剂（丹参、黄芪、鸡血藤）治疗慢性活动肝炎、慢迁肝和早期硬化 60 例，结果表明连服 2 年以上可明显改善症状和肝功能，血清 P Ⅲ P、LN 水平与治疗前相比明显下降（$P<0.01$）。王继等用抑肝散（黄芪、山药、丹参、赤芍、鳖甲、牡蛎、鸡内金、郁金）治疗伴有不同程度肝纤维化组织增生的慢性肝炎 32 例，结果 CD_4 升高，CD_8 下降，CD_4/CD_8 明显好转，IgG、C_3、CIC 均明显下降，与对照组有差异（$P<0.05$），PC Ⅲ、LN、HA 水平均较前明显下降。可见抑肝散在诱导机体免疫功能恢复、阻止肝细胞炎性活动上有较好的协同作用，从而在一定程度上延缓或逆转肝纤维化的发生和发展。

四、养阴活血法

杨国汉等认为肝阴亏损和肝脉瘀阻是肝纤维化过程的主要病机特征，立法养阴活血，选二至丸合桂枝茯苓丸加减制成肝结散，观察其对 CCl_4 所致慢性肝损伤时肝脏形态学及自由基代谢和某些细胞外基质成分的影响，结果肝结散能明显减少实验性肝纤维化小鼠血清及肝组织匀浆中 HA、PC Ⅲ 含量，用药组小鼠细胞损害较轻，肝纤维化及肝脾肿胀程度较对照组均有明显改善，与秋水仙碱对照表现出良好的保护效应。张俊富等临床观察乙肝养阴活血冲剂治疗慢性肝炎纤维化患者 60 例，结果治疗组白蛋白升高、球蛋白下降、A/G 倒置的恢复较对照组为优，治疗组 Hyp Ⅲ、LN 及 HA 明显下降，与对照组相比有明显差异（$P<0.05$）。另外，现代中药药理研究结果表明，某些养阴类药物如百合、沙参、枸杞子等有抗肝纤维化作用，养阴活血作为一种抗肝纤维化治疗的方法已被公认。

五、疏肝健脾补肾法

孙克伟等认为慢性肝病肝纤维化病机关键是肝郁脾虚，血瘀是肝病慢性化的重要原因，且随纤维化程度的增加而加剧；肝纤维化早期多见肝郁脾虚现象，治疗以疏肝健脾为主，适当佐以活血通络之品，晚期瘀血征象突出，应用破血药物，并比较研究疏肝理脾片与大黄䗪虫丸的抗肝纤维化作用，结果显示，预防实验中前者疗效较好，大、中剂量均能明显减轻肝纤维化程度，降低肝胶原蛋白含量，疗效优于大黄䗪虫丸，治疗中后者抗肝纤维化疗效好，提示疏肝健脾通络法适应于肝纤维组织合成的抑制，而破血祛瘀法有助于纤维组织的降解。韩涛等研究柴胡合剂（柴胡、半夏、黄芪、党参）对大鼠 CCl_4 肝纤维化模型的作用，结果治疗组血清 P Ⅲ P 与 HA 水平、肝匀浆羟脯氨酸含量明显低于病理模型组（$P<0.01$），且治疗组肝细胞坏死及肝纤维化程度明显为轻，脾脏结构破坏也较轻。张永应用荣肝饮（柴胡、丹参、白术、黄芪、茵陈、田基黄、女贞子、郁金）抗大鼠 CCl_4 肝纤维化，结果表明，荣肝饮能显著降低血清 ALT 水平及血清 HA、LN 含量，病理组织观察治疗组肝细胞变性坏死与纤维组织增生较模型明显为轻，电镜下观察到治疗组肝细胞内及肝窦间隙无或仅有少量胶原纤维。

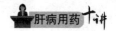

六、软坚消癥法

申保生等研究三甲益肝冲剂（鳖甲、穿山甲、鸡内金、桃仁、丹参、郁金等）抗肝纤维化作用，结果表明本方可降低HA、Ⅳ型胶原和LN含量，优于大黄䗪虫丸组。龙慎仪临床观察鳖龙软肝片（鳖甲、地龙、三棱、莪术、桃仁、茜草）对慢性活动性肝炎肝纤维化的治疗作用。结果证实鳖龙软肝片在恢复肝功能、升高血清白蛋白、降低球蛋白、恢复A/G、回缩肝脾、改善血清肝纤维化指标等方面疗效均优于对照组（$P<0.05$）。修书军等临床观察活血软肝胶囊（丹参、桃仁、红花、赤芍、莪术、鳖甲、土鳖虫等）的抗肝纤维化作用，治疗肝纤维化患者137例，结果治疗组在改善肝功能及肝纤维化血清学指标方面明显优于对照组（$P<0.01$）。立法破血祛瘀、软坚消癥之中成药大黄䗪虫丸、复方鳖甲软肝片已通过国家批准可用于抗纤维化治疗。

七、其他治法

王庆民认为肝纤维化发生以肝细胞坏死为基础，而肝炎病毒持续存在与复制是造成肝损伤的主要原因，有效治疗除注意减轻和消除已形成的纤维结缔组织外尚须通过增强机体免疫功能及抗病毒能力以针对病因治疗，自拟活血益气解毒方（丹参、当归、赤芍、桃仁、黄芪、白术、茯苓、虎杖、山豆根等）治疗肝纤维化患者36例，结果治疗组患者血清Ⅳ型胶原明显降低，尿Hyp值升高，与治疗前比较有显著差异。

卢良威等提出凝血蕴里、津液涩滞导致痰瘀沉积是形成肝纤维化的病机，立法活血渗湿、化痰散结，自拟活血渗湿方，临床治疗观察200例患者，可明显降低患者血清HA、PCⅢ等指标，动物实验结果亦显示治疗组大鼠HA指标明显下降，肝纤维化程度减轻，均优于对照组。

王丽春等制备大鼠肝纤维化模型予温阳药（附子、干姜、桂枝制成水煎剂）进行治疗，结果肝脏肠系膜血流量及肠系膜微血管血流速度均明显高于对照组（$P<0.01$ 或 $P<0.05$），肝组织纤维化程度及羟脯氨酸含量明显低于对照组（$P<0.01$），温阳药可通过改善肝脏及胃肠道微循环来改善肝细胞功能，从而发挥改善肝纤维化的作用。

八、存在的问题及设想

1. 实验研究与临床脱节　目前抗肝纤维化研究多集中在基础实验研究上，成果较突出，发现了许多有明确抑制胶原纤维增殖或增强胶原酶活性的方药，但与临床研究之间尚存在脱节现象，首先体现在实验研究结果与临床疗效间有一定差距。如有报道称桃仁提取物与虫草菌丝对动物的肝纤维化有良好的逆转作用，但在临床应用时，却因人体病变与动物模型的差别及中药复方对其有效成分的影响等因素，使疗效难以重复。其次，药效学研究结果应用于临床时与辨证用药的矛盾未能解决。如有实验表明柔肝养阴药物在抑制胶原合成和肝纤维化方面有较强作用，但临床在无阴虚见证时应用养阴药便有悖于辨证论治思路。再次，目前多数临床观察多停留在经验总结的水平上，观察指标陈旧，方法单一，经不起重复。另外，尽管西医学在肝纤维化发病机制探讨上已在分子水平取得了不少成果，但对临床诊断和治疗的指导意义十分有限。有人探讨联合检测 TGF-β、TNF-α 含量与肝纤维化的关系，试图建立新的可靠易行的血清学指标，但仍需做大量工作。针对发病某一环节或拮抗某些细胞因子的抗肝纤维化药物开发研究无重大进展。

2. 治法研究的局限与片面性　首先体现在目前的抗肝纤维化治疗大多缺乏病因治疗，我国病毒性肝炎、脂肪肝、酒精性肝损

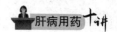

害等是引起肝病慢性化和发生肝纤维化及肝硬化的常见原因，抗肝纤维化治疗在急性炎症期就应开始，及时的抗炎护肝治疗可以防止肝纤维化发生，达到事半功倍的目的。其次，某些患者虽已发生肝纤维化的病理变化，但临床却无任何证候可辨，使立法无所遵循。

3. 坚持宏观辨证与微观研究相结合，临床观察与实验研究相结合　首先临床有较好疗效的单味药及中药复方应从有效成分、作用机制等多方面进行基础实验研究，提供较为确切的药理学依据，使临床疗效更具说服力。同时及时地将实验室的研究结果尽早应用于临床，观察临床疗效，筛选出最佳的抗肝纤维化药物。其次，可以进行肝纤维化血清学检测指标及局部病理改变与中医证候间的相关性研究，在中医宏观辨证分型的基础上辅以量化指标，辨证与辨病相结合，使中医诊断治疗更加规范化，使治疗用药针对性更强。

4. 加强中药复方的抗肝纤维化研究　针对抗肝纤维化的不同环节，如抗炎护肝治疗原发病、抑制 ECM 形成、促进纤维降解、抑制星状细胞活化等，有针对性地筛选出起主要治疗作用的药物及其组合，进行相应的量效关系实验研究，在此基础上，优化组合，组成复方，并可通过改变中药剂型，如制成丸、散剂或提纯为注射剂等，以便于长期应用及观察远期疗效。

第三节　中药抗肝纤维化作用机制研究近况

慢性肝病在发展和迁延过程中常造成肝细胞变性、坏死，细胞外间质尤其是胶原的合成增加、降解、减少，造成纤维在肝脏内沉积过多，最后导致肝纤维化、肝硬化的结局。近年来，中药抗肝纤维化的研究取得了较大的发展，特别是对中药复方抗肝纤维化的作用机制进行了深刻的揭示。现将这方面的研究概况综述如下：

一、保护肝细胞，清除肝纤维化的诱发因素

肝细胞变性、坏死，网状支架塌陷在肝纤维化形成过程中起到较强的刺激和诱导作用，可促进肝脏细胞外基质（ECM）过量合成与沉积，诱导或加剧肝纤维化的形成。研究表明，肝纤维化的形成是细胞－细胞因子－基质间相互作用、相互调节的结果，故有效地防治肝细胞变性、坏死可抑制肝纤维化的发生。

1. 抗脂质过氧化　研究表明，氧自由基触发的脂质过氧化反应，是导致肝细胞损伤的重要机制，而抗氧化剂具有清除氧自由基，保护肝细胞的作用。因此，提高抗氧化剂含量、减轻氧自由基对肝细胞破坏是保护肝细胞的重要途径。动物实验发现，川芎嗪与汉防己甲素有降低肝组织和血清脂质过氧化物（LPO）含量，减轻肝细胞变性、坏死及胶原纤维增生的作用。复方肝结散（黄芪、桃仁、丹参、牡丹皮、茯苓等）可降低 LPO、III 型前胶原（PC III）、透明质酸（HA）水平，提高白蛋白（ALB）、超氧化物歧化酶（SOD）、谷胱甘肽（GSH）含量，此作用明显优于秋水仙碱，其机制与促进自由基清除，减少 PC III 和 HA 的合成与沉积有关。粉防己碱可明显减轻肝细胞线粒体钙超载程度，同时能提高 ALB、SOD 水平，减少肝组织丙二醛（MDA）和血清 HA 含量，对胆汁性肝纤维化有明显的保护的作用。

2. 消除炎症　肝脏炎症与肝细胞损伤有因果关系。炎性细胞释放的多种细胞因子，能刺激胶原的合成，加速纤维化进程。因此消除炎症，减少细胞因子的释放，是抑制胶原合成的有效途径。虫草菌丝、三七能明显减轻肝脏炎细胞浸润的程度，减少肝细胞脂肪变性，促进肝细胞再生修复，降低动物模型血清丙氨酸转氨酶（ALT）、层粘连蛋白（LN）、HA 和肝组织羟脯氨酸（Hyp）含量，是较理想的防治肝纤维化的药物。三七还可明显抑制肝组织

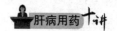

中成纤维细胞及胶原纤维增生，其作用明显优于虫草菌丝。

3. 调节免疫 肝细胞损伤后，Kupffer 细胞和淋巴细胞被激活，释放多种细胞因子，促进间质细胞的有丝分裂，使贮脂细胞及其他细胞合成胶原纤维增多。同时免疫复合物又加速肝细胞损伤。因此，保护肝细胞，减少细胞因子的释放，是抗肝纤维化的重要途径。柴胡鳖甲汤（柴胡、鳖甲、丹参等）具有良好的免疫调节作用，可使大鼠腹腔巨噬细胞吞噬功能和产生 IL-2 的能力，以及脾脏 T 淋巴细胞对 Con A 的增殖反应和产生 IL-2 的能力接近正常水平，减少了细胞因子对肝细胞的破坏，延缓免疫损伤性肝纤维化的进程，抗纤软肝冲剂通过调整肝纤维化大鼠机体免疫功能、降低血清免疫复合物（IC）和 HA、LN、PC Ⅲ、Hyp、Ⅳ型胶原（Ⅳ-C）而保护肝细胞，抑制纤维化形成。丹鸡芪甲煎（丹参、鸡血藤、生黄芪、鳖甲等）可使肝纤维化大鼠模型 IgA 得到一定的改善，肝细胞坏死明显减轻，大量肝细胞再生和修复，此与临床肝损伤及肝纤维化呈慢性反应的变化一致。红细胞表面的 C_3b 受体（CR1）具有免疫黏附特性，可通过介导黏附吞噬及 SOD 抗氧化作用等来增加中性粒细胞的吞噬作用，益气活血剂（黄芪、党参、白花蛇舌草等）可提高红细胞清除免疫复合物的功能，调整体液免疫反应，降低肝脏胶原蛋白含量，从而减轻免疫损伤导致的肝纤维化。

4. 改善肝内血液循环 肝脏长期瘀血缺氧，可使细胞变性、坏死，刺激胶原纤维合成并向门静脉周围伸展。因此，恢复肝脏的血液循环，改善肝细胞代谢，可防治肝纤维化。动物实验证明，温阳药能改善肝脏及胃肠道的微循环，益气活血中药复方（柴胡、桃仁、白花蛇舌草等）明显降低血液黏度，二者都能使肝组织纤维化程度及 Hyp 含量明显降低。鳖甲煎丸亦通过改善肝内血液循环使肝硬化模型大鼠的体重、肝指数、脾指数及 ALT 值明显降低。

5. 促进胆汁排泄 胆汁淤积可使毛细胆管扩张，Kupffer 细胞和肝细胞内胆色素沉积，严重者导致肝细胞羽毛状变性和坏死，进而发生肝纤维化。排钱草水、醇提取物能减轻胆汁淤积、保护肝细胞，显著降低血清 ALT、碱性磷酸酶（ALP）及肝组织 Hyp 活性。金石散可降低胆汁性肝纤维化大鼠血清 ALP、ALT 及肝组织 Hyp、脱氧核糖核酸（DNA）含量，减轻肝组织损伤及纤维化程度，尤以胆流通畅后为佳。

6. 减少铁的沉积　铁是胶原合成相关酶类的重要辅助因子，铁剂过多又使溶酶体膜的稳定性降低，释出水解酶至胞液中，引起肝细胞损伤，同时引起细胞及线粒体膜的类脂质过氧化，导致进行性肝纤维化。宋良文等通过放射性大鼠肝纤维化模型证实，铁剂能明显增加肝组织中 MDA、Hyp 含量和血清 Fe^{2+} 浓度，肝脏中胶原纤维产生增多。牛磺酸和精氨酸则可明显降低血清 Fe^{2+} 浓度，减少肝组织 Hyp 含量，在一定程度上减轻放射性肝纤维化的病变。

7. 提高肝细胞内酶的活性　肝纤维化后，肝细胞发生变性坏死等结构改变，同时引起细胞内多种酶类活性降低，影响肝细胞的正常修复，导致肝纤维化进展或迁延。于世瀛等发现活血化瘀方药（柴胡、丹参、赤芍等）能使细胞色素氧化酶（COO）、单胺氧化酶（MAO）和三磷酸腺苷酶（ATPase）的活性明显得到恢复；丹参亦使肝细胞内 MAO、SDH、G-6-p、ATPase 和 5′-核苷酸酶（5′-N）等酶活性增强。可见活血化瘀药能稳定细胞膜，防止肝细胞损伤和促进损伤细胞修复，起到防治肝纤维化的作用。

二、抑制合成细胞外基质细胞的活化与增殖

1. 肝贮脂细胞（FSC）又称肝星状细胞（HSC）　肝贮脂细胞是肝脏间质细胞，位于 Disse 间隙，胞浆中含结蛋白（Desmin）。肝脏无论是正常或纤维化，HSC 具有肌细胞、成纤维细胞、脂肪细胞的性质，都是 ECM 合成和分泌的主要来源细胞，其体外培养

合成胶原的能力是肝细胞和内皮细胞的 10 倍和 20 倍。肝损害时，HSC 在细胞因子的作用下被激活，形态发生改变，逐渐向肌成纤维细胞转化，并合成包括胶原在内的 ECM 明显增多，沉积于肝脏形成基底膜，使 Disse 间隙毛细血管化，故抑制其活化与增殖有重要意义。桃仁提取物合虫草菌丝能使活化的 HSC 转为静止状态，纤维连接蛋白（FN）和 LN 减少，沉积的 Ⅰ、Ⅲ 型胶原降解，肝窦毛细血管化受到抑制和逆转，肝细胞变性好转；腹腔镜见肝脏质地向正常转化，门静脉高压缓解，肠系膜等处血管曲张度减轻，肝脏色泽转红，镰状韧带水肿消失，腹水消退。通过实验发现，桃仁有效单体扁桃苷抗肝纤维化的机制在于可明显抑制 HSC 的增殖及胶原的合成。调肝理脾方（黄芪、丹参、鳖甲、葛花等）则通过抑制 HSC 的活化和增殖，减少 ECM 合成，对实验性酒精性肝纤维化有防治作用。

促进 HSC 凋亡在肝纤维化治疗中也具有重要作用。研究发现复方 861（丹参、黄芪、鸡血藤等）能显著增加体外培养的 HSC 的凋亡率，其作用呈剂量和时间依赖性。

2. 肝细胞 肝细胞亦合成 ECM，既能合成胶原基质，也是非胶原基质 FN、LN 的主要来源细胞。因此，抑制肝细胞的增殖及合成功能，在抗肝纤维化过程中同样不可忽视。研究提示，乙肝定康（黄芪、女贞子、藿香、苦参等）能明显抑制离体大鼠肝细胞 DNA 及胶原合成，抑制程度与浓度、作用时间均呈正相关，具有良好的抗肝纤维化作用。

3. 成纤维细胞 成纤维细胞（HLF）主要合成 Ⅰ、Ⅲ 型胶原、FN、HA。正常肝脏合成低水平的 ECM，且肝内 HLF 较少。肝纤维化时，HLF 在多种趋化、刺激因子作用下，发生聚集、增殖，合成胶原和非胶原基质成分明显增加。研究发现，复方汉防己（汉防己、丹参、半枝莲、虎杖等）能降低 HLF、层黏蛋白含量，增加 Fas 表达率。表明复方汉防己抗肝纤维化机制与抑制 HLF 的增殖、增加 HLF 凋亡、减少 ECM 的合成有关。

三、降低胶原基因的表达和 ECM 合成

柴胡有效成分柴胡皂苷能抑制原代培养 HSC 合成 ECM 的作用，使 HSC 内结蛋白阳性反应明显减弱，HSC 的 DNA 合成及 I 型胶原含量明显减少，对细胞表型转化的形态学特征有一定改善作用。丹参单体 IH764-3 可明显降低大鼠肝脏 I 、III 型前胶原 mRNA 的表达及 Hyp 的含量，降低血清 HA、LN 水平，改善肝功能，减轻肝纤维化程度。用 MTT 法发现苦参素通过明显抑制 HLF 增殖及 III 型原胶原 mRNA 的表达而起到抗肝纤维化作用。

Kupffer 细胞本身不合成胶原，但通过释放刺激因子（TGF、PDGF、HGF、IL-6、IL-1 等）作用于 HSC 等相关细胞，增加 ECM 产量。肝纤维化时，Kupffer 细胞数量增多，诱导细胞表面特异性受体表达，增加细胞因子的敏感性，进一步加剧肝纤维化进程。有资料表明，败酱草对脂多糖（LPS）刺激 Kupffer 细胞（KC）分泌 TNF、IL-1 和 IL-6 有明显的抑制作用，且这种抑制作用有连续性和时间依赖性。

四、提高胶原酶的活性和产量，促进胶原的降解

胶原的降解主要依靠间质胶原酶，提高胶原酶的活性，增加胶原的降酶，有助于肝纤维化的逆转。王氏抗肝纤方（丹参、鳖甲、香附、清半夏等）能提高肝组织间质胶原酶活性，减少肝组织 I 、IV 型胶原的沉积和 α - 平滑肌肌动蛋白（α-SMA）的表达，降低血清 ALT、AST 及肝组织 Hyp 含量。复方丹参 861 合剂（丹参、黄芪、鸡血藤等）使肝组织活性胶原酶活性（A）、肝组织潜胶原酶活性（L）、A/L 比值及血清胶原酶活性（S）均显著升高，促进沉积胶原的降解，对已形成的肝纤维化有一定程度的逆转作用。

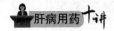

五、复合性作用机制

中医注重整体观，同样在治疗肝纤维化时亦不忘从多个角度着手，研制出多靶点、多渠道联合作用的中药复方，顺应肝纤维化的发病机制及防治原则。许多研究也表明，中药抗肝纤维化的作用机制有时是多面的、复合性的。姚树坤等观察了清肝化瘀口服液对肝纤维化大鼠的作用，发现清肝化瘀口服液可抑制肝细胞变性坏死，减轻炎症反应，改善微循环，抑制Ⅰ、Ⅲ、Ⅳ、Ⅴ型胶原及结合蛋白在肝内的沉积，并可使已形成的胶原重新溶解和吸收，其作用贯穿于肝纤维化的形成过程，从而对肝纤维化有显著逆转作用。朱圣奎等发现，抗胶原散抗纤维化作用机制在于：一是活血化瘀，改善肝微循环血流灌注；二是使血锌浓度明显升高，抑制了胶原生物合成的关键酶并提高胶原酶活性，促进胶原的降解。晏荣等研究发现，中药复方健肝（太子参、白术、白扁豆、田基黄等）对肝纤维化有一定的防治和逆转作用。其机制在于抗炎和保护肝功能，阻止肝纤维化的启动因素；免疫双向调节，调节细胞因子的分泌；保护大肠黏膜，促进大肠吸收功能恢复，纠正机体蛋白代谢紊乱。

总之，中药在抗肝纤维化作用机制的研究与阐述方面取得了可喜的进展，这些作用机制的揭示为指导临床用药提供了可靠的药理学依据，从而减少传统辨证用药的局限性，避免用药的盲目性，使中药治疗肝纤维化这一环节针对性更强。经过不断的观察、探索、总结证治规律与经验，可望发现更有效的方药，为防止肝纤维化发生及促使肝纤维化的良性逆转发挥应有的作用。

第九讲　常见肝脏疾病的辨治与用药

第一节　病毒性肝炎证治与用药

病毒性肝炎在病原学上主要由目前已知的甲肝病毒（HAV）、HBV、丙肝病毒（HCV）、丁肝病毒（HDV）及戊肝病毒（HEV）所引起，庚肝病毒（HGV）引起的庚型肝炎在我国也已得到证实，因此目前已确认的病原学分型为甲型、乙型、丙型、丁型、戊型及庚型肝炎，临床诊断分为急性、慢性、淤胆型、重型肝炎及肝炎肝硬化五大临床类型。

病毒性肝炎的证治及用药主要以临床分型为依据，并参考病原学分型及有关客观检测指标，经过各地多年来不断地探索与总结，积累了丰富的经验。我们在多年的临床实践中也逐渐形成了自己的用药特色，现介绍于下。

一、急性肝炎

急性肝炎临床上分为急性黄疸型肝炎与急性无黄疸型肝炎两类，根据流行病学资料、症状、体征、化验及病原学检测指标等诊断并不困难。甲、乙、丙、丁、戊型肝炎在发病上均可以有急性肝炎过程，在时间上一般指发病半年以内。

急性黄疸型与无黄疸型肝炎，从西医学临床处理看，并无大的区别，但中医学对黄疸有明确的定义，将其作为一个独立的病证，并有其相应的辨证方法及方药，与急性无黄疸型肝炎的辨治

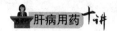

是有着重要区别的。

（一）急性黄疸型肝炎

1. 湿热在表

主症：黄疸初起，发热恶寒，周身酸痛，食欲减退，恶心厌油，目黄，身黄，尿黄。查体可有肝脏轻度肿大，质地尚软，压痛。化验可见 ALT 升高，TBil 升高（>17.1μmol/L），尿胆红素（＋）。苔薄黄或黄腻，脉多浮数或滑数。

治法：清解表热，兼以祛湿。

方药：麻黄连翘赤小豆汤加减：麻黄 6g，连翘 12g，赤小豆 30g，炒杏仁 9g，茵陈 30g，生栀子 9g，生甘草 6g，大青叶 15g，板蓝根 15g，紫草 9g，大枣 5 枚为引。水煎服，日 1 剂。

加减：周身酸楚，沉重困倦者加苍术、薏苡仁；泛泛欲吐，厌食油腻者加姜黄连、竹茹；周身作痒者加地肤子、蝉蜕；HBsAg（＋），加蛇蜕、黄芩、蝉蜕。

2. 湿热在里

主症：发热而不恶寒，身黄，目黄，小便黄，烦渴欲饮，脘腹胀闷，大便偏干或燥结，胁痛，乏力。肝脏可肿大，压痛。化验可有肝功异常，TBil 可升高，舌红苔黄厚腻，脉滑数。

治法：通腑泻热，利湿退黄。

方药：大黄硝石汤合茵陈蒿汤加减：生大黄 9～15g，生栀子 9g，茵陈 45～60g，芒硝 6g，赤芍 15g，生甘草 6g，柴胡 6g，车前草 15g。水煎服，日 1 剂。

加减：烦渴欲饮者，加黄芩、麦冬、生石膏；脘腹痞满，大便不干者，去芒硝，大黄减量，加枳实、龙胆、川木香；黄疸持续不降者，加田基黄、金钱草；肝功异常者加丹参、猪苓。

3. 湿阻中焦

主症：多见于黄疸消退后，纳呆食少，泛泛欲呕，脘腹痞满，口中黏腻，舌淡苔腻。

治法：祛湿化浊。

方药：茵陈四苓散加味：茵陈 30g，苍术 15g，云茯苓 15g，猪苓 15g，泽泻 9g，白豆蔻仁 6g，薏仁 30g，炒杏仁 9g，陈皮 6g，青竹茹 9g。水煎服，日 1 剂。

加减：胃呆纳少，或食后腹胀者，加神曲、麦芽、焦山楂；恶心呕吐，口黏不爽，加半夏、藿香梗；胁痛腹胀者加佛手、橘叶、丝瓜络；口苦咽干，头目眩晕者，加柴胡、黄芩。

（二）急性无黄疸型肝炎

1. 肝胆湿热

主症：胁痛腹胀，食欲不振，口苦黏腻，或有低烧，尿黄，肢体困倦。肝脏可见轻度肿大，压痛，化验可见肝功异常，HBsAg（＋），舌红苔薄黄或黄腻。

治法：清泻肝胆。

方药：龙胆泻肝汤加减：龙胆 12g，黑栀子 9g，淡黄芩 15g，柴胡根 12g，泽泻 12g，通草 6g，当归 12g，败酱草 15g，苦参 6g，草河车 9g，生甘草 6g。水煎服，日 1 剂。

加减：低热缠绵不愈者，加胡黄连、秦艽；周身困倦，肢体酸楚者加苍术、薏苡仁；腹胀，大便黏滞不爽者加马齿苋、莱菔子、炒枳壳；小便黄浊加淡竹叶、滑石。

2. 肝气郁滞

主症：两胁胀痛，嗳气腹胀，烦躁易怒，大便不畅，每因情志刺激而加重，肝功可见异常，舌淡苔薄白，脉多见弦象。

治法：疏肝行气。

方药：疏肝散加减：柴胡 15g，炒杭白芍 15g，炒枳实 12g，生甘草 3g，金铃子 9g，醋香附 15g，川芎 9g，川郁金 15g，石花 15g。水煎服，日 1 剂。

加减：肝区胀痛加佛手、橘叶、川木香；烦躁易怒或失眠多梦者加合欢花、栀子仁、淡豆豉；口舌干燥，烦渴欲饮者加麦冬、

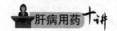

沙参、石斛；头晕目眩者加草决明、菊花、生珍珠母。

3. 肝脾失调

主症：纳呆胁痛，肠鸣腹胀，大便干稀不调，肝功可见异常，舌淡苔薄白，脉缓或弦。

治法：调理肝脾。

方药：逍遥散加减：柴胡15g，杭白芍15g，当归9g，白术15g，云茯苓15g，川木香3g，稻芽15g，川芎9g。水煎服，日1剂。

加减：胁痛不止者加郁金、青皮、元胡、生牡蛎；腹胀肠鸣，食后加重者，加砂仁、枳壳；胃呆纳少者加焦三仙、鸡内金；体倦乏力加黄芪、薏苡仁、党参、大枣；肝功异常加蒲公英、丹参、猪苓；HBsAg（＋）加蝉蜕、青黛。

二、慢性肝炎

慢性肝炎是病毒性肝炎的一个重要病理过程和临床类型，主要由HBV、HCV及HDV引起，包括轻度、中度和重度三个临床证型。其中以慢性活动性肝炎临床表现较突出，治疗难度较大，其病理机制十分复杂，尚难期望通过某一种特效药物获得解决，是目前病毒性肝炎临床研究的重要课题。

证治研究是慢性肝炎临床治疗的重要方法和内容，多年来，国内进行了大量探索与研究工作，积累了很丰富的经验。我们在实践中也逐渐形成了自己的认识和经验，现将我们对慢性肝炎辨证分型论治的概况介绍如下。

1. 肝郁气滞型

主症：本型多见于慢性肝炎轻度，多表现为肝经自病的症状与体征，肝功可无明显异常，临床可见肝区隐痛，两胁撑胀，脘腹胀闷，消化呆滞，疲乏无力等。体征可见肝脏轻度肿大，质地可无明显改变。舌淡红，苔薄白，脉沉弦或弦细。

治法：疏肝解郁，理气调中。

方药：柴胡疏肝散加减：柴胡 12g，杭白芍 9g，川木香 6g，青皮 9g，陈皮 9g，枳壳 9g，佛手 9g，甘草 3g，石花 15g，川芎 6g，香附 15g。水煎服，日 1 剂。

加减：①胁痛加元胡、丝瓜络；②胃纳差加乌梅、木瓜、炒三仙；③兼有郁热者加胡黄连、龙胆、败酱草、生栀子仁；④ ALT 升高加茵陈、赤小豆、丹参；⑤嗳气腹胀，朝宽暮急者加藿香梗、香橼皮、大腹皮。

2. 肝郁脾虚型

主症：本型多见胁痛腹胀，胃呆纳少，腹胀，便溏，肢体困重无力，甚或疲惫酸楚，或有面部及下肢浮肿，小便清长。检查可见肝肿大，肝功多有异常，以浊度升高为主，或 A/G 倒置明显，舌淡，苔薄白，脉沉缓。

治则：疏肝健脾，培土益中。

方药：柴芍六君子汤、归芍异功散或逍遥散等均可加减应用。柴胡 12g，杭白芍 12g，党参 9g，茯苓 15g，苍术、白术各 15g，薏苡仁 30g，青皮、陈皮各 9g，木香 6g，砂仁 9g，甘草 6g，大枣 5 枚。水煎服。

加减：①浮肿明显者加仙人头、扁豆皮、黄芪皮、泽兰、车前子；②胃纳差，伴呕吐者，加半夏、青竹茹、生姜；③浮肿久治不消，或消而复肿，肝功损害，A/G 倒置者，加用补肾药物，以脾肾双补为法，如熟地、黑豆、菟丝子、鱼鳔胶珠、冬虫夏草、枸杞子，久服可收良效；④长期大便溏泄，小便清长者，多为脾阳不振，清气下陷为患，可加用升麻、白术、黄芪、粉葛根，仍不应，可考虑加干姜、附子等温化之剂。

3. 肝胆湿热型

主症：本型多见于慢性活动性肝炎，为肝胆湿热交争，郁滞于中焦不化，症见胁痛口苦，咽干舌燥，渴而不欲饮，头晕目眩，胸胁痞闷，恶心厌油，食少而腹胀（呈持续性）或有烦热，午后低热，周身沉重乏力，大便黏滞恶臭，排便不爽，小便混浊色黄，并有臊味气重。舌红，苔黄厚而腻，肝功多异常，黄疸指数可有升高。

治法：清泄肝胆湿热，升清降浊。

方药：二金汤加味：茵陈 24g，连翘 9g，海金沙 12g，荷梗 12g，鸡内金 9g，矾郁金 9g，通草 6g，薏苡仁 30g，胡黄连 9g，竹叶 9g，蒲公英 15g，甘草 3g，焦栀子 9g。水煎服。

加减：偏于热盛者加川大黄、黄芩；偏于湿盛者加苍术、冬瓜仁、苦参；恶心厌油或呕吐者加寒水石、陈皮、藿香、生姜；血清胆红素升高者加田基黄、车前草、矾郁金、茵陈倍量、赤小豆；午后低热者加银柴胡、黄芩、胡黄连；肝功明显异常，ALT 升高者加板蓝根、败酱草；HBsAg（＋）加蝉蜕、土茯苓、白花蛇舌草、明矾、青黛等。

4. 肝肾阴虚型

主症：本型多见于慢性肝炎，病久及肾，子令母病所致。除胁痛、腹胀、疲劳等症状外，常伴失眠、多梦、心悸、头晕目眩、腰膝酸软无力，时有五心烦热，口干舌燥。查体可见肝脾肿大，舌红少苔，脉沉弦细数。

治法：滋补肝肾。

方药：一贯煎、归芍地黄丸、滋水清肝饮等。药用沙参 15g，麦冬 9g，石斛 12g，枸杞子 15g，白芍 15g，生熟地黄各 15g，菟丝子 30g，楮实子 15g，青皮 6g。水煎服。

加减：偏于肾虚，腰膝酸软无力，五心烦热，梦遗滑精，目无所见，以归芍地黄汤加五味子、生龙骨、生牡蛎；偏于阴虚者，虚烦易怒，少寐易惊，妇女月经不调，加补肝煎；以失眠多梦、心肾不交症状为主者，以天王补心丹、何首乌延寿丹为主。阴虚阳亢，上实下虚，头胀头晕，目生金花，上方加桑麻丸（黑芝麻

30g，桑叶 9g）。

5. 气滞血瘀型

主症：本型多见于慢性肝炎后期，或早期肝硬化，临床可见两胁痛著（部位局限），烦躁易怒，面色晦滞，口唇色绛，舌下青筋暴露，面有赤痕爪缕，或有齿衄、鼻衄，妇女有月经不调等。形体消瘦，乏力少神。查体肝脾可明显肿大，质韧或硬，可见肝掌，蜘蛛痣，脉弦数或沉涩，呈正败邪实之征。肝功可见重度损害。

治法：舒肝化瘀，活血软坚。

方药：舒肝化瘀汤加减：柴胡 12g，白芍 12g，马鞭草 30g，三棱 9g，莪术 9g，龙胆 6g，川大黄 6g，生牡蛎 30g，鳖甲 30g（先煎），射干 9g，大枣 5 枚。水煎服。

加减：瘀血不散，结于胁下，每多见有低热，可加胡黄连、白薇、十大功劳叶，无湿象者可加沙参、生地黄；鼻衄、牙衄者，多为血热妄行，可加炒生地黄、茜草根炭、生侧柏叶；脾亢，白细胞减少，血小板低于 50×10^9/L 者，周身皮肤可见瘀斑，脾脏肿大明显者，可加生瓦楞子、水红花子、鸡内金粉（冲）、鳖甲（先煎半小时再下诸药），大枣 5 枚；胁痛不移（有少数病人胁痛如指肚大小，范围局限，固定不移），多为死血作痛，可适当加入破血通络药物如炒水蛭、山甲珠、刘寄奴、凌霄花、路路通、丝瓜络、王不留行等；正气虚弱，机体衰微，应攻补兼施，上方可随症加入党参、茯苓、白术、甘草、黄芪等扶正药，不可一味攻伐，以防损伤正气；瘀去大半而止，续以丸药缓图，丸剂取效虽缓，但其攻坚、消瘀、消积之力强，1 日多次服用，效力持久，为瘀证善后治疗之大法，临床常用化坚丸：三棱 30g，莪术 60g，西红花 30g，生大黄 90g，共为细末，水泛为丸，每日 3 次，以利为度。亦可用水红花子丸，二甲化瘀煎等。

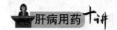

三、淤胆性肝炎

淤胆性肝炎又称小胆管型肝炎，约占病毒性肝炎的3%，以长期黄疸、瘙痒或大便灰白、其他自觉症状较轻及实验室检查显示阻塞性黄疸为主要特征。因其以黄疸为主要表现，故在证治时，有时常按黄疸证治的原则进行。根据淤胆性肝炎的临床见证，我们将其分为肝郁胆热、瘀血致黄及胆胃热结三个证型。

1. 肝郁胆热

主症：身黄目黄，胁痛腹胀，食欲不振，厌恶油腻，小便黄赤，大便不畅。化验可见血胆红素升高，肝功可有异常。舌红苔薄黄，脉弦滑。

治法：疏泄肝胆。

方药：四逆散加味：柴胡24g，炒白芍15g，炒枳实12g，金钱草60g，川郁金15g，鸡内金9g，生甘草6g，茵陈15g。水煎服，日1剂。

加减：胁痛较重者加元胡、香附；发热加黄连、黄芩、栀子；纳少腹胀者加焦三仙、槟榔；小便黄，大便干者，加大黄、青黛。

2. 瘀血致黄

主症：病程较长，黄疸较深，持续不退，胁下刺痛，面色晦滞，舌绛、脉弦。

治法：活血化瘀。

方药：下瘀血汤合瓜蒌散加味：川大黄6g，土元9g，生桃仁9g，瓜蒌15g，红花9g，柴胡12g，丹参15g，茵陈15g。水煎服。

加减：胁痛不减者加炒水蛭、炮山甲；肝脾肿大加藕节、射干、生瓦楞；气虚者加黄芪、党参、大枣；兼见伤阴者，加杭白芍、生地黄。

3. 胆胃热结

主症：黄疸较鲜明，低热或高热，口苦咽干，干渴欲饮，腹胀痞满，大便偏干或燥结，小便黄赤，舌红苔薄黄，脉滑数，化验可见肝功异常，胆红素升高，GGT 亦可升高。

治法：清胃泻胆。

方药：大柴胡汤加减：柴胡 15g，川大黄 12g，炒枳实 9g，黄芩 15g，青蒿 15g，黑栀子 9g，青黛（包煎）6g，甘草 6g。水煎服，日 1 剂。

加减：①高热不退，烦渴欲饮者加生石膏、牛蒡子、麦冬、沙参、黄连；②腹胀便结者加川厚朴、莱菔子；③黄疸消退缓慢者加田基黄、车前草；④ ALT 升高、GGT 升高者加茵陈、金钱草。

四、重型肝炎

重型肝炎多因病后未适当休息、营养不良、嗜酒、合并感染、应用损肝药物及妊娠等原因而发生，其发病率一般不超过肝炎病例的 0.2% ～ 0.4%，但病死率却常高达 70%。根据病程长短及病理改变可分为急性重型肝炎、亚急性重型肝炎及慢性重型肝炎三种。

1. 急性重型肝炎

主症：发病急骤，黄疸迅速加深，身黄如金（黄中带赤），恶心呕吐，壮热烦躁，迅速出现谵妄或嗜睡，小便赤，量少。大便干或燥结，舌红苔黄燥，脉滑疾。

治法：泻火解毒，急下存阴。

方药：千金犀角散合茵陈蒿汤加减：水牛角粉 30g（包煎），升麻 9g，黄连 9g，茵陈 45g，生栀子 9g，川大黄 15g。水煎服，日 1 剂。

加减：药后大便每日 4 ～ 5 次，大黄可减量，保持每日 2 ～ 3 次为宜；烦躁不安，谵妄或嗜睡，为邪热逆传心包，上方配服紫雪丹或静滴清开灵或醒脑静；若抽搐或昏迷，上方去升麻，加羚

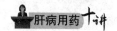

羊角粉、石菖蒲、郁金、钩藤，水煎鼻饲；舌赤无苔或卷缩少津，脉细数者，上方去大黄、茵陈、升麻，加西洋参、麦门冬、太子参；采取中西医结合抢救措施。

2. 亚急性重型肝炎

主症：深度黄疸，持续不退，精神萎靡，高度乏力，恶心厌食，极度腹胀或出现腹水，可有出血倾向。舌赤苔黄，脉滑数。

治法：清营凉血退黄。

方药：犀角地黄汤加减：水牛角粉30g（包煎），炒生地黄30g，牡丹皮9g，黑栀子9g，草河车15g，黄连6g，白茅根60g，茵陈30g，熊胆粉3g（冲）。水煎服，日1剂。

加减：①若热毒动血，证见鼻衄、肌衄者，加小蓟、旱莲草；内出血加三七、紫珠草、童便；②黄疸持续不退加重熊胆用量，配用金钱草、苦丁茶；③腹胀加砂仁、莱菔子、枳壳；④腹水明显者加猪苓、冬瓜皮、鲜柳枝、大腹皮，白茅根用量加重；⑤采取中西医结合抢救措施。

3. 慢性重型肝炎

主症：同亚急性重型肝炎，因此型常发生于慢性活动性肝炎及肝硬化，因而可见肝脾肿大、肝掌、蜘蛛痣、出血及肝肾综合征等。

治法：可参考亚急性重型肝炎，根据其不同表现，常涉及清营、凉血、活血、利湿、解毒、益气等法。应当注意到素有慢性活动性肝炎及肝硬化病史，久病多虚，气血暗耗，在祛邪的同时应注意扶正法的应用。目前，临床上都主张中西医结合进行抢救，大量资料报道，中西医结合抢救本病可使死亡率较大幅度的降低，为本病的临床研究展示了广阔的前景。

第二节 慢性肝病中养阴法的运用

慢性肝病以正虚邪恋、虚实夹杂为主要病理特点，其正虚多为客邪留连日久或治疗失当所致，又以阴虚最为多见，大量临床资料表明，在慢性肝病辨证论治过程中恰当地运用护阴、存阴、养阴、滋阴等法，对提高临床疗效，改善预后转归具有十分重要的意义。

一、阴虚证形成的生理病理基础

肝阴易亏以及脏腑间相互影响是慢性肝病阴虚证形成的内在基础。

肝以血为体属阴，以气为用属阳，故前贤用"体阴而用阳"来概括肝脏的生理功能。肝血充沛，肝体不燥，则疏泄有度；若肝血不足，肝气有余，则易横逆生变，所谓"肝体愈虚，肝用愈燥"。肝之为病，往往气火有余、阴血不足，盖肝为风木之脏，"相火内寄"，感邪易于从阳化热而伤阴耗血，或因肝气易郁，郁久化火伤阴而导致肝之阴血亏虚。

生理上，肝"主动主升，全赖肾水以涵之，血液以濡之，肺金清肃下令以平之，中宫敦阜之，土气以培之，则刚劲之质得以柔和之体，遂其条达畅茂之性。"病理上，肝善干他脏，为"五脏六腑之贼"。临证所见，慢性肝病阴虚证往往涉及肝、脾（胃）、肾等多个脏器。倘肝气为病，当疏不得疏，欲达不能达，不仅引起本脏诸病，而且"乘其所胜"而首先殃及脾土，使脾虚气滞不得运化，或因肝郁日久化火，损伤脾津胃液，导致脾胃阴伤；脾胃阴亏，运化失职，血液化生无源，肝血必亏，肝血一亏，肝火尤旺，有余之肝火复耗脾胃之阴，形成"肝虚火旺→脾胃阴亏→肝血不足→肝虚火旺"的恶性循环，导致肝脾（胃）之阴俱亏。

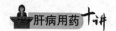

肝为肾之子，肾为肝之母，肝阴本于肾阴，肝病日久，肝阴亏耗，势必下汲肾水，最终导致肾阴亏虚，肝肾阴虚并作。

二、阴虚证形成的原因

热盛伤阴与医源性伤阴是慢性肝病阴虚证形成的病理关键。

慢性肝病传变过程中，往往会产生肝经郁热，湿热蕴结、瘀热疫毒等病理因素，三者虽然出现分先后，表现有轻重，但其核心均为"热"，"热盛伤阴"是慢性肝病阴虚证形成的关键原因之一，正如《内经》所云："肝热病者，小便发黄，而肝反受枯燥之害。"其一，急性期祛邪未尽或疏达失宜，造成肝气疏泄不利，气机郁滞，郁久则化火伤阴。另外，慢性肝病患者久治未愈心情多焦虑忧郁，则肝气更易郁结化火导致阴虚之变；其二，湿热之邪留连中焦，久羁肝胆，必然耗伤阴津；其三，瘀血痰浊及邪热疫毒留滞不去，也易耗伤阴血而致阴虚。

治疗过程中用药失当，也极易造成医源性伤阴而导致阴虚证的发生。慢性肝病多由急性肝炎失治或误治迁延而致。病之早期，治疗多以祛邪为主，如清热利湿、疏肝行气等法，若过用清利、香燥或苦寒直折，往往耗伤阴津，使病情迁延不愈而致阴虚。及至慢性肝病已成，余邪未尽，肝阴已亏，若只重祛除余邪，特别是临证一见肝功能异常，动辄即用大剂清热解毒药以苦寒直折，或用辛温香燥药以疏肝行气，或用苦燥之品以除其湿，而忽视兼顾存阴护阴，必耗伤阴津。

三、养阴法的临床应用

1. 柔肝养阴法 适用于肝阴亏虚，肝体失柔者，临床症见低热，肝区隐隐作痛，绵绵不休，劳累后加重，眩晕，失眠多梦，乏力，双目干涩或视物不清，甚或肢体拘急痉挛，舌淡红，脉沉细弦或弦细数。《内经》云："肝欲酸。"叶天士亦提到："肝为刚脏，非柔润不能调和也。"选药以酸甘柔润为主，以顺其条达之性，驯其刚悍之气。代表方剂如一贯煎、归芍地黄汤等。药如沙参、麦冬、生地黄、白芍、枸杞子、山茱萸、当归、酸枣仁、乌梅、木瓜等。现代医学证明：肝细胞周围 pH 值越高，肝细胞的破坏及转氨酶的释放也越多越快，辨证组方时有意识地选用一些酸味药能加快降转氨酶的速度，这是符合临床实际的。

2. 滋肾养肝法 适用于肝病日久，肝阴亏虚，下汲肾水，肝肾之阴并亏者。临床症见胁肋隐痛不休，头晕目眩，失眠多梦，耳鸣，心悸，腰膝酸软乏力，时有五心烦热，口干舌燥，舌红少苔，脉沉弦细数。"肝肾之阴，非滋腻厚味，则无以复已耗之精。"选药以味厚滋养之品为主，代表方剂如六味地黄丸、左归丸、桑麻丸等，药如生地黄、熟地黄、楮实子、牛膝、枸杞子、女贞子、黑芝麻、鳖甲、山茱萸、冬虫夏草、鱼鳔胶珠、桑椹子等。

3. 培土养阴法 适用于慢性肝炎见脾阴不足者。脾阴不足，脾失濡运，精微不布，肝阴无由以生而久久不复。临床症见形体消瘦，爪甲不华，倦怠乏力，口干不欲饮，不思饮食或食后胀闷不适，手足心干而热，大便不调（或便秘，或便溏，或先硬后溏），舌红少苔而干，脉濡或微数。《素问·刺法论》："欲令脾实……宜甘宜淡。"选药以甘平、甘淡、清灵健运为主，代表方剂如慎柔养真汤、益脾汤等。药如白扁豆、山药、太子参、莲子肉、薏苡仁、芡实、鸡内金、粳米、石斛、玉竹、枇杷叶等。

4. 养阴和胃法 适用于津亏胃燥，纳降失职者。临床症见口干咽燥，干呕恶逆，喜冷饮而量不多，胃脘部嘈杂或有灼热，食欲不振或饥不欲食，大便燥结难通，舌红少苔或无苔，脉细数。根据"胃喜柔润，以通为用，得降则和"的原则，选药以甘寒柔润为主，代表方剂如沙参麦冬汤、五汁饮、益胃汤等，药如沙参、玉竹、麦冬、木瓜、乌梅、竹叶、石斛、白芍、芦根、甘草等。

5.清金制木法 适用于肺阴不足，木火刑金者，临床症见肝区隐痛或灼痛，口干咽燥，干咳少痰，或有痰血鼻衄，便干溲黄，时有低热，舌红少津，脉细数。选药以甘凉濡润为主，代表方剂如沙参麦冬汤，药如沙参、麦门冬、竹叶、瓜蒌、百合、川贝母、玉竹、芦根、生甘草、栀子、牡丹皮、藕节等。

6.益气养阴法 适用于慢性肝病见气阴两伤者。临床症见肝区隐痛，口干纳差，失眠多梦，气短乏力，心悸，或自汗盗汗，易受外感，舌红少苔，脉弦细或弱。选药以甘平为主，代表方如慎柔养真汤、生脉饮等。药如山药、生黄芪、太子参、生白术、炙甘草、鸡内金、黄精、五味子、大枣等。

7.滋阴清火法 适用于慢性肝病见阴虚火旺者。临床症见肝区隐痛或灼痛，口苦，唇干咽燥，五心烦热，卧不得眠，或伴低热，舌红少苔，脉弦细数。代表方剂如知柏地黄丸、滋水清肝饮等。药如知母、黄柏、生地黄、十大功劳叶、鳖甲、白薇、秦艽、青蒿、栀子、牡丹皮等。

四、慢性肝病养阴法应注意的几个问题

养阴之法除上述七法外，尚有养血育阴、滋肾清肝等多种方法。临证具体应用时，应注意以下几点：①从辨证论治角度出发，慢性肝病阴虚证虽可见肺胃津伤、脾阴肝血耗伤、肾精虚损等不同，但津液精血本是同源异出，相互化生，相互影响，故临床用药虽有侧重，但不能截然分开。②阴虚一证，只要尚未出现较为明显的肾精亏虚的表现，选药均以平补、清补为原则，或甘平、甘凉以濡润，或酸甘以化阴。近年来有人报道：肝病阴虚型患者常表现为细胞免疫功能低下，而养阴法能使体内抗体存在时间延长，并优于滋阴法。③人身之阴血赖脾之资生，养（滋）阴药需经脾之运化方可被吸收，且前贤早有"阴药碍脾"的明训，故在养（滋）阴的同时应酌配健脾助运之品。④临证应充分认识到

"回阳易，救阴难"的特点，不可急于求成，正如缪希雍所言"难成易亏者阴也""阴无骤补之法，非多服药不效"。益阴之法，重要一个"守"字，所谓"养阴当不厌其烦也"。

养阴固然重要，而在治疗上未虚先护，防患于未然则更具临床意义。存护之法，除及时消除导致阴虚的各个不同病理因素外，更重要的是杜绝医源性伤阴的发生，祛邪谨防伤阴。辨治用药时，注意尽量避免损害阴津或有意识加以卫护，亦即叶天士所谓"务在先安未受邪之地"。如清热利湿慎投苦燥，清热解毒勿过苦寒。肝为刚脏，宜柔不宜伐，理气药多辛温香燥，不可多用、久用，气滞轻者一般选紫苏梗、荷梗、桔梗、枳壳、郁金、佛手、香橼、砂仁、陈皮、八月札、白蒺藜等芳香舒气之品；气滞重者及有积滞或痞块者，方可用香附、青皮、枳实等辛宣破结之品，并酌配白芍、木瓜、沙参、当归、枸杞子等以柔肝养血。再加气虚者补气勿太过，应以清补为主，药如太子参、山药等，同时佐以陈皮、茯苓等疏利之品，勿使壅滞气机，以防"气余化火"。

总之，慢性肝病多呈阴虚邪恋之候，阴虚与否及阴虚的程度是决定慢性肝病预后转归的关键之一，阴虚则病长，阴足则邪退。钱英认为："对慢性活动性肝炎来说，有一分阴存，便有一分生机，阴亏者发展快，易致耗血动血……因此在全疗程中更应该随时注意滋阴、养阴、护阴、存阴。"有关动物实验也表明：滋养肝肾法对损伤性肝损害不但能起到减轻肝细胞坏死、变性和抑制肝纤维组织增生的作用，而且有促进肝细胞再生的现象，这一点优于清热利湿、健脾益气及活血化瘀等法，值得引起临床注意。

第三节　肝硬化腹水证治与用药

肝硬化腹水为临床常见疑难病症之一，属于中医学"鼓胀"的范畴。本病在临床上以腹膨胀如鼓，青筋暴露，面及皮色黄或黧黑为主要特征。早在《内经》中就对这些临床证候作了比较详尽的描述:“腹胀身皆大，大与腹胀等也。色苍黄，腹筋起，此其候也。”中医学认为，本病属于四大难症之一。朱丹溪说:“风劳臌膈为真脏病，绝难治。”历代医家对于本病的病因病机、治疗及预后等方面都各有侧重地进行了研究和探讨，使本病的理论与临床治疗不断丰富和完善，为后世治疗本病提供了许多可贵的依据。

国内自20世纪50年代即开始中医、中西医结合治疗肝硬化腹水的临床研究，30多年来取得了丰硕成果，积累了丰富经验，不仅大大提高了肝硬化腹水的临床疗效，同时也对不同病因引起的各种腹水的治疗提供了经验，展示出明显的临床优势。现将我们对腹水的辨证方法与用药介绍于下。

一、辨证分型用药

中医学对腹水的内治法也主要体现在辨证分型上。所谓辨证分型，就是根据腹水的不同证候和体质差异，将本病概括和归纳为几组临床类型，这种临床分类既能体现不同的临床表现，同时又反映出不同的病因病机和体质差异，从而确立不同的治则与方药。

对辨证分型的方法，古人的名目繁多，除有“五臌十水”外，还有“单腹胀”“胀病”“水病”等。这些分类分型方法有的按其病因，有的依其症状，有的按其病位，十分繁杂，不利于准确而有效地指导临床。近年来在辨证与辨病相结合的基础上，各地学者提出了新的辨证分型方法。但仍感不足的是各地分型或过简、或过繁，各有其偏，难以统一。我们认为对辨证分型主要采用两种方法，即气、血、水三臌分型法与以八纲、脏腑辨证为总原则的全面辨证分型法。前者从宏观与总体上归类，后者从八纲与脏腑病理机制上认识，二者虽方法不同，但都可较为全面地反映出腹水病变的病因病机和证候规律，从而制定出相应治则与方药，是目前临床上较为常用的辨证分型。

（一）气、血、水三脏分型

何梦瑶氏在《医碥》一书中说："气血水三者，病常相同。有先病气滞而后血结者，有先病血结而后气滞者，有先病水肿而后血随败者，有先病血结而后水随蓄者。"俞嘉言也说："胀病不外水裹、气结、血瘀。"这些论述不仅阐明了气血水三者的关系，而且强调了气、血、水三脏之不同，临床实践证明，这种分型方法执繁驭简，便于掌握，具有实际的临证指导意义。

1. 气臌

主症：腹大中空，叩之如鼓，或有振水声，两胁胀痛，不得转侧，朝宽暮急，善太息，嗳气或得矢气后腹胀稍缓，饮食减少或食后即胀，每遇精神刺激后加重，小便短赤或少，大便不畅。舌淡苔薄白，脉多沉弦。

治法：理气宽中，利水消胀。

方药：柴胡疏肝散、平胃散、四磨汤、灯草莱菔汤合蟾砂散等为常用方剂。我们观察以平胃散合灯草莱菔汤送服蟾砂散效果较好。

苍术 15g，川厚朴 12g，陈皮 9g，茯苓 15g，川木香 6g，大腹皮 15g，香橼皮 15g，砂仁 9g，炒莱菔子 30g。灯心草 30g（先煎代水再煎他药），蟾砂散 3g（冲）。水煎服，日 1 剂。

加减：两胁胀痛不减加青皮 6g，佛手 9g；心下痞满加炒枳实 9g，白术 12g；食欲不振加焦三仙各 12g，鸡内金 12g，宣木瓜 12g；尿少者加茯苓皮 15g，车前子 15g，白茅根 30g。

2. 血臌

主症：四肢消瘦，腹大如鼓，多伴胸腹壁青筋暴露，肝脾肿大，质韧或硬，面色黧黑晦暗，面颈胸臂蜘蛛痣、肝掌、口唇、舌及爪甲色绛，舌边尖多见瘀点或瘀斑，脉多沉弦或沉涩。

治法：活血化瘀，通经利水。

方药：血府逐瘀汤、复元活血汤、舒肝化瘀汤、水红花子汤等均为常用方剂。

水红花子 15g，泽兰 15g，炒水蛭 9g，山甲珠 12g，生桃仁 4.5g，红花 9g，赤小豆 30g，怀牛膝 12g，丹参 15g，马鞭草 15g，三七参粉 1.5g（冲），王不留行 12g，黄芪 15g，沉香 9g，大枣 5g。水煎服，日 1 剂。

加减：脾亢、血小板减少、牙衄鼻衄者去桃仁、红花，加鸡血藤 15g，藕节 12g，茜草 12g；胸腹壁静脉怒张加丝瓜络 9g，路路通 12g，尿少加猪苓 30g，冬瓜皮 15g；肝脾肿大质硬兼服二甲化瘀丸：穿山甲 30g，鳖甲 60g，丹参 60g，生牡蛎 60g，红花 30g，三棱 30g，蓬莪术 30g，陈皮 60g，共为细粉，水打为丸，每服 6g，每日 3 次。

3. 水臌

主症：腹大膨隆如蛙腹状，按之如囊裹水，甚至下肢水肿如泥，按之没指，周身困倦乏力，或伴有肢冷畏寒，溲少便溏。舌淡苔薄白或腻，脉虚而缓。

治法：温中化湿，健脾利水。

方药：临床多选实脾饮、五苓散、五皮饮、决水汤等。

茯苓皮 30g，车前子 30g，王不留行 15g，赤小豆 30g，肉桂 6g，党参 15g，黄芪皮 30g，老木香 6g，仙人头 30g，怀牛膝 15g。水煎服，日 1 剂。

加减：畏寒肢冷加淡附片 9g，干姜 9g；腹水久不消加肾金子 6 粒（冲），蝼蛄粉 6g（冲），通草 6g，扁豆皮 15g；食欲差加鸡内金 12g，陈皮 9g；血浆蛋白偏低加薏苡仁 30g，鱼鳔胶珠 9g，或用鲤鱼汤方：鲜鲤鱼（鲫鱼也可）1 尾，约半斤到 1 斤，去内脏肠杂及鳞，加松罗茶 9g，陈皮 9g，椒目 9g，红皮蒜 30g，砂仁 15g，以上药用纱布包好，加水同鱼共煮，勿放盐，约煮 1500mL，吃鱼喝汤，做一日量。

此外，在鼓胀发展过程中还可见到阴虚湿阻、湿热交蒸等证型，一般认为这不过是气血水三臓的变证，在治则确立与方药选用上均应予以兼顾。

（二）病因病机证候综合辨证分型

近代医家在临床实践中经过长期考证与探讨，认识到古人以往对鼓胀的分类方法各有所偏，缺乏系统性与完整性，简繁不一，这自然有碍于正确治则的确立。我们认为有必要将八纲辨证、臓腑辨证、气血津液辨证有机地结合起来，对鼓胀进行全面系统的认识，然后分为若干证型，这些证型体现了鼓胀的病因、病机、病位及证候，这就是目前广泛采用的辨证分型方法，一般多分为以下六个证型。

1. 气滞湿阻

主症：腹大胀满，胀而不坚，胁下痞胀或疼痛，纳食减少，食后胀重，嗳气，甚则不能平卧，小便短少，大便黏滞不爽，每遇情志刺激后加重，苔薄白或腻。本证一般在腹水初起，表现为气机郁滞不畅，水湿因之而积聚不行停于腹中的一系列证候。

治法：理气调中，祛湿消胀。

方药：柴胡疏肝散合平胃散加减：柴胡 12g，杭白芍 15g，枳实 9g，川芎 9g，醋香附 12g，沉香粉 4.5g（冲），地骷髅 30g，厚朴 9g，苍术 12g，陈皮 9g，水煎服。

加减：腹胀大难以平卧加大腹皮 15g，阳春砂仁 9g，嫩白豆蔻 6g；尿少加泽泻 15g，车前子 15g，蟋蟀粉 6g（冲）；纳呆食少加槟榔 6g，炒莱菔子 9g，焦神曲 9g，鸡内金 12g；小便黄赤是湿热相杂加通草 6g，车前草 15g。

2. 寒湿困脾

主症：腹大胀满，按之如囊裹水，胸脘闷胀，神疲乏力，四肢困重，纳呆食少，尿少便溏，舌淡苔薄白，脉沉缓。

治法：温中健脾，化湿利水。

方药：实脾饮加减：附子 9g，干姜 9g，草豆蔻 9g，党参 15g，白术 15g，茯苓 15g，厚朴 9g，广木香 6g，大腹皮 15g，车前子 15g，泽泻 12g，水煎服。

加减：尿少胀不消者加猪苓 30g，王不留行 12g，牵牛子 12g；下肢水肿如泥者加防己 9g，黄芪皮 15g；纳呆食少加炒麦芽 15g，宣木瓜 12g。

3. 湿热蕴结

主症：腹大坚硬，拒按，脘腹绷急，烦热口苦，小便黄赤，舌红苔黄腻，脉弦滑或滑数。

治法：清热利湿，攻下逐水。

方药：中满分消丸加减：厚朴 9g，枳实 9g，黄连 6g，黄芩 9g，半夏 9g，陈皮 9g，白术 9g，茯苓 24g，猪苓 15g，泽泻 12g，车前子 24g，冬瓜皮 30g，水煎服。

加减：若水湿困重，正气尚实，可暂用舟车丸攻下逐水，得泄即止；若面目及一身发黄者加茵陈 30g，苍术 12g，田基黄 30g，赤小豆 30g；若骤然大量吐血衄血者，可用犀角地黄汤加减；若腹胀久不消，是湿浊不化，加用芳香化浊药佩兰 9g，荷叶 9g，白豆蔻 6g；呕恶者加寒水石 15g，竹茹 12g，生姜皮 9g。

4. 脾虚水泛

主症：腹部胀满，肠鸣便溏，面色萎黄，神疲乏力，四肢虚浮，懒言少气，舌淡苔薄白腻，脉沉细弱。

治法：健脾利水。

方药：加味异功散：党参 15g，炒白术 12g，茯苓 30g，陈皮 9g，砂仁 6g，白豆蔻 6g，扁豆皮 15g，木香 6g，水煎服。

加减：便溏加炮干姜 6g，车前子 15g；气短乏力加黄芪 15g，怀山药 30g；四肢虚浮加冬瓜皮 15g，黑豆皮 15g。

5. 肝脾血瘀

主症：腹大坚满，四肢消瘦，两胁刺痛，面色晦滞，胸腹脉络怒张，颈、面、胸、臂有血缕血痣，肝掌，舌质暗或有瘀点，脉弦涩。

治法：活血利水。

方药：下瘀血汤加减：生大黄 9g，土元 9g，桃仁 9g，穿山甲 9g，当归 9g，丹参 30g，鸡内金 12g，生瓦楞子 30g，泽兰 15g，水红花子 15g，马鞭草 15g，水煎服。

加减：牙衄鼻衄加黑栀子 9g，生侧柏 9g，炒灵脂 9g，炒蒲黄 9g；腹水较多加赤茯苓 15g，白茅根 45g；食道静脉曲张、胃底静脉曲张而有出血者用犀角地黄汤加紫珠草 15g。

6. 阴虚湿阻

主症：腹大胀满，唇干口燥，五心烦热，小便短少，或有齿鼻衄血，舌红少苔或舌如镜面，脉沉弦细数。

治法：滋阴利水。

方药：猪苓汤加减：猪苓 30g，滑石 15g，阿胶 9g（烊化），白茅根 45g，赤茯苓 15g，扁豆皮 15g，楮实子 15g，郁李仁 15g，木通 6g，淡竹叶 9g，牡丹皮 9g，泽泻 12g，水煎服。

加减：口干加生地黄 12g，麦门冬 12g，玄参 15g；午后潮热加胡黄连 9g，地骨皮 9g；牙衄鼻衄加仙鹤草 12g，牡丹皮 9g，茜草炭 12g；若见神昏谵语，急用紫雪丹或万氏清心丸。

总之，辨证分型治疗腹水应详辨虚实而定攻补之法，察气、血、水之异而选调气、活血、利水之药。同时还应细审水因自何脏何腑，源于阴阳之何所偏，起于寒热之孰盛孰衰，全面分析而分别治之，方能提高疗效，达到消除腹水的目的。

二、常用治法与用药

腹水病因非一，病机复杂，常表现为虚实夹杂之候，在治疗

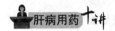

上涉及多种治法，可选用的方药十分广泛。常用治法与辨证分型从纵横两个方面分列腹水治则与方药，二者可以互为补充，基本上体现了中医学消除腹水表散、利小便与通大肠三大途径，临床运用可互相参照。

（一）内治法

1. 宣肺利水法

主症：肺气不利所致大腹水肿，气道喘满，小便不利，大便不畅，微恶风寒，舌淡苔薄白，脉浮紧。

分析：肺主气化，为水之上源，通调水道，宣达三焦，下输津液，在水液代谢运行中发挥气化宣达的重要作用。肺气不利则水液不能宣发下达，故小便不利，水液停聚。肺与大肠相表里，肺气失宣故排便不畅，肺气上逆则见气逆喘满。利水不效则用宣达肺气，又称"提壶揭盖"，肺气宣和，则水湿之邪或散之于体表，可下达于膀胱，或出之于大肠。

方药：炙麻黄6g，生石膏30g，炒杏仁9g，赤小豆30g，芦根15g，冬瓜仁30g，车前子15g（包），生薏苡仁30g，桑白皮12g，法半夏9g，陈皮9g，全瓜蒌12g，海蛤粉15g，川椒目9g，生姜皮6g，水煎服。

加减：气短不能自续加桔梗9g；咳嗽有痰加白前9g，前胡9g；自汗去炙麻黄，加茯苓15g，白术12g；腹胀不能转侧加香橼皮9g；大便不畅加郁李仁15g。

2. 健脾利水法

主症：腹大肿满，按之如囊裹水，气短乏力，面色萎黄，四肢倦怠甚或上肢水肿，纳呆便溏，舌淡或边有齿痕，苔薄白，脉沉缓或细弱。

分析：脾主运化，脾气健旺则水液得以运化，以致停蓄而发病，若脾气虚弱，则无力运化水湿，水湿蕴结停聚中焦则出现腹大肿满，即《内经》所言："诸湿肿满，皆属于脾。"气短乏力、纳呆便溏、面色萎黄、舌淡边有齿痕、脉沉细弱均为脾气虚弱之象。

方药：六君子汤加减：党参 15g，白术 12g，茯苓 15g，清半夏 9g，陈皮 9g，黄芪皮 15g，薏苡仁 30g，炒山药 30g，建泽泻 12g，厚朴 9g，扁豆 15g，莲子 15g，水煎服。

加减：朝宽暮急为血虚去党参加当归、芍药；暮宽朝急为气虚加倍党参、白术；朝暮俱急为气血双虚，用八珍汤。

3. 行气利水法

主症：气滞湿阻所致腹大胀急，叩之如鼓，两胁胀痛，嗳气或得矢气后稍舒，小便不利，烦躁易怒，舌淡红苔薄白，脉弦紧或弦滑。

分析：水液代谢与正常运行赖气机升降与条达，气行则湿亦随之而行，若肝气郁结，气滞而不行则清气不升，浊气不降，经脉受阻，则水湿因之而阻，停蓄于肠胃之间，渐成鼓胀之证。气胀则胀急，叩之如鼓，肝气郁滞则两胁胀痛、烦躁，嗳气或得矢气后气机稍畅故稍感舒快。

方药：平胃散合逍遥散加减：柴胡 12g，白芍 12g，苍术 12g，川厚朴 12g，陈皮 9g，香附 9g，炒枳壳 9g，木香 6g，佛手 9g，白术 12g，砂仁 9g，地骷髅 30g，大腹皮 15g，沉香 6g，水煎服。

加减：心下痞满加枳实 9g；尿少加车前子 15g，白茅根 30g。

4. 活血利水法

主症：瘀血内停、水液积聚所致腹大坚满，四肢消瘦，面色晦暗，胸腹壁可见脉络暴张，肌肤甲错，或见血缕赤痕、肝掌，甚或衄血吐血，唇青舌紫，苔燥，脉沉涩。

分析：病初在气，病久入血，形成气滞血瘀，血瘀为病，久可化水，即所谓"先病血结而后水随蓄"。唐宗海曾提出"瘀血化水，亦发水肿"，《寓意草》也指出"癥瘕积块是胀病的根源"。瘀血化水即成血臌，除腹大坚满外，表现为一派瘀血证候。

方药：水红花子汤加减：水红花子 15g，土元 9g，泽兰 15g，黄芪15g，大黄4.5g，炒水蛭9g，白茅根30g，马鞭草15g，穿山甲9g，京三棱9g，醋文术9g，青皮6g，三七粉1.5g（冲）。水煎服。

加减：胁下痞块作痛加炒灵脂9g，矾郁金15g；牙衄鼻衄加炒生地黄15g，黑栀子9g；吐血加紫珠草12g，白及9g，童便为引；皮下瘀斑加炒槐花15g，地榆12g；烦热低热加青蒿12g，十大功劳叶12g。

5. 温阳利水法

主症：中阳不振所致大腹水肿，腹胀，形寒肢冷，面色㿠白，小便短少，脘腹满闷以入夜为甚，舌胖质淡边有齿痕，苔薄白，脉沉细或脉弦大而重按无力。

分析：阳气有温化水湿之功用，脾阳不振或肾阳衰微均可无力温化水湿，导致水湿停积，停于腹中而发为鼓胀。脾阳根于肾阳，肾阳虚衰既失去蒸化水湿的作用，又可导致中阳不振，故临床除可产生水湿积聚发为鼓胀外，还可出现一系列脾肾阳虚的证候。

方药：附子理中汤合五苓散加减：淡附片9g，党参15g，白术15g，干姜9g，甘草3g，茯苓15g，泽泻15g，肉桂6g，猪苓15g，车前子15g，牛膝12g，水煎服。

加减：大腹胀急加台乌药12g，炒莱菔子9g；下肢浮肿者加黑豆30g，防己9g；或用济生肾气丸。

6. 清热利水法

主症：中焦湿热所致腹大肿胀，胸脘痞闷，肢体困重，恶心厌油，烦热口苦，小便短赤，大便黏滞不爽，或见面黄、目黄、身黄，舌红苔黄腻，脉弦滑或滑数。

分析：水湿内蓄，久而化热，或气血痰食诸郁久化热，与湿相合，留连难去，聚于中焦，发为鼓胀。湿热逆于上则见恶心厌油、烦热口苦；湿热注于下则见尿赤大便黏滞，湿邪重浊故肢体困重；湿热蕴于肝胆，迫使胆汁外溢故见黄疸、舌红苔黄腻、脉弦滑或滑数，系湿热之象。

方药：中满分消丸加减：淡黄芩15g，川黄连9g，知母9g，赤茯苓15g，建泽泻12g，枳实9g，厚朴9g，砂仁9g，通草6g，白术15g，陈皮9g，荷梗9g，薏苡仁15g，淡竹叶9g，水煎服。

加减：身目黄染加茵陈30g，田基黄30g，车前草15g；呕恶加姜半夏9g，紫苏叶9g。

7. 养阴利水法

主症：阴虚湿阻所致腹大肿满，脘腹撑胀，肝区隐痛，四肢消瘦，烦热口干，小便短赤，大便秘结，腰膝酸软，失眠多梦，头晕耳鸣，或见牙衄鼻衄，舌红无苔或舌干起芒刺，脉弦细数。

分析：水湿郁久化热伤阴或久用利水之剂伤及阴分，均可导致阴津亏耗，以脏腑而论最易引起肝肾阴虚。临床所见，既有阴虚津亏征象，又有水湿结聚而为鼓胀的表现，在治疗上往往滋阴易恋湿邪，利水更易伤阴，用药颇感棘手，宜选淡渗清利而不伤阴的方药。

方药：猪苓汤合三子养肝汤加减：猪苓45g，赤茯苓15g，滑石15g，阿胶9g（烊化），通草6g，白茅根30g，女贞子15g，楮实子15g，枸杞子15g，生白术12g，天花粉15g。水煎服。

加减：口干、舌红无苔起芒刺者加生地15g，玄参15g；头晕耳鸣加白蒺藜15g，杭菊花12g；失眠多梦加炒酸枣仁15g，合欢花15g；五心烦热加银柴胡12g，地骨皮12g。

8. 攻逐水饮法

主症：腹大膨隆，坚满拒按，胀急不能安卧，转侧困难，小便艰少，大便不畅，体质尚实，利水药未收显效者。

分析：此类鼓胀起病较急，发展较快，病程较短，正气未虚，体质尚实，水邪聚于腹内，一般利水之剂难能奏效，宜用攻逐水饮之法，以收速利之效，亦属治标之法。

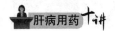

方药：

①十枣汤：大枣 10 枚，甘遂、大戟、芫花各等份。甘遂、大戟、芫花共研细末，每服 1.5g，每日 1 次，清晨空腹服，以大枣10 枚（劈）煎汤送服。或制成丸剂，每服 1.5g，清晨空腹吞服。若服后泄不止，可饮冷粥则易止。水泻后即停用，后以扶正健脾之剂调养。

②舟车丸：牵牛子 120g，甘遂 30g，芫花 30g，大戟 30g，大黄 60g，青皮、陈皮、木香、槟榔各 15g，轻粉 3g。上药共研细末，水泛为丸，如小豆大，每次 1.5g，温水送下。药后便泄 1～2 次，即可停药 1～2 日，后每天服 0.6g 为维持量，使水去其大半为度。此方均峻泻之药，轻粉剧毒，且不可大量或久服，中病即止。

③禹功散：牵牛子头末 120g，小茴香 30g，木香 30g 为末，用生姜自然汁调服。

逐水禁忌：体虚、孕妇、有出血倾向、肝昏迷者均忌用。

注意事项：攻逐水饮之剂泻下之力极为峻烈，部分药尚有剧毒，临床除严格掌握禁忌外，只可暂用，不可久服，严格用量，中病即止，并注意水除后改以扶正方药调养。

（二）外治法

外治法是中医学治疗腹水的重要方法之一，临床上一是为加强疗效而对内服药物起辅助与协同作用，适应于腹水较多、病势较重、单用口服利水药物难能获效者；二是部分病人因各种原因而一时服药困难者。外治法是古人长期实践经验的结晶，用之得当，常可收到意外的效果。临床上最常用的外治法有两种，即敷脐法与放腹水法。

1. 敷脐法 敷脐法即用某些特定药物或作散、或制饼、或为糊、或捣泥，敷于脐部，外以纱布裹之，以药穿透之力达到消除腹水的目的。常用敷脐方有：

（1）麝香方：麝香 0.6g，威灵仙 30g，白鸽粪 30g，细木通

9g，白芷 9g，细辛 9g。上药共为细粉备用，白酒半斤。

将药粉及白酒装入猪脬内，将猪脬口扎紧，将脬口对准肚脐，以纱布固定，小便可在第 3 天后增加。

（2）甘遂法：甘遂 3g（研末），生姜 9g 捣泥调匀摊于纱布之上，敷于脐部，以纱布裹之。

（3）消河饼：大田螺 4 个（去壳），大蒜 5 个（独头蒜），车前子末 9g，共研为饼贴脐中，以手帕缚之。

（4）麝甘法：麝香 0.3g，甘遂 9g 共为细末，生姜捣泥调匀，摊于纱布之上，以纱布裹之，每 3 日重复 1 次。

2. 放腹水法　中医学典籍中很早就有穿刺放水的记载，如《内经》说："徒疥，先取环谷下三寸，以铍针针之，已刺而筒之，而内之，入而复之，以尽其疥，必坚。来缓则烦悗，来急则安静，间日一刺之，疥尽乃止。"这段话说明早在几千年前，我们的祖先已经认识到穿刺放水是腹水治疗的一个重要方法，晋代医学家葛洪在《肘后备急方》一书中也提到了："若唯腹大，下之不去，便针脐下二寸，入数分，令水出了孔合，须臾腹减乃止。"这里对进针部位、进针深度都提出明确的要求。

放腹水也是西医学经常应用的治疗方法之一。放腹水虽能解除患者腹大胀急之苦，但有时会引起腹腔感染，还会因腹水大量排出而使大量蛋白丢失，甚或引起水电解质的紊乱，诱发肝昏迷等。对于穿刺放水的危害，古人也早有觉察与认识，如《千金要方》中说："凡水病忌腹上放水，水出者月死，大忌之。"可见古人一般是不主张放腹水的，这与西医学的主张也是一致的。

三、腹水用药应注意的问题

（一）掌握腹水辨证用药的规律

从整体辨证上应首先辨明病程之久暂，体质之强弱，病情之缓急，偏气偏血偏水之不同，以及季节气候环境之影响等，需综合分析，而后施治，方能较好地掌握其要领。

对病期较短，体质好者，多以"中满者，泻之于内""下之则胀已"的原则，以祛除病邪为主，在利水药的选用上多以量大力专，如攻逐水饮诸药，此即为泻法。

久病体虚，腹大如鼓，四肢大肉消脱，骨瘦如柴，呈正虚邪实、本虚标实之候，当分清缓急，或扶正以祛邪，以补为主，兼顾祛邪；或祛邪为主，兼顾扶正，如此标本兼顾，方能收到较好的疗效。切勿一味攻逐，以求速效，犯"虚虚之戒"。总之，邪实者祛邪，正虚者扶正，正虚邪实则攻补兼施。

亦有腹大如鼓，少腹重坠，下肢水肿，久用通利之剂不效者，多为脾肺气虚，脾气虚陷，斡旋无力，水气内聚，肺气虚闭，失其宣降，水道阻塞，可试用补中益气汤加紫苏叶、麻黄，在补中益气的基础上，取柴胡、升麻之升提，取紫苏叶、麻黄之开宣，仿古人的"欲降先升，欲升先降"和"表气通而里气亦通"的方法，在不少病例中取得意外效果，从而说明"病在下者取其上，病在上者取其下"以及表里上下分消法在腹水治疗中的重要意义。

亦有鼓胀病，大腹水肿，腹壁坚硬而拒按，病人苦于腹胀。皮肤黄疸可见，小便黄赤而少，大便偏干，脉沉弦滑，舌苔厚而燥等湿热交蒸的脉证，即"诸腹胀大，皆属于热"的一类，对这种水聚热伏的治法，多以清泄通腑、利水透热为法，湿去则热无所伏，多以二金汤或茵陈蒿汤加减。

另有腹水患者素有脾阳不充，寒湿内生，表现腹水如囊裹状，下肢水肿如泥，肢冷畏寒，腹胀便溏，脉迟舌淡，可用稳健法治之，如决水汤加黄芪、附子等，以强土利水，温阳化气。

在腹水治疗过程中，逐水常暂用，调补可久服。寒湿温化，湿热清利，郁闭宣开。利水药多易伤阴，应时时顾及，同时，应时时顾护脾胃。腹水病程较长，在不同的临床阶段，应掌握不同的治疗环节，做到重点突出。

在腹水形成的过程中，腹水是多种病因经过复杂的病理机制而产生的后果，在治疗上要通盘考虑，做到因果兼顾，在利水的同时，掌握时机，针对病因病机施治，以求疗效巩固。

（二）做好善后治疗

腹水消失后的善后治疗是保证疾病康复的重要措施之一，有时甚至是成败的关键，临床工作者决不可忽视，否则，非但前功尽弃，而且易复发难愈。

善后治疗的目的在于巩固已经取得的疗效，同时，通过药物调理，改善脏腑功能，增强体质，扶助正气，杜绝腹水再起，为最终康复创造条件。

善后治疗主要体现以下三个方面：

1. 健脾益气 脾为后天之本，是体内水液运化的枢纽，脾气健旺，不仅使水谷之精微物质得以吸收输送，为人体所利用，从而使体质得到增强，同时水液得以正常运化，无聚积再生之虑。李用粹曾说："治湿不知理脾，非其治也。"徐灵胎也说："利水既难奏功，可用培土胜湿法以治之。"可见健脾法在治疗包括鼓胀在内的水湿疾患中的重要性。不少病人在腹水消失后，肝脾肿大、肝掌、蜘蛛痣、腹壁静脉曲张等瘀血征象更加明显，医者往往治疗重点转移到活血化瘀、软坚散结上来，常常事与愿违，瘀血征象未见改善，体质更加虚弱。此时继用攻伐，使脾气虚陷，水湿复泛，鼓胀再起，应当深以为训。

健脾益气首选香砂六君子汤加味，药用：党参 15g，生白术 12g，云茯苓 15g，清半夏 9g，陈皮 9g，木香 6g，砂仁 6g，黄芪 15g，山药 15g，薏苡仁 30g，莲子 15g，大枣 5 枚，水煎服。或以人参健脾丸、归脾丸等久服，缓缓图之，久必收效。

2. 养血柔肝 肝体最恶躁急而喜柔润，在腹水治疗时多以利水为主，极易造成阴津亏耗，从而导致肝阴不足，因此养血柔肝

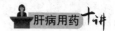

也是重要的善后治疗措施。

养血柔肝首选四物汤加减，药用：熟地黄 15g，白芍 15g，川芎 9g，当归 12g，炒酸枣仁 15g，木瓜 12g，鳖甲 9g，龟板 12g，丹参 15，穿山甲珠 9g，生白术 12g，夏枯草 15g，北沙参 15g。水煎服。用这些药物以顺肝体柔润之性，扶正消瘀，对促使疾病康复是极为有利的。

3. 补肾填精　鼓胀病久及肾，不少病人腹水消失后出现舌淡、脉沉细弱、腰膝酸软、头晕耳鸣、二目干涩等肾精亏乏的证候。血浆蛋白含量偏低，A/G 倒置，可用补肾填精法，兼调中气。

首选方药为归芍地黄汤加味，药用：熟地黄 15g，泽泻 15g，牡丹皮 9g，山萸肉 12g，怀山药 30g，云茯苓 15g，当归 12g，白芍 15g，鱼鳔胶珠 9g，冬虫夏草 6g，乌梅 9g，木瓜 12g，枸杞子 24g，菟丝子 15g，陈皮 9g，水煎服。久服对改善症状与体征、增强体质均有一定帮助。肾精充足，肝木得以滋养，脾阳得以温煦，肝脾肾三脏功能协调，即水不能再生，从而避免了鼓胀的复发。

第四节　原发性肝癌证治与用药

原发性肝癌为临床最常见的恶性肿瘤之一，在我国年发病率在十万分之十左右，占恶性肿瘤死亡原因的第三位，对人们的健康与生命威胁甚大。

原发性肝癌的病因甚多，现已公认的如饮用水不洁，饮池塘水者发病率较高；食用黄曲霉毒素；乙型肝炎病毒感染是最重要的原因，有乙型肝炎史者和肝硬化者肝癌发生的机会大大增加，发生率较正常人高出许多倍；酒精中毒，长期饮酒导致肝硬化，继而转化成肝癌；此外，尚有亚硝胺类化合物、农药、病原虫感染及遗传因素等。总之，肝癌的发病可能为多因素所致，由于遗传和代谢等内因缺陷，在外界致病因素刺激下，启动了癌基因，继而发展为肝癌。

原发性肝癌在病理上大体分为巨块型、结节型和弥漫性，组织分型分为肝细胞型、胆管细胞型及混合型三种，临床分为单纯型、硬化型、炎症型，并根据病情轻重和病程长短分为Ⅰ期、Ⅱ期、Ⅲ期三个临床阶段。在不同的临床阶段可表现有相应的症状与体征。

根据患者病史、血液生化检查、超声、X线、CT及核磁共振等形态学检查，必要时进行肝穿刺、腹腔镜检查及开腹探查等，原发性肝癌的诊断并不困难。

原发性肝癌的治疗有多种治疗措施，包括手术、放射治疗、化学治疗、中医中药治疗及免疫治疗等。迄今一致公认手术切除肝癌效果最好，有的肝癌患者经手术切除后，甚至可以治愈。

中医中药治疗肝癌有增强体质，调和脾胃，减轻放疗、化疗副作用，保持骨髓功能或升高血细胞等疗效，也有部分中药确有一定的抗癌作用，因此，中医药治疗对于提高肝癌患者的生活质量和改善疾病预后均有重要意义，中医药作为原发性肝癌临床治疗的重要方法已日益受到人们的普遍关注。

一、原发性肝癌证治与用药

原发性肝癌根据其临床发病特征，多将其归属于"癥积"的范畴，中医学认为情志抑郁、饮食所伤及感受邪毒是导致肝癌发病的主要外在病因，而正气亏虚则是肝癌的内在因素，正如《医宗必读》所云："积之成也，正气不足而后邪气踞之。"根据其临床表现，常将其辨证分为以下五型。

1. 肝气郁滞型

主症：本证多见于肝癌初期，证见右胁胀痛，脘闷腹胀，食少纳呆，右上腹包块，口苦咽干，便干尿黄，每遇情志刺激而诸证加重，心烦易怒，或有乙型肝炎病毒感染史，B超或CT证实有占位性病变，AFP（＋），舌淡红苔薄黄，脉弦数或弦细。

治法：行气散结。

方药：逍遥散加减：柴胡6g，当归12g，杭白芍15g，白术15g，茯苓15g，甘草3g，郁金15g，鸡内金15g，枳实9g，香附15g，延胡索9g，白花蛇舌草15g，鳖甲15g（先煎），八月札15g，半枝莲15g，砂仁9g，大枣5枚，水煎服，日1剂。

加减：①肝区痛重加炙米壳9g；②纳呆食少加焦三仙各12g，乌梅9g；③上腹部包块坚硬者加蛤粉15g，瓦楞子15g；④口干咽燥加太子参15g，沙参15g；⑤便干加大黄6g。

2. 气滞血瘀型

主症：本型多见于巨块型肝癌，或肝癌中后期，胸腹胀满，胁痛如刺，固定不移，痛牵腰背，入夜更甚，腹块坚硬，推之不动，纳呆食少，消瘦乏力，面色晦暗，舌暗苔薄黄，脉沉涩。

治法：化瘀消积，益气扶中。

方药：大黄䗪虫丸合鳖甲煎丸加减：鳖甲15g（先煎），大黄6g，土元6g，三棱9g，莪术9g，白术15g，穿山甲15g（先煎），牡丹皮9g，甘草3g，白芍15g，当归12g，半枝莲15g，白花蛇舌草15g，石见穿30g，大枣5枚。水煎服，日1剂。

加减：①纳呆食少加鸡内金15g，山楂15g；②齿衄鼻衄加侧柏炭12g，仙鹤草15g，三七粉3g（冲），水牛角15g，牡丹皮9g，云南白药0.5g（吞服）；③呕血便血加花蕊石（煅）10g，白及粉10g，云南白药0.5g（冲）；④胁痛剧烈加檀香9g，乳香3g，没药3g，炙罂粟壳9g；⑤消瘦乏力加黄芪15g，党参15g，太子参15g，炒山药15g。

3. 湿热蕴结型

主症：腹大坚满，外坚内痛，口苦咽干，黄疸日深，经久不退，面色晦暗黧黑，恶心呕吐，厌油食少，大便干结，小便赤涩，

ALT 及 TBil 可升高，AFP（＋），舌红苔黄厚腻或灰黑，脉弦滑或滑数。

治法：清热祛湿，解毒消积。

方药：茵陈蒿汤合鳖甲煎丸加减：茵陈 15g，田基黄 15g，山栀子 9g，生大黄 3g，金钱草 15g，半枝莲 15g，半边莲 15g，郁金 15g，黄芩 9g，八月札 15g，生薏苡仁 30g，鳖甲 20g（先煎），败酱草 15g，熊胆粉 1g（冲），水煎服，日 1 剂。

加减：①黄疸深，目黄身黄者，加羚羊角粉 1g（冲），鲜麦苗 30g，虎杖 15g；②尿黄加竹叶 9g，灯心草 6g；③呕恶加竹茹 12g，橘红 9g，青陈皮各 9g，灶心土 30g，代赭石 15g，旋覆花 9g；④发热加生石膏 15g，知母 9g，寒水石 15g。

4. 脾虚湿困型

主证：本型多见于肝癌病久，体质日差，神疲乏力，纳呆消瘦，腹胀腹泻，肢体疼痛酸楚，腿肿甚，或大腹水肿，腹大如鼓，大便溏薄，小便清长，可有血浆白蛋白降低，AFP（＋），舌淡苔薄白，脉沉缓或沉细。

治法：健脾益气，利水消胀。

方药：六君子汤合水红花子汤加减：党参 15g，白术 15g，茯苓 15g，生甘草 3g，木香 9g，砂仁 9g，陈皮 9g，水红花子 15g，鸡内金 15g，泽兰 15g，黄芪 15g，半边莲 15g，大腹皮 15g，蝉蜕 9g，地骷髅 30g，白花蛇舌草 15g，马鞭草 15g，大枣 5 枚，水煎服，日一剂。

加减：①纳呆呕恶加寒水石 15g，炒三仙各 9g，白扁豆 30g；②脾虚腹胀加炒莱菔子 15g，佩兰 9g；③双下肢浮肿加扁豆皮 15g，冬瓜皮 15g；④腹水加车前子 30g，猪苓 30g，玉米须 30g，牵牛子 6g；⑤腹泻便溏加炮姜 6g，草豆蔻 9g，葛根 15g。

5. 肝肾阴虚型

主症：烦热口干，低热盗汗，形体消瘦，肌肉酸痛，胁痛腹胀，吐衄便血，腰膝酸软，头晕目眩，小便短赤，舌红绛少苔，脉弦细而数。

治法：滋养肝肾，凉血消积。

方药：滋水清肝饮合消瘀汤加减：生地黄15g，山萸肉10g，牡丹皮10g，当归12g，泽兰15g，黑料豆30g，楮实子15g，白芍15g，鳖甲20g，龟板20g，白花蛇舌草15g，三棱10g，莪术10g，生牡蛎15g，胡黄连9g，射干10g，十大功劳叶15g。水煎服，日1剂。

加减：①衄血加藕节15g，黑栀子10g；②低热加青蒿15g，地骨皮20g，白薇10g；③胁痛加元胡12g，炙罂粟壳10g；④烦热口渴加沙参15g，玉竹12g；⑤心悸失眠加珍珠母15g，炒酸枣仁15g；⑥盗汗加浮小麦30g，五味子6g。

二、关于原发性肝癌中医用药的几个问题

1. 目前公认手术为最有效的方法，临床用药前应仔细斟酌，凡有手术指征适宜于手术治疗者应对病人及时提出正确建议，切不可分轻重缓急概投中药治疗，以免延误病情。

2. 西医治疗原发性肝癌的方法很多，如放疗、化疗、介入治疗、免疫治疗等都有一定疗效，凡适宜上述疗法又条件允许者，亦应根据患者的不同情况及时选用之，中药亦可同时应用，而不应只取中药治疗一途。

3. 在辨证用药时除宏观辨证、审因求源外，还应进行详尽的微观辨证，用药时应顾及与针对原发性肝癌的实际病变及对全身的影响，在辨证用药的前提下，适当选用具有抗肿瘤作用的中药如半枝莲、白花蛇舌草、山豆根、半边莲、七叶一枝花等，实践证明对提高疗效是有益的。

4. 原发性肝癌多有肝肿大、肝内占位、腹部包块等症状与体征，大部分患者有瘀血征象，因此从辨证用药的角度讲，活血化

瘀药应用的机会较多，但是考虑到癌细胞易随血流转移的事实，临床上活血化瘀药的应用宜慎重，应尽量少用或不用，肝大质硬或有包块者，可用软坚散结药代之。

5. 原发性肝癌患者的中医用药应既针对肝癌本身，又要顾护全身正气，既要祛邪，又要扶正，祛邪是针对疾病，扶正是改善全身的体质状况，提高患者生活质量，为最终康复或延缓生命创造条件。

6. 中医药治疗原发性肝癌在大部分情况下是与西医疗法配合应用的。如配合化疗，用以减轻化疗的副作用等，这就要求熟悉某些疗法的副作用特点，以便有的放矢，用药准确。

第五节　脂肪肝证治与用药

脂肪肝是多种原因引起的一种临床现象，近年来发生率有日渐增高的趋势，据有关资料表明，脂肪肝成人患病率在 5% ～ 9%。已引起医学界与国人的广泛关注。

正常人肝内脂肪含量一般仅占肝湿重的 3% ～ 5%，各种原因引起的肝脏对脂肪酸的摄取、合成增加和 / 或转运利用减少，则引起肝细胞内脂肪堆积，超过肝脏湿重的 5% 时或组织学上超过50%，就形成脂肪肝。按肝细胞脂肪储存量的大小，可分为轻度、中度和重度脂肪肝。脂肪含量占肝脏湿重 5% ～ 10% 之间者为轻度脂肪肝；10% ～ 20% 之间者为中度脂肪肝；25% 以上者为重度脂肪肝。

引起脂肪肝的原因很多，如营养失调、大量饮酒、糖尿病、感染、药物性损害、代谢及内分泌障碍等，曾有人报道 65 例脂肪变性中，酒精性为病因之首，占 44.6%。

大量的脂肪在肝细胞内堆积，往往使肝功能受损，甚至引起肝纤维化，最终发生肝硬化，造成不良后果。西医学对脂肪肝的

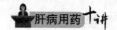

治疗主要为病因治疗，通过解除引起脂肪肝发生的不同病因而使其得到好转或恢复，也应用促进肝脏消除过量脂肪或阻止脂肪在肝脏内储存的药物，但疗效取决于脂肪肝的类型。

中医学认为本病的主要病因病机是饮食不节，过食膏粱厚味或大量饮酒，使湿热内生，或湿聚成痰，引起湿热互结，阻滞经络，使气郁不行，血瘀阻络，水湿停留，从而发生一系列相应的证候。

一、脂肪肝证治与用药

近年来在中医药治疗脂肪肝方面各地积累了一定的经验，临床治疗取得了良好的效果。现将我们对脂肪肝的分型治疗与用药介绍于后。

1. 痰湿互结型

主症：多见肥胖之体，胸脘满闷，腹胀，肝区胀痛，周身困重，倦怠乏力，大便黏腻不爽，小便清长，化验可见 ALT 轻度升高，舌胖苔白厚腻，脉沉弦滑。

治法：化痰祛湿。

方药：半夏白术天麻汤加味：半夏 9g，白术 30g，天麻 6g，陈皮 9g，茯苓 15g，甘草 3g，泽泻 9g，天竺黄 9g，苇根 15g，浙贝母 9g，生薏苡仁 30g，生姜 3g，大枣 5 枚。水煎服，日 1 剂。

加减：①呕恶者加竹茹 9g，豆卷 15g；②如见肝区痛重加橘络 9g，威灵仙 12g；③大便黏腻加川黄连 9g，木香 9g；④ ALT 升高者去半夏，加山楂 15g，决明子 15g；⑤肝肿大者加海蛤壳 15g，鸡内金 15g；⑥ TCH 及 TG 升高者加山楂 15g，熟大黄 3g。

2. 血瘀阻络型

主症：本型多见于肝炎后及酒精性脂肪肝，多见胁痛，胁胀，面部及胸部可见蟹爪纹缕，肝掌，纳食减少，体质消瘦，肝脾肿大，舌暗苔薄白，脉沉涩。

治法：活血通络。

方药：泽兰叶 15g，马鞭草 15g，丹参 15g，橘叶 9g，丝瓜络 12g，威灵仙 12g，土元 6g，山楂 15g，郁金 15g，皂角刺 9g，砂仁 9g。水煎服，日 1 剂。

加减：①肝区刺痛者加元胡 12g，青皮 6g，山甲珠 15g；②呕恶腹胀者加川朴花 9g，竹茹 12g，炒莱菔子 15g；③牙衄鼻衄者加牡丹皮 9g，三七粉 3g；④乏力者加太子参 15g，黄芪 15g；⑤ ALT 升高加车前草 15g，淡竹叶 9g，八月札 15g；⑥ HBsAg（＋）者加山豆根 15g，蚤休 15g。

3. 湿热蕴结型

主症：呕恶腹胀，胁痛，口渴不欲饮，厌油纳呆，尿黄，大便黏腻不爽，周身困重，烦热，ALT 可升高，TBil 常高于正常值，舌红苔黄厚，脉滑数。

治法：清热祛湿。

方药：茵陈 15g，生栀子 9g，连翘 9g，赤小豆 30g，车前子 15g，茯苓 15g，田基黄 15g，虎杖 15g，通草 6g，泽泻 9g，竹叶 9g，苍术 12g，败酱草 15g。水煎服，日 1 剂。

加减：①尿黄加灯心草 3g；②肝区痛重加佛手 9g，玉蝴蝶 12g；③大便不畅加黄连 9g，木香 9g；④ ALT 升高者加羚羊角粉 1g（冲），丹参 15g；⑤ TBil 升高者加鲜柳枝 15g，熟大黄 3g；⑥呕恶厌油不欲食加炒三仙各 12g，鸡内金 15g，白豆蔻 9g，荷梗 9g；⑦肝肿大者加生瓦楞子 30g，牡丹皮 9g。

4. 气滞郁阻型

主症：胁肋胀痛，胸闷腹胀，心烦易怒，纳呆食少，嗳气不舒，常因情志刺激而症状加重，舌淡苔薄白，脉弦紧。可有 ALT 升高。

治法：行气导滞。

方药：柴胡疏肝散加减：柴胡 9g，枳实 9g，杭白芍 15g，郁金 15g，青皮 6g，佛手 9g，云故纸 12g，川芎 12g，紫苏梗 9g，山楂 15g，连翘 9g。水煎服，日 1 剂。

加减：①嗳气频繁加降香 9g，丁香 9g；②食少纳呆加槟榔 6g，鸡内金 15g；③胁痛加威灵仙 12g，元胡 12g；④少腹胀者加乌药 12g，香附 12g；⑤ALT 升高加乌梅 9g，宣木瓜 12g，车前子 15g。

5. 痰浊壅盛型

主症：身体肥胖，胸闷腹胀，呕恶食少，气短困倦，胁痛，偶有咳喘，大便不爽，TC（总胆固醇）及 TG（甘油三酯）可升高，亦可见 ALT 升高，舌淡苔薄白，脉沉滑。

治法：芳香化浊。

方药：藿朴夏苓汤加减：藿香 9g，川厚朴 9g，半夏 9g，茯苓 15g，佩兰 9g，橘红 9g，川贝母 9g，天竺黄 12g，芦根 15g，白豆蔻 9g，大豆黄卷 15g，生薏苡仁 30g，茵陈 15g，鸡内金 15g。水煎服，日 1 剂。

加减：①TC 及 TG 升高者加草决明 15g，山楂 15g；②ALT 升高加苍术 12g，田基黄 15g，八月札 15g；③呕恶加竹茹 12g，丁香 9g；④食少加炒莱菔子 9g，焦神曲 9g；⑤大便不爽加黄连 9g，木香 9g；⑥体胖气短加太子参 15g，白术 15g。

二、脂肪肝中医治疗与用药应注意的几个问题

脂肪肝严格讲并不是一个独立的疾病，而是由多种原因引起的一种临床现象，在中医治疗与用药时应首先分清不同病因，进行针对病因的治疗，将病因与现证同时纳入辨证，治疗与用药标本兼顾方可提高疗效。

1.病毒性肝炎特别是慢性乙型肝炎是引起肝脏脂肪变性的重要原因，在治疗时应充分顾及慢性乙型肝炎的临床特点，如坚持抗病毒治疗、调节免疫治疗等，使慢性肝炎恢复到最理想的状态，

脂肪肝即可因之而减轻。为此，临床用药往往涉及清热、祛湿、解毒、凉血、活血、滋肾、柔肝等治则，而不宜一味祛脂治疗，舍本逐末。

2.酒精性脂肪肝在我国发病率日趋增高，目前已成脂肪肝的首位原因，要劝告病人严格戒酒，在治疗时亦可在辨证基础上适当加入解酒护肝药物以提高肝脏解毒功能，如葛根、葛花、生甘草、黄芩、蒲公英、枳椇子等，或有助益。

3.药物性肝损害亦常引发脂肪肝，发现后应立即停用损肝药物，临床证治应重用解毒药物如生甘草、栀子、连翘、茯苓、大黄等，同时加入白术、败酱草、板蓝根、女贞子、枸杞子、丹参等护肝药。

4.过度肥胖者脂肪肝发生率甚高。有资料表明肥胖病人半数可有轻度脂肪肝，但在重度肥胖的病人脂肪肝的发生率可达60%～90%，应嘱病人采取适当控制饮食及适量运动等不同措施来控制体重，可以认为肝内脂肪是体内脂肪的一部分，减轻体重即可使脂肪肝程度减轻。临床可适当选用一些缓泻的中药如大黄、郁李仁、麻仁、核桃仁、何首乌、生地等药，亦应加入山楂、决明子、全瓜蒌、荷叶、茵陈、泽泻等祛脂药。

5.糖尿病患者发生脂肪肝应积极控制糖尿病，应切实注意，某些治疗糖尿病的中药具有损肝作用，如何首乌、天花粉等，应避免应用，以免对脂肪肝恢复不利。

6.脂肪肝常有 ALT 升高，特点是升高幅度一般不大，但使其降低较难，应根据患者实际情况，采取不同治法与药物，在进行整体治疗的前提下，适当选用一些有护肝降酶的中药，往往能收良效。

7.重度脂肪肝或病程较长者，亦可引起肝纤维化，可适当加用具有抗肝纤维化作用的中药如丹参、川芎、葛根、桃仁、红花、三棱、莪术、当归、三七粉等，对于改善脂肪肝预后具有积极的意义。

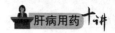

第六节　脂肪肝临床研究的几个主要环节

脂肪肝是一种多病因引起的、病变主体在肝小叶、以肝细胞内中性脂肪异常沉积为主的临床综合征。近年来发生率有日渐升高之势，欧美学者统计，脂肪肝发病率占社会人口的10%。我国成人脂肪肝占5%～9%，另有报道有20%～30%的肥胖儿童患有不同程度的脂肪肝，已经引起医学界和国人的广泛关注。近年来，脂肪肝已成为肝病临床研究的热门课题，各地在辨证治疗、定法定方及疗效机制研究等方面进行了深入探索，发现了一些苗头和规律，中医药已成为脂肪肝治疗的重要方法。

根据脂肪肝发生发展的规律，笔者认为中医临床研究应从以下四个主要环节入手，经过深入探讨，可望发现治疗规律并总结出有益的经验。

一、祛除病因和诱因，积极控制原发基础疾病

引起脂肪肝的病因与诱因很多，适当进行针对病因的治疗，积极控制原发基础疾病是脂肪肝防治的最重要一环，临床治疗时应将病因与现症同时纳入辨证，标本兼顾方可提高疗效。

病毒性肝炎特别是慢性乙型肝炎是引起肝脏脂肪变性的重要原因，在治疗时应充分顾及慢性乙型肝炎的临床特点，进行抗病毒治疗、调节免疫治疗及护肝治疗等，使慢性肝炎恢复到最理想的状态，脂肪肝则可因之而减轻或恢复。因此，临床治疗与用药时往往会涉及清热祛湿、凉血活血、清热解毒、滋肾养肝、疏肝健脾等多种不同的治法，这些治法看起来好像没有直接针对脂肪肝，但针对病因的治疗又恰恰是最重要的，一味强调祛脂治疗、舍本求末显然并非相宜。

肝炎患者长期高热量膳食、大量静脉注射葡萄糖、过分限制

活动等也是形成脂肪肝的原因之一，应引起足够重视。医者应给予患者合理的膳食指导，肝炎恢复期，应合理补充营养，体力活动做到动静结合，以防止脂肪肝的发生。

糖尿病性脂肪肝的发病率各家报道不一，应为 50% ～ 60%，脂肪肝伴发糖尿病者为 25% ～ 36.7%。糖尿病时肝脏的脂代谢紊乱、脂蛋白的合成障碍、胰岛素分泌不足是形成脂肪肝的重要原因，积极有效地控制糖尿病是脂肪肝最重要的防治措施。应当特别注意的是许多降糖药物包括某些治疗糖尿病的中药如天花粉、泽泻等都具有一定的损伤肝细胞的作用，临床上应慎用，以防对肝脏造成新的损伤，对脂肪的恢复带来不利影响。

酒精性脂肪肝（AFL）是长期饮酒导致的肝脏脂肪堆积，其发病率近年来迅速增长，我国的一项抽样调查显示，酒精性脂肪肝的患病率已达 23.34%，已成为我国脂肪肝的首位病因。研究表明，日饮酒量在 160g 以上，10 年内脂肪肝的发病率可达 92% 以上。治疗酒精性脂肪肝，除应劝告患者必须戒酒外，临床治疗亦可在辨证的基础上适当加入解酒护肝药物以增强肝脏解毒功能，如葛根、葛花、枸杞子、生甘草、黄芩、白术、蒲公英、芦根等，对于提高疗效常有助益。

用药不当可引起各种类型的肝损害，脂肪肝就是常见的肝损害之一，不同药物引起脂肪肝的机制不同，但大多数是由脂蛋白合成和排泄障碍引起。出现此类情况后应立即停用损肝药物，同时重用护肝解毒药物，如生甘草、栀子、连翘、大黄、白术、败酱草、板蓝根、女贞子、枸杞子、大枣、黄芩等，以增强肝脏解毒功能，减轻肝脏组织损伤，防止肝细胞功能衰竭的发生，促使肝功能尽快恢复。

肥胖者脂肪肝发生率甚高，有资料表明肥胖者半数可有轻度脂肪肝，重度肥胖者脂肪肝的发生率可达 61% ～ 90%。不少学者认为，应当将肝内脂肪看做是体内脂肪的一部分，控制或减轻体

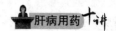

重可使脂肪肝程度减轻，临床上除应告诫患者控制饮食、避免高热量饮食、适当运动外，临证时还可应用一些具有减肥功效的中药，如大黄、郁李仁、火麻仁、核桃仁、生地黄、当归等。此类药作用缓和，临床用之常可获效。

二、调节脂肪代谢

全身及肝内脂肪代谢紊乱是脂肪肝发生的主要原因之一，日本一项研究发现，血清 TG（甘油三酯）升高与脂肪肝密切相关，脂肪肝患者三酰甘油升高者可高达 60%～80%；调节全身脂肪代谢，特别是进行积极有效地降脂治疗对于祛除肝内脂肪沉积，促使脂肪肝向愈，具有十分重要的意义。

大量研究已证明，许多单味中药及复方都具有较好的降低血脂及改善肝脏脂肪代谢的作用。如枸杞子、决明子、山楂、大黄、葛根、泽泻、甘草、白术、薏苡仁、龙胆、三七、菊花等，均可通过不同的途径降低 TG、TCH 水平，抑制肝内脂肪的沉积，从而起到抗脂肪肝的作用。由黄芪、白术、葛根、玫瑰花、青皮组成的益气补肝颗粒，可使酒精性脂肪肝大鼠肝内 TG 含量明显降低，并能显著降低升高的肝内糖原（Gn），还可明显降低脂肪变性细胞与正常肝细胞的比值，这种调节肝细胞内 TG，Gn 水平的作用，可进一步消除肝内脂肪堆积，改善肝内脂肪代谢，使酒精性脂肪肝得到改善或恢复。

中药降脂作用主要是通过以下四个途径实现的。一是抑制外源性脂质吸收，如大黄、虎杖、决明子等可促进肠道蠕动，减少胆固醇吸收；何首乌所含卵磷脂可阻止胆固醇、类脂质沉积滞留；蒲黄所含植物固醇在肠道能竞争性抑制外源性胆固醇吸收；金银花可降低肠内胆固醇吸收；茵陈可使内脏脂肪沉着减少；槐花可有效降低肝内胆固醇含量；三七、酸枣仁亦可阻止胆固醇吸收及在血管壁堆积。二是抑制内源性脂质合成，如泽泻可减少合成胆固醇原料乙酰辅酶 A 的生成；山楂水煎剂可增加胆固醇生物合成限速酶活力；西洋参茎叶可降低血中脂质，抑制过氧化脂质生成。三是促进体内脂质的转运和排泄，人参皂苷可促进胆固醇的转化、分解和排泄；柴胡皂苷能促进血中胆固醇周转；老山云芝多糖刺激清道夫受体途径，整体发挥降脂作用，马齿苋、昆布、紫苏子、酸枣仁、沙苑子、夜交藤、女贞子、月见草子、大黄、虎杖、石菖蒲等均可升高血浆高密度脂蛋白 - 胆固醇（HDL-C）或载脂蛋白（apoA$_1$），促进脂质转运排泄。其四是影响体内脂质代谢，胡桃肉、月见草子、山楂、菊花、黄芩等可通过多种机制起到调节脂质代谢作用。

临床观察所见，许多中医治法如化痰祛湿法、芳香化浊法、清热利湿法、通里泻下法、活血化瘀法等具有良好的调节血脂的作用，可有效降低 TCH（血清总胆固醇）及 TG，某些方药还有较好的减肥效果。

值得注意的是，何首乌、泽泻等因其具有较好的祛脂作用近年来常作为治疗脂肪肝的首选药物，但亦屡有报道，提示这些药物能够引起肝脏损害，使 ALT 升高，临床上应尽量避免应用。

三、抑制炎症反应，促进肝细胞再生

临床所见，脂肪肝患者约有半数以上有酶学指标异常，表现为 ALT、AST 轻度升高，以 γ-GT（谷氨酸转肽酶）升高最为显著与多见，脂肪性肝炎时病理组织学可见在肝细胞气球样变和小叶内混合性炎症细胞浸润及肝细胞点状坏死。因此，在积极治疗脂肪肝的同时应有效的保护肝细胞，减轻肝实质炎症，从而促使 ALT、AST、γ-GT 复常，并防止纤维化的发生，对于改善脂肪肝的预后具有十分重要的意义，也是脂肪肝临床治疗的重要环节之一。

实验研究证实，生甘草、蒲公英、茵陈、黄芩、板蓝根、栀子、大青叶、虎杖、败酱草、八月札等清热解毒药都有较好的减

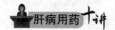

轻肝实质炎症的作用；丹参、赤芍、红花、川芎、鸡血藤、当归、三七粉等活血化瘀药物则能增加肝脏血流量，从而为肝细胞提供更多的有氧供应，以有利于被损肝细胞的修复；山楂、乌梅、木瓜、五味子、青皮、陈皮、佛手、香橼等酸甘化阴药则可改变肝细胞周围的酸碱环境，从而抑制 ALT 的释放；茵陈、田基黄、金钱草、大黄、羚羊角粉、车前草、通草、竹叶、白茅根等清热利胆利湿药则有较好的利胆作用，临床用之，可收到较好的护肝降酶、利胆退黄功效；而沙参、当归、枸杞子、桑椹子、百合、炒酸枣仁、熟地黄、炒山药、黄精等滋补肝肾药除有很好的护肝作用外，尤长于白球蛋白比值的调整。

临床实践证明，在对脂肪肝进行辨证治疗的同时，适当加入上述护肝抗炎药物，因果兼顾，对于提高脂肪肝的总体疗效是十分有益的。

四、阻抑肝纤维化的发生和发展

有研究提示，重度肥胖性脂肪肝约有 25% 的患者并存肝纤维化，而其中 1.5%～8.0% 发生或即将发生肝硬化；有学者对 320例长期嗜酒者肝活检发现，大约 30% 脂肪肝患者并存肝纤维化；研究表明，31%～50% 的酒精性脂肪肝合并静脉周围纤维化。采取积极的治疗措施，有效地阻抑纤维化的发生和发展对改善脂肪肝的预后意义重大。

阻抑肝纤维化发生和发展的治疗途径有两个，一是抑制胶原纤维的生成，二是促进已形成的胶原纤维的降解和吸收。近年来的研究证实，中医药治疗在这两个方面都有较为确切的作用和疗效，有资料报道用活血化瘀与补气药组成的中药复方进行实验研究，表明能有效地防治大鼠的肝纤维化，治疗后网状纤维和胶原纤维的沉积明显减少。另有报道，给实验性肝纤维化大鼠肌注丹参提取液可使 70% 的大鼠肝脏胶原纤维明显吸收；也有研究证实桃仁提取物与虫草菌丝对动物肝纤维化有良好的逆转作用，表现为肝纤维化程度减轻、胶原含量减少等。多数研究表明，中药抗肝纤维化研究以活血化瘀药最有希望，活血化瘀可以改善肝脏微循环、增加肝脏血流量、软缩肝脾、促进胶原纤维降解，对防止肝硬化有一定作用。有人用桃仁、丹参、牡丹皮等活血药为主组成的肝结散，可降低脂质过氧化物（LPO）、Ⅲ型前胶原（PCⅢ）、HA 水平，且明显优于秋水仙碱对照组，展示了良好的应用前景。有研究用白术、黄芪、砂仁、青皮、葛花、荷叶组成术葛脂肝消颗粒进行治疗酒精性脂肪肝的实验研究，结果表明该方具有较好的抗脂质过氧化及降低脯氨酸含量作用，从而减缓细胞损伤产物 MDA 的产生，降低胶原 mRNA 的表达。

研究证实，中医药抗肝纤维化的作用机制主要有以下几个方面：一是减轻肝细胞变性坏死，抑制炎症反应，促进肝细胞再生，祛除肝纤维化的诱发因素；二是抑制肝细胞脂质过氧化反应，祛除具有肝细胞毒性的自由基，诱导细胞色素 P450 合成，促进细胞外基质（ECM）的降解和吸收；三是抑制 ECM 的活化与增值；四是抑制转化生长因子 β_1（TGF-β_1）的表达，促进肝星状细胞（HSC）的凋亡。

上述结论为我们对脂肪肝患者进行抗肝纤维化治疗提供了可靠的理论依据，参考这些临床结果使之成为脂肪肝辨证论治的有益补充，有效地阻抑肝纤维化的发生和发展，对改善脂肪肝的远期预后意义极其深远。

以上四个环节对脂肪肝患者而言可因人而异，或有先有后，或有轻有重，有主有次，或单一存在，或同时并俱，临床研究可根据不同情况，或单一环节调治，或多环节并举，这样目标明确，针对性强，较易达到预期的效果。

第十讲　肝病中成药的合理应用

近年来，肝病中成药的临床应用日趋广泛，应用范围和领域不断扩大，已成为中西医结合治疗肝病的重要方法和手段，而如何合理应用肝病中成药也成为中西医结合肝病研究的重大课题而引起人们的关注和重视。现就肝病中成药的合理应用及相关问题结合个人几十年临床经验谈几点认识以供同行参考。

一、肝病中成药的分类

肝病常用中成药大致可分为三类，即传统中成药、现代中成药和中药提取物制剂。

1. 传统中成药　所谓传统中成药并不仅仅是单指其研制和应用的历史悠久，更重要的是传统中成药以中医病因病机和相应的中医证候作为针对目标，即只针对中医相应的"证"而不针对西医固定的"病"，无论何种西医肝病只要有相应证候者均可用之。传统中成药以君臣佐使为配伍原则，以膏、丹、丸、散为主要剂型，如逍遥丸、龙胆泻肝丸、杞菊地黄丸等。

2. 现代中成药　现代中成药是近几十年特别是近20年来各地在总结中西医结合肝病研究新经验、新成果的基础上，以西医"病"为治疗目标，以中医辨证论治之"证型"为适应症和组方依据，按中医药新药质量标准和工艺要求研制的一类中成药。这类中成药在体现中医辨证论治特色的同时，更多地借鉴了现代医学的新成果，摸索、创立和采用了许多中药新药制剂的新的规范和工艺质量标准，体现了更多的现代科学元素。主要剂型为胶囊、片剂、颗粒、口服液、丸剂等，如护肝片、扶正化瘀胶囊、安络化纤丸、和络疏肝胶囊等。

3. 中药提取物制剂　中药提取物制剂是指以西医疾病或某一病理变化或某一客观指标异常为治疗靶点，以中药现代药理学结论为依据，采用现代科学方法和技术从一种或多种中药中提取有效单体或成分，以特定工艺制成的新药制剂，如从甘草中提取甘草酸单胺或甘草酸二胺制成强力宁、甘利欣和天晴甘平；从五味子中乙醇提取并合成五味子丙素制成联苯双酯；用茵陈、栀子、黄芩、金银花的提取物制成茵栀黄颗粒等。由于这类药物以西医"病"为治疗靶点，采用现代科学方法和技术，因此，对这类制剂的分类向来多有歧义，有人认为这类药应划归西药范畴。个人认为，就中成药即中药成品药的概念而言，用中药成分研制的成品药归为中成药是完全可行和恰当的，这种分类方法也更有利于指导临床，这类药主要剂型如片剂、胶囊、胶丸、注射剂等。

二、肝病中成药临床应用的重要意义

1. 丰富和完善中西医结合肝病临床治疗学内容的重要路径　近年来，随着中西医结合肝病研究的深入开展，肝病治疗的新方法、新药物不断增加，但在肝病治疗的许多领域和环节仍有众多难题没有解决或解决得不好，总体而言，治疗手段和药物还是很有限的，迫切需要不断增添新的药物用于临床，同时由于中药复方汤剂本身的局限和不足，也需要更多中成药进行方法学完善，而肝病中成药的广泛应用在某种程度上正可以弥补这些局限和不足，从而成为丰富完善肝病治疗学内容的重要路径。

2. 克服传统中药复方汤剂治疗局限性的有效方法　传统中药复方汤剂治疗是在辨证论治的基础上进行的，虽然具有整体调控、因人因证而异、灵活用药等优势，而汤剂口服又有吸收较充分、吸放较快捷等特点，但在适应证限制和治疗依从性等方面的局限

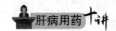

性往往难以克服，另外，诊断方法的直观笼统性、处方用药的主观随意性等不足也还远未解决，汤剂量效关系较难明确，临床疗程常难确定，调方指征不易把握等缺陷更在很大程度上影响了临床治疗的进程和疾病预后，成为临床研究的短板。相对而言，肝病中成药剂量固定，量效关系较易明确，疗程较易确定，疗效评判相对客观，人为干扰因素较少，这对于中西医结合肝病学术研究的理论意义与临床实用价值都是不言而喻的。

3. 提高患者中医治疗依从性的重要途径　肝病特别是慢性肝病，治疗环节多、临床疗程长、长期汤剂口服的依从性难度显而易见，肝病重症时汤剂口服的局限性和困难更为突出和严重，另外，大学生农民工等特殊群体汤剂治疗往往更难进行。不同剂型的肝病中成药易于保存，便于携带和服用，适用于绝大部分患者，无疑是提高患者治疗依从性的最佳途径。

三、肝病中成药的优势与不足

如上所述，与中药复方汤剂相比肝病中成药治疗靶点与作用机制基本清晰，部分中成药有效组分基本明确，含量稳定；量效关系相对明确，临床疗程较易确定，便于保存携带、服用方便，适应证限制较少，治疗依从性较好。

当然，这些优势都是相对的，从目前常用肝病中成药看，还存在许多局限和不足甚至缺陷。首先，中成药疗效力度相对不足，应用单一品种，中成药疗效小于中药汤剂，因为中成药原处方药味和剂量一般均偏小；其次，由于中西医结合肝病研究还远没有实现真正的理论沟通和衔接，如中医"证"与西医"病"之间并不一定完全对应和相关，有时甚至出现背离，这就为现代中成药研制带来很大的理论障碍和方法学误区，中成药的作用功效与适应证之间常会出现分离现象，给临床选用带来困难，也往往难以达到中医"证"与西医"病"同步改善的理想目标；其三，目前，部分中成药往往缺乏高等级的循证医学证据，临床试验样本较小，结论难以令人信服，也使实际疗效大打折扣。

四、肝病中成药应用的现状与问题

1. 应用现状　一是临床应用中成药的医生较为普遍，中医用、西医用、专家教授用、普通医生用、实习医生用、甚至患者自行购药用；二是应用机构涵盖面甚广，表现在大医院用、中小医院用、个体诊所用、中医院用、西医院用、中西医结合医院也在用。这种应用乱象也就必然使肝病中成药临床应用存在较多问题。

2. 存在问题　一是盲目用，首先是不辨证，药证不符或相悖的状况时有发生，甚至作用于不同中医病因病机的中成药混杂应用；其次是不辨病，治疗靶点不明确，针对目标不清晰。二是叠加用，同类中成药并用使药味和药量发生叠加或类似作用的中西药物并用而无视其协同作用。三是重复用，同类药物多途径给药重复应用，如甘草制剂注射剂甘利欣与天晴甘平胶囊口服同时应用等。

3. 可能后果　肝病中成药应用现状和问题可能导致的后果主要为浪费医药资源，加重病人负担，或有不良反应，甚至产生医源性危害，理应引起我们的足够重视。

五、临床应对的总体策略

针对当前肝病中成药临床应用中存在的问题，个人认为应采取以下对策：第一，首先应明确肝病中成药临床应用的基本原则，那就是辨好证、辨准病、把握好适应证，既要准确掌握中成药的中医功效和主治，又要明确其具体的治疗靶点，从而选准中成药品种；第二，要根据病情需要和治疗依从性需求等，选准临床应用的时机；第三，掌握正确的应用方法，根据临床需要确定单独用、联合用、交替用、序贯用等不同方式；第四，把握好临床应

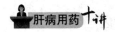

用的众多技术细节等。采取以上应对策略则有可能使中成药应用逐渐趋于规范和合理，从而发挥好中成药应有的作用，取得较好疗效。

六、肝病中成药临床应用的主要方法

1. 单独应用　病情较轻或肝病恢复期善后治疗时可选择相应的中成药单独应用，如慢乙肝患者肝功、影像学、病毒指标等基本正常，仅有胁痛肋胀、烦躁易怒等症者则可单独用逍遥丸、疏肝丸等；食少腹胀者可单用六味能消胶囊；腰膝酸软、二目干涩者可单用杞菊地黄丸等。肝硬化腹水患者经治疗腹水消失后，也可单独用扶正化瘀胶囊或五苓丸等较长期应用，以巩固疗效。

2. 联合应用

（1）与抗病毒药联合应用　对于具备抗病毒治疗指征的慢乙肝、慢丙肝、肝硬化患者，除正确运用抗乙肝病毒和抗丙肝病毒药物治疗外，可根据患者不同的中医证候选用相应的中成药，如慢乙肝肋痛腹胀、胁下痞块、便溏等证可选用疏肝健脾之肝达康；如见恶心厌油、食少纳呆、大便不爽、小便黄赤等湿热证者则可选用双虎清肝颗粒或茵莲清肝颗粒；如身黄、目黄、尿黄、胆红素升高者可选用茵栀黄颗粒等；肝硬化、肝脾肿大者可选用安络化纤丸、复方鳖甲软肝片等。中成药与抗病毒药联合用，因果兼顾，可以提高疗效，改善预后。

（2）与护肝药联合应用　肝脏活动性炎症表现为 ALT、AST 等生化指标异常升高者，可根据病情选用相应的中成药如甘草制剂、五味子制剂、水飞素制剂等与谷胱甘肽、门冬氨酸鸟氨酸、硫普罗宁、肌苷及维生素等护肝药物联合应用。

（3）与利水药联合应用　肝硬化腹水患者在用西药利水或中药复方利水治疗的同时，可酌情选用扶正化瘀胶囊，安络化纤丸和络舒肝胶囊等抗纤维化和肝硬化的中成药联合应用，标本兼顾；

如活动性肝硬化 ALT、AST 升高可选用护肝中成药如水林佳、当飞利肝宁等与利水药联合应用。

（4）与介入治疗联合应用　肝癌患者具备介入治疗适应证者，可在介入治疗的同时，选用康赛迪或楼莲胶囊等具有抗肿瘤作用的中成药同时应用，以提高疗效。

（5）与中药汤剂联合应用　与中药汤剂联合应用主要有两个目的，一是发挥增效作用，如中药退黄汤剂联合中成药甘草制剂可提高退黄效果；二是兼顾两个以上的针对目标，如慢乙肝 TBil 升高，同时表现为恶心厌油，纳呆腹胀、困重乏力、大便不爽、小便黄赤者，就可选用茵栀黄颗粒针对黄疸，中药辨证可用芳香化湿、调中和胃的中药复方重点针对临床证候，则有望达到客观指标与证候的同步改善。

（6）两种中成药联合用应用　两种中成药联合用一是为增效，二是兼顾两个或两个以上的治疗目标，如慢乙肝 ALT 升高，TBil 升高，就可选用甘草制剂和茵栀黄颗粒联用，以使 TBil 和 ATL 均获得改善或复常。

3. 交替应用　交替应用有两种情况，一是与中药复方汤剂交替用，主要目的是在保证疗效的基础上提高患者的治疗依从性，如肝硬化患者疗程长，长期服用复方汤剂会使依从性下降可采用汤剂与相应的中成药以 3 天：2 天或 3 天：1 天或 2 天：1 天的频率交替服用，既可以发挥中药辨证复方的整体性和灵活性，体现个体化诊疗特色，又减轻了患者的依从性难度，同时又保持了药效的连续性；其二是两种中成药交替用，如慢乙肝患者表现为胁胀肋痛、烦躁易怒、头晕目眩、肝脾肿大等气郁络阻证候者，则可用逍遥丸与和络疏肝胶囊 1 天：1 天交替服用，二者虽都有疏肝行气功效，但前者重在疏达肝气，后者重在通络止痛，交替用既避免了类似中成药的重复使用，又可收到两个方面的疗效。

4. 序贯应用　序贯应用主要用于各种肝病的善后治疗，目的

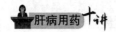

在于巩固取得的疗效。

（1）先用护肝药再用中成药　对肝脏活动性炎症可先用中西护肝药，待生化指标复常后，再用中成药，如具有清热利湿、清肝利胆的中成药既可巩固护肝疗效，又可使相应的临床症状得到改善。

（2）先用利水药再用中成药　腹水病人先用中西利水药物治疗、腹水消退后则可酌情选用参苓白术丸、扶正化瘀胶囊或济生肾气丸等以巩固疗效，防止腹水再生或延缓腹水再生的时间。

（3）先用中药汤剂再用中成药　对某些肝病或肝病的某些阶段可先用中药汤剂发挥其量大力专、吸收充分，收效快捷的特点，待病情缓解或主要目标得以解决或减轻后再服用相应的中成药以作后续治疗，如黄疸病人可先用汤剂，黄退或黄退大半后再用茵栀黄颗粒等中成药。

七、把握肝病中成药临床应用的技术细节

1. 同类中成药应区分其作用功效的细微差别　同类中成药是指治法功效和适应证大致类同的中成药，如扶正化瘀胶囊、安络化纤丸、复方鳖甲软肝片、和络疏肝胶囊是目前国内最常用的一组治疗纤维化、肝硬化的中成药，都具有活血化瘀化积消癥的作用，适应证均为肝纤维和肝硬化，但由于方药组成的差异，它们的功效也还是有很多细微差别。一般而言，扶正化瘀胶囊长于扶正，宜用于肝硬化气血亏虚或脾切除术后；安络化纤丸长于清利，宜用于肝硬化兼有湿热证候者；复方鳖甲软肝片长于散结，较宜用于肝硬化有实性结节者，而和络疏肝胶囊则长于止痛，较宜用于胁肋胀痛者，再如水林佳、西利宾胺、当飞利肝宁均为水飞蓟制剂，都具有护肝作用和功效，但水林佳采用卵磷脂分散技术，不但使吸收和生物利用度大大提高，还具有调节脂质代谢的作用，更适用于脂肪性肝病；西利宾胺能增高肝细胞微粒体酶的活性，加速肝脏解毒功能，更宜于中毒性肝损害如药物性肝损伤；而当

飞利肝宁除护肝作用外，兼能清热利湿、益肝退黄，更宜于肝损伤而兼有肝胆湿热证候者。

2. 选择适宜剂型　肝硬化门脉高压伴食管静脉曲张患者不宜选用胶囊而宜用片剂或颗粒剂；血糖升高者则不宜用含糖的颗粒剂等。

3. 避免应用禁忌　肝癌患者不宜用活血化瘀中成药，以防止癌细胞扩散和转移；腹水患者不宜用甘草制剂以防止水钠潴留；另外约有近半数肝病中成药不良反应和应用禁忌的标注为尚不明确，但是应用这类中成药的医生却应当十分明确，应根据病情和药物组成对可能出现的不良反应和应用禁忌做出判断和预测，以切实避免不良反应的发生。

4. 防止某些生化指标停药后发生反跳　五味子制剂、甘草制剂、水飞素制等在停药后都有不同程度的反跳率，防止生化指标停药后反跳一般可采用以下措施：第一，递减用量，如五味子制剂、甘草制剂等应用时在生化指标复常后可不立即停药，应递减用量，缓慢停药，以减少反跳发生；第二，改变剂型，如用甘利欣、天晴甘美等注射剂治疗 ALT、AST 复常后，可改用天晴甘平胶囊口服维持，然后缓慢停药；第三，改换品种，如五味子制剂以联苯双酯起效最快，作用最强，停药后反跳率也最高，而五酯颗粒次之，降酶灵又次之，护肝片更次之，用联苯双酯治疗 ALT 复常后，可先换用五酯颗粒，一个相对固定的疗程之后，再根据需要依次换用降酶灵、护肝片等，由强到弱，以达到防止生化指标反跳的目标，笔者临床所见这些确不失为可行性方法。

合理应用中成药，减少用药的盲目性与随意性是肝病中医规范化诊疗的重要内容，不仅事关疗效优劣和疾病预后，也是检验和衡量我们中西医结合肝病临床研究水平的标尺和试金石。

附录一 肝病临床用药验案选介

临床实践表明中医药对肝脏疾病治疗的许多环节都具有明显的临床优势和较好疗效，现对我们治疗过的较典型的肝脏疾病病案 51 例进行选介，这些验案的用药基本上体现了辨证论治的理论指导及医学成果的借鉴，也结合我们自己的经验，基本上反映了我们对一些常见肝脏疾病证治与用药的思路与风格，附列选介的目的在于向广大肝病临床工作者提供一些借鉴和参考。需要指出的是，虽然这些验案的疗效都较好，但我们的目的并不在于宣讲疗效，而重点在于介绍用药的思路和方法，并希望对肝病用药研究的开展有所助益。

病案 1. 慢性活动性肝炎（乙型肝炎）

王某，男，29 岁，济南市电信局职工。1987 年 4 月 14 日初诊患者自述 1986 年 3 月因恶心、厌油、乏力，在某医院诊治，GPT（谷丙转氨酶）升高，HBsAg（＋），诊为乙型肝炎。经住院治疗 3 个月后，肝功恢复，自觉症状减轻。后 GPT 时有反复。今年 2 月起又感乏力、厌油、腹胀，查肝功 GPT 150U/L，ZnTT（锌浊度）12.4U，HBsAg（＋），HBeAg（＋），诊为慢性活动性肝炎，经用保肝药及中药治疗，效不显。近日仍感腹胀、乏力、厌油、尿黄、身黄、牙龈及鼻出血而就诊。

查体：青年男性，慢性肝病容，巩膜及皮肤中度黄染，面部可见一典型蜘蛛痣，腹软，未见腹壁静脉曲张，肝于肋下 1.5cm，剑下 2.5cm，质韧压痛明显，脾（－），莫菲征（－），双肝掌（＋），双下肢（－）。舌红苔薄黄，脉沉弦细。

化验室：ZnTT 12.4U，GPT 150U/L，A/G=3.4/3，γ球蛋白25%，TTT 15U，γ-GT 250U/L，HBsAg（+），HBeAg（+），抗-HBc（+），其他病毒指标均（－），补体C_3 63%，CIC 0.20，IgM 238mg%，IgA 157mg%，IgG 2116mg%，WBC $3.4×10^9$/L，PLT $62×10^9$/L，B超示慢性肝病、胆囊炎、脾大，肝血流图大致正常。

诊断：慢性活动性肝炎（乙型肝炎）。

治法：清热解毒，益气活血。

方药：柴胡9g，甘草3g，黄芩9g，黄连9g，大黄3g，丹参15g，郁金15g，鸡内金15g，薏苡仁30g，三七粉3g（冲），黄芪15g，炒山药15g，紫草9g。水煎服，日1剂。

二诊：患者服6剂，自感主要症状减轻，嘱原方继服。1个月后肝功已正常，其他检查亦有明显好转，自感精神饮食、体力转佳，尿黄减轻。

后坚持服用3个月后，自觉主要症状基本消失，巩膜及皮肤黄染已退，蜘蛛痣变浅，双肝掌消退。化验室检查，肝功正常，TTT正常，A/G=4.8/2.7，γ球蛋白15.3%，HBsAg（－），HBeAb（+），抗HBc（+），抗-HBcIgM（－）、γ-GT正常，补体C_3 108%，CIC 0.15，PLT $162×10^9$/L，WBC $4.6×10^9$/L。B超示慢性肝病，血流图正常。查体肝于剑下1cm，无压痛，余（－）。

慢性活动性肝炎初愈，应继续休息，上方去茵陈、赤小豆，继服，隔一日服一剂，以图巩固。后病情一直稳定。结束疗程后3个月曾出现遗精，经用原方加女贞子15g，桑螵蛸12g，治疗半月，未再出现。

患者前后共服用上方加减约120余剂，病情稳定，已经坚持日常工作。

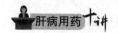

病案 2. 急性无黄疸型乙型肝炎

方某，男，25 岁，大学生。1994 年 10 月 5 日初诊。

主诉：发现 ALT 升高 20 天。

病史：患者于 20 天前术前查体时发现 ALT 升高，AST 升高，HBsAg（＋），诊为急性乙型无黄疸型肝炎，患者无明显不适，曾予护肝治疗。

查体：青年男性，一般情况可，巩膜及全身皮肤无黄染，无肝掌及蜘蛛痣，腹软，肝脾未触及，莫菲征（－），腹水征（－），双下肢（－），舌红苔薄黄腻，脉沉细。

实验室检查：ALT 129U/L，AST 97U/L，TBil（－），HBsAg（＋）。

诊断：急性无黄疸型肝炎（乙型肝炎）。

治法：清热利湿，活血解毒。

方药：茵陈 15g，田基黄 30g，栀子 9g，熟大黄 3g，生甘草 6g，柴胡 12g，猪苓 30g，丹参 30g，板蓝根 15g，山楂 15g，赤小豆 30g，竹叶 9g，大枣 5 枚为引，水煎服。

复诊：1994 年 12 月 21 日，患者自述服药 15 剂后，无明显不适，查 ALT 50U/L，AST 93U/L，苔薄白，脉沉细弦。上方去熟大黄，加鸡内金 15g，败酱草 15g，继服。

再诊：1994 年 11 月 6 日，查 ALT（－），AST（－），HBsAg（＋），抗 –HBc（＋），苔薄白腻，脉沉细，患者自感精神体力均好，饮食及二便正常，仍予上方，间日 1 剂，以巩固疗效。

病案 3. 肝硬化腹水、脾大

庞某，男，60 岁，山东省林业厅干部。1997 年 1 月 6 日初诊。

主诉：腹胀腹大 5 个月。

病史：患者于 1996 年 8 月无明显原因即感腹胀，继而尿量减少，在历下区医院作 B 超示肝硬化腹水，用利尿剂、保肝药及补充白蛋白等治疗，诸症稍缓。近日仍感腹胀，尿少，双下肢浮肿，齿衄，眠差。

查体：老年男性，巩膜轻度黄染，肝掌（＋），腹大膨隆，肝脾未触及，腹水征（＋），双下肢轻度浮肿，舌淡红苔薄白，脉沉细弦。

实验室检查：ALT 43U/L，AST 63U/L，GGT 110U/L，A/G=37.9/20.64，TBil 16.17μmol/L；B超：肝右叶明显被压缩，呈锯齿状，内部光点增多增粗，血管走行不清，门静脉1.7cm，胆囊7.2cm×3.2cm，壁厚呈双边，胰头2.0cm，体1.0cm，脾厚5.5cm，肋下2cm，腹腔见大量液性暗区，肝硬化腹水，脾大。CT示肝硬化，脾大，腹水。HBsAg（＋），抗-HBe（＋），抗-HBC（＋）。

诊断：肝炎后肝硬化并腹水、门脉高压、脾大。

治法：活血利水。

方药：水红花子15g，泽兰15g，生黄芪15g，鸡内金15g，炒山药15g，楮实子15g，净蝉蜕9g，炒莱菔子15g，茯苓15g，猪苓15g，大腹皮15g，半边莲15g，王不留行12g，牛膝12g。水煎服，日1剂。

二诊：患者服药后诸症减轻，小便量增加，腹胀减轻，苔薄白，脉沉细弦，仍宗原方继服。

三诊：患者服药30剂后，腹胀已消失，尿量每24小时2 500mL，腿肿已消失，仍感全身痒，尿黄，耳鸣，大便稀，时齿衄。查体肝掌（＋），腹软，肝未触及，脾于左肋下2cm，腹水征（－），双下肢（－），苔薄黄，脉沉细。

方药：另调健脾益气法：黄芪15g，白术30g，茯苓30g，生甘草3g，薏苡仁30g，砂仁9g，蝉蜕9g，地骷髅30g，白鲜皮15g，猪苓15g，山栀子9g，大腹皮15g，冬瓜皮15g，白蒺藜12g，水煎服，日1剂。

再诊：患者服药平妥，诸症减轻，感胃脘隐痛、泛酸，加檀

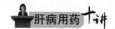

香 9g，煅瓦楞子 30g 继服。

患者以上方加减化裁，前后共服药 100 余剂，至 1997 年 3 月 21 日复诊，自感体力如常，腹胀已消失，饮食可，二便正常，牙衄已止，已无明显不适，查肝功：ALT 40U/L（0 ～ 60），AST 40U/L（0 ～ 42），AKP 59U（42 ～ 121），γ-GT 76U（7 ～ 64），TBil 18.4μmol/L（<22.0），A/G=44.0/23.0，HBsAg（-）。B 超示：肝脏大小形态正常，肝内回声均质，血管走行清晰，光点粗大，门静脉 1.3cm；胆囊 5.5cm×4.2cm，胰头厚 1.7cm，胰体 1.1cm，脾厚 3.1cm，双肾（-），提示慢性肝病观察，胆囊炎，至此，腹水已全消，脾脏回缩，门脉高压缓解。宗滋肾养肝法治之以善其后：沙参 15g，枸杞子 15g，当归 12g，楮实子 15g，黑芝麻 30g，熟地黄 15g，黄芪 15g，女贞子 30g，茯苓 15g，薏苡仁 30g，牡丹皮 9g，桑葚子 30g，鸡内金 15g，海蛤粉 15g。水煎服，间日 1 剂，以图巩固。

病案 4. 肝炎肝硬化、脾功能亢进症

徐某，男，18 岁，山东省桓台县农民。1996 年 12 月 17 日初诊。

主诉：腹胀，两胁不适、尿黄半个月。

病史：患者 1996 年春天因纳差、厌油、尿黄在当地医院诊为慢性乙型肝炎，经治疗效果欠佳（具体药物不详），后去山东省人民医院诊治，彩超提示肝硬化，ALT、AST 均高于正常值，HBsAg（+），经住院治疗 2 个月后肝功恢复正常，症状改善。后时感右胁不适，腹胀。1996 年 12 月 3 日在山东省立医院查肝功 ALT（-），γ-GT 98U/L，A/G=46.0/33.0，TBil 40.7μmol/L，彩超示肝硬化，血 RT：WBC 4.4×10^9/L，RBC 4.65×10^{12}/L，PLT 63×10^9/L，二维及彩色多普勒超声示肝形态大小尚可，内回声不均，光点粗大，可见多个小结节形成，肝被膜尚光滑，门静脉 1.1cm，胆囊形态大小尚可，壁光滑，内透声好，脾脏体积增大，厚约 5.1cm，脾静脉

内径 0.9cm。肝胆脾 B 超示肝脏大小形态可，肝内光点粗，回声强，肝表面不光滑，胆囊 6.4cm×2.6cm，未见异常，门静脉内径 1.5cm，脾厚 5.7cm。建议中药治疗。

查体：青年男性，一般情况尚可，巩膜及全身皮肤无黄染，双肝掌（＋），两手掌可见蜘蛛痣，腹软平坦，肝于肋下未及，脾于左肋下 2.5cm，质软，腹水征（－），双下肢（－），舌暗苔薄白，脉弦细。

诊断：肝炎肝硬化（代偿期），脾功能亢进症。

治法：活血软坚法。

方药：水红花子 15g，泽兰 15g，鸡内金 15g，海蛤粉 15g，生牡蛎 15g，炮山甲 15g（先煎），鳖甲 12g（先煎），瓦楞子 15g，白术 15g，丹参 15g，猪苓 15g，砂仁 9g，白扁豆 30g，炒山药 15g，大枣 5 枚。水煎服，日 1 剂。

二诊：患者服药 30 剂后，感诸症稍减，现仍感腹胀，两胁不适，纳可，睡眠亦佳，尿黄，口干，身时有热感，舌红苔薄黄，脉沉细滑。B 超示肝脏大小形态未见异常，肝内光点稍粗大，欠均匀，胆囊 5.5cm×2.8cm，壁稍毛糙，门静脉内径 1.4cm，脾厚 4.0cm，提示弥漫性肝病，肝功（－），脾已回缩至正常大小。以上方 10 倍量加党参 150g，楮实子 150g，水泛为丸如绿豆大，每次 10g，每日 3 次，以善其后。

病案 5. 结节性肝硬化

许某，女，27 岁，济南市长清县某粮所管理员。1996 年 8 月 8 日初诊。

主诉：肝区隐痛、腹胀、乏力 3 个月，伴齿衄 1 周。

病史：患者于 7 个月前因纳呆、腹胀、低热等症在某传染病院查肝功发现 ALT 升高，A/G 倒置诊为慢性活动性肝炎，HBsAg（＋），经治疗月余后症状减轻，肝功恢复后，间断服用护肝中成药

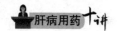

治疗。近3个月来仍感肝区时常隐痛，牵及肩背，时有腹胀，纳可，近1周有时齿衄，盗汗，二便可。

查体：青年女性，一般情况可，巩膜及全身皮肤无黄染，未见肝掌及蜘蛛痣，腹软，肝于胁下未及，剑下1cm，质韧，脾未及，舌淡红苔薄黄，脉沉细。

实验室检查：肝功（－），HBsAg（＋）。

B超：肝脏体积不大，形态规整，实质回声光点增粗不均，以右叶为著，有明显结节感，并可见一大小约2.6cm×3.6cm实性结节，肝内外胆管未见扩张。胆囊壁毛糙，囊内透声差，脾厚4.1cm，SV0.7cm。提示：结节性肝硬化。

诊断：结节性肝硬化

治法：活血软坚。

方药：鸡内金15g，郁金15g，穿山甲15g（先煎），土元6g，生牡蛎15g，马鞭草15g，水红花子15g，丹参15g，猪苓15g，海蛤粉15g，浙贝母9g，青皮6g，三棱9g，威灵仙12g。水煎服，日1剂。

复诊：1996年8月22日，患者自述服上药后仍感肝区隐痛，口苦，胃脘满闷，乏力，尿黄，苔薄黄，脉沉细。上方去猪苓，加泽兰15g，继服。

三诊：1996年9月5日，患者服12剂后，胁痛减轻，仍口苦腹胀，舌脉同前，仍予上方每服2剂停1天。

再诊：1996年12月9日，患者间断服药3个月余，诸症减轻，仍口苦腹胀，近日刷牙时齿衄，月经近1个月淋漓不断，每次持续近20余日，色黑量少，舌淡红苔黄，脉沉细弦。查肝功（－）、HBsAg（＋）、抗-HBe（＋）、抗-HBc（＋），B超示：肝脏大小形态可，肝边缘不光滑，肝内光点粗，欠均匀，回声强，血管走行不清，胆囊4.3cm×2.3cm，门脉内径1.2cm，脾厚3.2cm，胰（－）。提示慢性肝病，肝内结节已消失。另拟养血止血为法：

当归 12g，白芍 15g，川芎 15g，熟地黄 15g，鸡血藤 15g，丹参 15g，三七粉 3g（冲），牡丹皮 9g，鸡内金 15g，焦三仙各 12g，穿山甲珠 12g（先煎），生牡蛎 15g，马鞭草 15g，浙贝母 9g，砂仁 9g。水煎服，日 1 剂。

再诊：1997 年 1 月 13 日，服药症减，齿衄已止，仍乏力，稍感腹胀，饮食欠佳。舌淡苔薄白，脉沉细，再拟疏肝健脾法，以柴芍六君子汤加减：柴胡 12g，白芍 15g，党参 15g，白术 15g，茯苓 15g，竹茹 12g，砂仁 9g，鸡内金 15g，炒三仙各 12g，马鞭草 15g，鸡血藤 15g，丹参 15g，青皮、陈皮各 9g，水煎服，日 1 剂。

再诊：1997 年 3 月 3 日，上药加减服用近 2 个月，诸症减轻，食欲转佳，乏力已消失，仍感腰酸、失眠、苔薄黄，脉沉细。查肝功（-），B 超示：肝脏大小形态未见异常，肝实质回声均匀，肝内血管走行清晰，肝内外胆管无扩张，肝内光点稍粗。胆囊 5.2cm×2.8cm，壁厚，门静脉 1.2cm，脾厚 3.1cm，提示慢性肝病，结节性肝硬化已消失。上方加枸杞子 15g，炒酸枣仁 15g，水煎服。

病案 6. 慢性活动性乙型肝炎

邢某，男，24 岁，某电脑公司职员。1997 年 7 月 17 日初诊。

主诉：乙肝病毒携带 10 年，ALT 反复升高 9 个月。

病史：患者于 10 年前发现 HBsAg（+），HBeAg（+），抗 -HBc（+），当时无明显不适，未予治疗。1996 年 10 月例行查体时发现 ALT 升高，曾住院治疗 2 个月效果欠佳，ALT 反复升高，本人无任何不适感。3 个月前开始肌注肝炎灵，每次 4mL，每日 1 次至今，昨日查肝功 ALT 1177U/L，AST 1018U/L，TTT 13.6U，A/G = 40/31，AKP 139U/L，HBsAg（+）。近 1 周偶有厌食，腹痛腹胀，余无明显不适。

查体：青年男性，一般情况可，腹软，肝脾未扪及，双下肢（-），舌红苔薄黄，脉沉弦。

诊断：慢性活动性乙型肝炎。

治法：清热利湿，凉血解毒。

方药：虎杖 15g，田基黄 30g，茵陈 15g，苍术、白术各 15g，赤小豆 30g，猪苓 15g，赤芍 15g，丹参 15g，板蓝根 15g，白茅根 15g，山豆根 15g，八月札 15g，砂仁 9g，羚羊角粉 1g（冲），大枣 5 枚，水煎服，日 1 剂。

复诊：1997 年 8 月 7 日，患者服上方 20 剂，无明显不适，舌淡红苔薄白，脉沉细弦，复查肝功 ALT 正常，AST 正常，TTT 正常，AKP 正常，GGT 57U/L，HBsAg（+），肝功已正常。上方 12 剂，间日 1 剂。

三诊：1997 年 8 月 30 日，服上方 12 剂后复查肝功（-），HBsAg（+），舌红苔薄白，脉沉细弦，仍予上方间日 1 剂以巩固疗效。

病案 7. 肝硬化腹水

付某，男，68 岁，济南市历城区食品公司职员。1995 年 5 月 18 日初诊。

主诉：腹胀，尿少半个月。

病史：1980 年因急性黄疸型肝炎住院治疗，后好转但时有反复。半月前，腹胀，尿少，双下肢浮肿，低烧，去千佛山医院诊为肝硬化腹水，用利水药治疗后减轻。近仍感腹胀，尿少，双下肢浮肿。

查体：老年男性，一般情况尚可，慢性肝病容，腹部稍膨隆，肝于肋下未及，剑突下 3cm，边锐质硬，压痛（+），腹水征（±），双下肢（-）。

诊断：肝炎后肝硬化并腹水。

诊法：活血利水法。

方药：水红花子 15g，泽兰 15g，黄芪 15g，土元 9g，鸡内金 15g，白术 15g，猪苓 15g，大腹皮 15g，地骷髅 30g，楮实子 15g，三七粉 3g（冲），茵陈 15g，砂仁 9g，郁李仁 15g。6 剂，水煎服。

二诊：1995 年 5 月 26 日，服药有效，诸症减轻，苔白腻，脉沉细，上方继服。

三诊：1995 年 6 月 3 日，服药平安，仍稍感腹胀，鼻衄，左肋下不适，苔薄黄腻，脉沉弦。上方加蝉蜕 9g，炒莱菔子 9g。6 剂，水煎服。

病案 8. 脂肪肝

韩某，男，41 岁，山东外运济南分公司职员。1995 年 5 月 11 日初诊。

主诉：脂肪肝、胆囊炎病史 4 年。

病史：4 年前，查体发现脂肪肝、胆囊炎，未予系统治疗。近日感右胁不适，背部胀痛，阴雨天加重，眠差，双下肢发胀，口干。

B 超示肝表面尚规则，均质，光点粗多，小斑片，肝脏回声增强，后方回声明显衰减，肝静脉稍细，门静脉 1.2cm，胆总管 0.4cm，分支左支清楚，右支减少。胆囊 7.0cm×4.0cm，壁厚 0.6cm，毛糙，透声好，胰腺正常，脾厚 3.0cm，肋下未及。提示脂肪肝，胆囊炎。苔薄黄腻，脉沉弱。

诊断：脂肪肝、胆囊炎。

治法：芳化法。

方药：藿梗 9g，苍术 12g，白豆蔻 9g，生甘草 3g，山楂 15g，决明子 15g，生牡蛎 15g，茵陈 15g，青蒿 9g，川厚朴 9g，浙贝母 9g，炒麦芽 15g，鸡内金 15g，猪苓 15g。水煎服。

二诊：1995 年 5 月 18 日，服药症稍减，仍有双下肢发胀，背胀，查 HBV-DVA（+），舌红苔薄黄腻，脉沉细弦。上方去青蒿，加金银花 12g，连翘 9g。6 剂，水煎服。

三诊：1995 年 6 月 5 日，服药有效，已无明显不适。B 超示肝表面规则，均质，光点粗多，斑片，肝静脉正常，门静脉

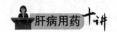

1.2cm，胆总管0.5cm，分支清楚，胆囊8.0cm×3.7cm，壁厚0.4cm，毛糙，透声好，胰腺正常，脾厚3.1cm，肋下未及。脂肪肝已消失，提示胆囊炎。

病案9. 肝癌

李某，男，67岁，章丘县辛寨人。1995年4月15日初诊。

主诉：右胁疼痛半个月。

病史：半年前感右胁痛，在当地医院查B超示肝内占位性病变，肝功（－），AFP（＋）。

查体：老年男性，消瘦、腹胀，肝于肋下2.5cm，剑下4.5cm，质软，压痛（＋），脾未及，莫菲征（－），腹水征（－），苔薄白腻，脉沉弦。

诊断：肝癌。

治法：软坚散结法。

方药：水红花子15g，泽兰15g，生黄芪15g，鸡血藤15g，土元9g，三棱9g，莪术9g，穿山甲9g，砂仁9g，丹参15g，茵陈15g，丝瓜络12g，浙贝母9g，6剂，水煎服。

二诊：1995年5月11日，服药症减，仍感右胁疼，苔薄白，脉沉弦。上方去茵陈、丝瓜络、浙贝母加半枝莲15g，白花蛇舌草15g，炙罂粟壳9g。6剂，水煎服。

三诊：1995年5月28日，服药症减，纳食可，苔薄黄腻，脉沉弦。处方：上方去米壳加马鞭草15g，元胡12g。6剂，水煎服。

四诊：1995年6月22日，服药平妥，近日仍感上腹撑胀，大便（－），尿（－），苔薄白滑，脉沉弦。

查体：老年男性，消瘦，腹软，肝在肋下4cm，剑下7.5cm，质硬，压痛（＋）。

处理：上方加槟榔6g。6剂，水煎服。

病案 10. 肝硬化食管静脉曲张

贾某，男，66 岁，章丘县明水人。1994 年 9 月 15 日初诊。

主诉：肝硬化病史 8 个月。

病史：1994 年 1 月发现肝硬化，肾囊肿，以往有肝炎史，未予系统治疗，近日无明显不适。B 超示肝硬化，食道钡餐透视示：食道静脉曲张，胃窦炎。肝功（−），HBsAg（＋），抗–HBe（＋）。抗–HBc（＋）。

查体：老年男性，一般情况可，腹软，肝脾未及，莫菲征（−），腹水征（−），双下肢（−），苔薄白，脉沉弦。

诊断：肝炎后肝硬化、胃窦炎、肾囊肿。

治法：益气活血法。

方药：生黄芪 15g，白术 15g，茯苓 15g，莲子 15g，黄连 9g，鸡内金 15g，海蛤粉 15g，丹参 15g，郁金 15g，煅瓦楞子 15g，马鞭草 15g，茜草根 12g，炒麦芽 15g，三七粉 3g（冲），大枣 5 枚。水煎服，日 1 剂。

二诊：1994 年 9 月 26 日，服药平妥，偶泛酸。苔薄白，脉沉缓。上方加乌贼骨 15g，鳖甲 10g（先煎），水煎服。

三诊：1994 年 10 月 10 日，泛酸止。近无明显不适，查肝功（−），HBsAg（＋），B 超示肝硬化，肾囊肿。食道钡餐透视示：食道静脉轻度曲张。无明显不适，苔薄白，脉沉弦，上方继服。

四诊：1994 年 10 月 25 日无明显不适。B 超示慢性肝病，早期肝硬化，右肾囊肿，左肾囊肿。苔薄白脉沉细。处理：温阳利水法：桂枝 9g，茯苓 15g，泽泻 15g，猪苓 15g，白术 30g，生牡蛎 15g，海蛤粉 15g，马鞭草 15g，射干 9g，炮穿山甲 10g。6 剂，水煎服。

上方先后加减调理，服用至 1995 年 6 月 18 日，无任何不适，体力可。

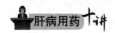

查体：老年男性，一般情况良好，腹软，肝脾（－），食道钡透示外形正常，无静脉曲张，B超示肝硬化。至此，食道静脉曲张已消失。

调脾磨积法：

方1：党参15g，白术15g，黄芪15g，生甘草3g，浙贝母9g，生牡蛎15g，茯苓15g，穿山甲10g（先煎），鳖甲15g（先煎），王不留行12g，鸡内金12g，海蛤粉9g，青皮6g，威灵仙12g，楮实子15g，砂仁9g。6剂，水煎服。

方2：黄芪150g，党参150g，白术150g，丹参150g，赤芍150g，炒山药150g，鸡内金120g，楮实子150g，水红花子150g，鳖甲150g，冬葵子120g，砂仁90g。上药共为细粉，神曲水泛为丸如绿豆大，每次15g，每日3次，以善其后。

病案11. 慢性迁延性乙型肝炎

娄某，男，37岁，济南汽车总厂职工。1995年5月18日初诊。

主诉：肝病史1年，乏力，肝区不适1周。

病史：患者于1年前发现ALT升高，HBsAg（＋），诊为乙型肝炎，经治疗肝功恢复，HBsAg（＋），近1周来感周身乏力，肝区胀闷不适，饮食欠佳，恶心，便调。ALT 89U/L，A/G：45/19，TTT 16.3U，B超示胆囊炎。

查体：青年男性，一般情况可，巩膜及全身皮肤无黄染，未发现肝掌、蜘蛛痣，腹软，肝脾（－）、莫菲征（＋）、双下肢（－）、苔薄黄，脉弦沉。

诊断：慢性迁延性乙型肝炎。

处方：生甘草6g，山楂15g，决明子15g，黄连9g，紫苏叶9g，白豆蔻6g，竹茹12g，丹参30g，猪苓30g，板蓝根15g，田基黄30g，车前草15g，赤小豆30g，淡竹叶9g，大枣5枚为引。6剂，水煎服。

二诊：服药症减，仍感双下肢乏力，大便黏腻不爽，ALT 51U/L，TTT 16U，A/G：45/25，苔薄黄，脉沉弦。处理：去紫苏叶，加枸杞子24g，水煎服，6剂。

三诊：6月22日，乏力减轻，仍肝区不适，饮食及二便可查，ALT（－），TTT 13.3U，苔薄白，脉沉弦。上方加炒山药15g，6剂，水煎服。

病案12. 门静脉高压、脾大

于某，女，37岁，山东省农业厅干部。1995年1月14日初诊。

主诉：乙肝病史11年。

病史：1984年发现乙型肝炎，经治疗好转，后时反复，近日仍感胸闷，双胁下灼热感，肝区痛，查ALT（－），TTT 8U，B超示肝左叶厚6.0cm，肝右叶厚9.9cm，实质回声略增强，其内光点粗大，肝边缘尚清晰，门脉内径1.6cm，胆囊5.6cm×3.1cm，壁厚毛糙，胆汁透声欠佳。脾厚6.7cm。示慢性肝病，脾大，早期肝硬化。血常规示：WBC：$3.4×10^9$/L，PLT：$98×10^9$/L。

查体：中年女性，贫血貌，腹软，肝未扪及，脾于肋下1.5cm，质韧，腹水征（－），双下肢（－），苔薄黄腻，脉沉弦细。

诊断：早期肝硬化，脾大。

处方：生甘草6g，柴胡12g，水红花子15g，泽兰15g，土元9g，炒水蛭9g，砂仁9g，生黄芪15g，炒山药15g，杭白芍15g，牡丹皮9g，云故纸12g，大枣5枚。水煎服。

二诊：1995年1月23日，服药症减，无明显不适，苔薄黄，脉沉弦细。

三诊：1995年2月6日，服药症减，苔薄黄腻，脉沉弦。上方加鸡内金15g，百合12g，生牡蛎15g。6剂，水煎服。

四诊：1995年6月29日，先后服药100余剂，诸症明显减轻。

查体：中年女性，一般情况可，腹软，肝脾（－），苔薄黄腻，脉沉弦细。血RT：WBC $3.3×10^9$/L，PLT $126×10^9$/L，TTT（－），

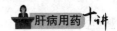

HBsAg（＋），抗 –HBc（＋），抗 –HBe（＋），B 超示肝右叶厚 9.4cm，肝左叶 7.2cm，肝边缘不光滑，肝内光点粗，反光强，血管走行不清，胆囊 5.2cm×2.8cm，壁厚，门静脉 1.3cm，脾厚 3.6cm，脾静脉内径 0.5cm。

诊断：慢性肝病。

至此，脾已回缩至正常。

病案 13. 肝硬化、食道下段静脉曲张出血

王某，男，46 岁，黄河河务局工人，1995 年 5 月 18 日初诊。

主诉：乙肝病史 15 年。

病史：1980 年出现肝炎，经治疗好转，去年发现肝硬化，曾呕、便血，经住院治疗血止。近 10 余日大便发黑，恶心，腹胀，乏力，食道钡透示食道下段静脉曲张，大便 OB（＋）。

查体：贫血貌，腹软，肝于肋下 3cm，质软，边锐，脾于左肋下 4.0cm，腹水征（–），双下肢（–），苔薄黄腻，脉沉。

诊断：肝硬化、门脉高压、消化道出血。

方药：归脾汤加减：党参 15g，炒当归 12g，生黄芪 15g，陈皮 9g，砂仁 9g，三七粉 3g（冲），炒白芍 15g，木香 9g，仙鹤草 12g，白及 9g，藕节 9g，茜草根 12g，地榆炭 12g，川贝母 12g。6 剂，水煎服。

二诊：1995 年 5 月 26 日，服药有效。便血已止，大便 OB（–），B 超提示肝硬化腹水。另拟水红花子汤加减：水红花子 15g，猪苓 30g，茯苓 30g，车前子 15g（包），白茅根 30g，大腹皮 15g，砂仁 9g，地骷髅 30g，郁李仁 15g，藕节 12g，三七粉 3g（冲），生黄芪 15g，白及 12g，茜草 12g，大枣 5 枚。6 剂，水煎服。

病案 14. 肝硬化腹水

高某，女，65 岁，济南市人，1995 年 4 月 10 日初诊。

主诉：肝硬化腹水病史半年。

病史：患者 10 年前发现肝炎，经治疗，病情时有反复。半年前感腹胀，诊为肝硬化腹水，经住院治疗后好转。近日仍感腹胀，饮食欠佳，鼻衄。

查体：老年女性，一般情况可，腹软稍膨隆，肝脾未及，腹水征（＋），双下肢（－），苔薄白脉沉弦。

诊断：肝硬化腹水、胆囊炎。

处方：炒莱菔子 15g，蝉蜕 9g，灯心草 6g，砂仁 9g，大腹皮 15g，白术 30g，薏苡仁 30g，炒山药 15g，炒三仙各 12g，生黄芪 15g，泽兰 15g，茯苓 30g，生地 15g，鸡内金 15g，水红花子 15g，丹参 15g，竹叶 9g。6 剂，水煎服。

二诊：1995 年 4 月 17 日，服药有效，鼻衄止，仍上腹饱胀，前额胀痛，耳鸣，双下肢浮肿，苔薄黄腻，脉沉细。上方继服。

三诊：1995 年 4 月 27 日，上腹饱胀，双下肢浮肿，偶有鼻衄，舌红苔薄黄腻，脉沉弦。处理：4 月 10 日方去丹参加黄连 9g，水煎服。

四诊：1995 年 5 月 23 日，症减，苔薄黄，脉沉弦，上方去竹叶，蝉蜕加茜草 12g，黄精 15g 继服。

五诊：1995 年 5 月 31 日，服药症减，仍稍感头晕，苔薄白，脉沉弦。处方如下：炒莱菔子 15g，蝉蜕 9g，白术 30g，茯苓 30g，猪苓 15g，大腹皮 15g，地骷髅 30g，砂仁 9g，郁李仁 15g，白茅根 15g，薏苡仁 30g，生黄芪 15g，鸡内金 15g，生地黄 15g，胡芦巴 9g，八月札 12g。6 剂，水煎服。

六诊：1995 年 6 月 21 日，近日感腰疼，苔薄白，脉沉弦，加车前子 30g（包）。

七诊：服药已无明显不适。

查体：腹软，腹水已消失，肝脾未触及，苔薄白，脉沉弦。上方去白茅根加枸杞字 15g。6 剂，水煎服。至此，肝硬化腹水

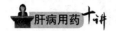

已消。

病案 15. 乙肝病毒携带者

相某，女，21 岁，1995 年 1 月 19 日初诊。

主诉：发现 HBsAg（＋）、HBeAg（＋）、抗 -HBc（＋）半年。

病史：1994 年 7 月查体发现感染乙肝病毒，肝功（－），本人无任何不适。

查体：无明显阳性体征，苔薄黄腻，脉沉弦。

处方：山楂 15g，蝉蜕 9g，半枝莲 15g，丹参 15g，猪苓 15g，板蓝根 15g，女贞子 15g，旱莲草 15g，夏枯草 15g，生黄芪 15g，山豆根 15g。6 剂，水煎服。

二诊：1995 年 2 月 16 日，服药无明显不适，舌脉同前，上方去山豆根，加砂仁 9g，陈皮 9g。6 剂，水煎服。

三诊：1995 年 3 月 16 日，复查乙肝五项同前，肝功（－），舌脉同前，调方如下：山楂 15g，明矾 0.1g，半枝莲 15g，生甘草 3g，丹参 15g，板蓝根 15g，猪苓 15g，蝉蜕 9g，露蜂房 9g，女贞子 15g，旱莲草 15g。6 剂，水煎服。

先后以上方加减服用 4 个月，于 1995 年 7 月 5 日感胃脘不适，食欲欠佳，苔薄白腻，脉沉细，调方如下：紫苏叶 9g，白豆蔻 9g，炒三仙各 12g，槟榔 6g，橘红 9g，党参 15g，白术 15g，茯苓 15g，砂仁 9g，生甘草 3g。6 剂，水煎服。

四诊：1995 年 7 月 21 日，服药有效，已无明显不适，苔薄黄腻，脉沉弦。处理，调上方如下：炒三仙各 12g，鸡内金 12g，槟榔 6g，蝉蜕 9g，党参 15g，猪苓 15g，板蓝根 15g，黄芩 9g，半枝莲 15g，白花蛇舌草 15g，砂仁 9g。水煎服。

五诊：7 月 21 日，服药近 5 个月，查乙肝五项，HBsAg（＋），抗 -HBe（＋），余皆阴性，予丸药缓图之。

病案 16. 淤胆型肝炎

孟某，男，45 岁，1995 年 7 月 21 日初诊。

主诉：尿黄、目黄 4 个月。

病史：患者于 4 个月前出现尿黄、目黄，在当地医院诊为黄疸型肝炎，经治疗好转，近日仍尿黄，身痒，查 ALT 65U/L，γ-GT 400U/L，A/G：45/22，TBil 22.8μmol/L。

诊断：淤胆型肝炎。

治法：清热利湿，活血解毒。

方药：茵陈 15g，田基黄 30g，赤小豆 30g，赤芍 15g，丹参 30g，熟大黄 4.5g，猪苓 30g，板蓝根 15g，车前草 15g，白茅根 30g，白术 15g，栀子 9g，淡竹叶 9g。水煎服。

二诊：1995 年 8 月 19 日，服药有效，已无明显不适，查肝功（－），B 超（－），处理：上方加白豆蔻 9g，木香 6g。12 剂，水煎服。

病案 17. 脂肪肝

陈某，女，39 岁，1995 年 4 月 20 日初诊。

主诉：右胁下不适 4 个月。

病史：既往有乙肝病史，经治好转，2 月前因上腹胀满，作 B 超示"重度脂肪肝"，近日仍感右胁下不适，饮食及二便可，苔薄白腻，剥脱，脉细数。

诊断：乙肝病毒携带者、脂肪肝。

治则：芳化法：藿梗 9g，川朴 9g，豆卷 15g，浙贝母 9g，苇根 15g，冬瓜仁 15g，白豆蔻 9g，薏苡仁 15g，滑石 12g，山楂 15g，决明子 15g，香橼 6g。6 剂，水煎服。

二诊：1995 年 4 月 27 日，仍感口干，苔薄腻，剥脱，脉沉细。处理：上方加沙参 15g，熟大黄 3g，薏苡仁 30g。12 剂，水煎服。

三诊：1995 年 5 月 23 日，服药症减，B 超示"脂肪肝减轻"，舌淡红苔少，脉沉弦，处理：上方去滑石加丹参 15g，板蓝根 15g。

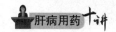

6剂，水煎服。

四诊：1995年5月31日，已无明显不适，舌淡红苔剥脱，脉沉弦。调上方如下：川朴花9g，大豆黄卷12g，白豆蔻6g，生薏苡仁15g，冬瓜仁15g，决明子15g，熟大黄3g，丹参15g，猪苓15g，生甘草3g，太子参15g，石斛12g。12剂，水煎服。

五诊：8月2日，服药平妥，复查B超示肝脏大小形态正常，被膜光滑，实质光点偏强，略致密，肝内外胆管及门静脉无扩张，胆囊充盈好，壁光滑，胰脾正常，至此，脂肪肝已消失。舌淡红，苔剥脱，脉沉弦，加沙参15g，水煎服。

病案18. 脂肪肝、慢性迁延性肝炎、脾大

甄某，男，34岁，山东省卫生干部学校职工，1994年5月18日初诊。

主诉：HBsAg（＋）8年。

病史：患者8年前查体发现HBsAg（＋），ALT升高，经治疗好转，近日感耳鸣，饮食及体力可，查肝功（－），B超示脂肪肝，慢性迁延性肝炎，轻度脾大（4.5cm）。

治法：滋肾清肝。

方药：枸杞子24g，菊花12g，灵磁石12g，茵陈15g，丹参15g，板蓝根15g，猪苓15g，田基黄15g，女贞子15g，三七粉3g（冲），生牡蛎30g，山楂15g，决明子15g。6剂，水煎服。

二诊：1994年5月25日，仍耳鸣，食后及入夜为甚，腰痛，肝区疼痛，口苦，苔薄腻，脉沉弦。上方加元胡12g，云故纸12g。

三诊：1994年7月7日，服药症减，仍乏力，饮食欠佳，低烧，苔薄黄腻，脉沉弦，处理如下：茵陈15g，青蒿9g，鳖甲12g，牡丹皮9g，白术15g，白茅根15g，田基黄30g，赤芍15g，丹参15g，水红花子15g，鸡内金15g，海蛤粉15g，三七粉3g（冲），车前草15g，砂仁9g，马鞭草15g。6剂，水煎服。

四诊：1994 年 7 月 13 日低烧已退，舌红苔薄黄腻，脉沉细，上方继服。

五诊：1994 年 7 月 27 日，服药平妥，仍感肝区不适，齿衄，上方去车前草加藕节 12g。6 剂。

六诊：已无明显不适，肝功（－），B 超示：慢性肝病，脾厚 3.4cm。调上方如下：党参 15g，白术 15g，茯苓 15g，生甘草 3g，陈皮 9g，半夏 9g，木香 9g，砂仁 9g，香附 15g，紫苏叶 9g，白豆蔻 9g，生牡蛎 15g，健脾以善其后。

病案 19. 肝硬化腹水、脾大

范某，男，39 岁，济阳县新集乡西范村农民，1995 年 8 月 24 日初诊。

主诉：上腹撑胀乏力、肝区不适 2 年。

病史：2 年前感上腹撑胀不适，乏力，查肝功：ALT（－），TTT 7U，HBsAg（＋），B 超示肝脏大小尚正常，轮廓欠规整，肝内光点粗大，肝内血管尚清晰，呈大小不等结节状。门静脉 1.6cm，脾厚 7.3cm，脾静脉 1.45cm，可见少量腹水。

查体：慢性肝病容，腹软，胸腹壁静脉曲张，肝于肋下可及，剑下 2.5cm，脾于左胁下 6cm，质硬；压痛（＋），腹水征（＋），苔薄黄腻，脉沉弦。

诊断：肝硬化腹水、特发性门静脉高压。

处理：活血利水法。水红花子汤加减：水红花子 15g，泽兰 15g，黄芪 24g，鸡内金 15g，茜草 12g，生牡蛎 15g，白术 15g，猪苓 30g，茯苓 30g，穿山甲 10g，马鞭草 15g，炒水蛭 9g，青皮 6g，党参 15g，砂仁 9g，大枣 5 枚。12 剂，水煎服。

二诊：1995 年 9 月 6 日，服药平妥，仍有腹胀，纳可，小便量少，大便稀，日一行，舌嫩红少苔，脉滑。上方去黄芪、白术，加车前草 15g，路路通 30g。

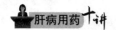

三诊：服药有效，腹水已消失，近日仍感左肋下痛，苔薄白腻，脉沉弦。8月24日方加三七粉3g冲服。

四诊：仍稍有乏力，查B超示肝脏大小未见异常。肝实质回声密集，粗大，均匀，肝血管走行清晰，肝内外胆管无扩张，门静脉1.7cm，胆囊6.0cm×3.4cm，壁厚薄不均，反光强，脾厚5.6cm。诊断：早期肝硬化，慢性胆囊炎。

至此，腹水已消，脾脏有所回缩。

处理：继用上方去炒水蛭、猪苓，加郁李仁15g，海蛤粉15g，生牡蛎15g，以善其后。

病案 20. 药物性肝损害

林某，女，40岁，1995年10月26日初诊。

主诉：恶心，上腹胀气，乏力纳减半月。

病史：有使用损肝药物史。查ALT 111U/L，r-GT 135U/L，B超示轻度肝损害。

查体：无明显体征，舌暗苔薄白，脉沉细。

诊断：药物性肝损害。

处方：生甘草6g，瓜蒌15g，山楂15g，决明子15g，茵陈15g，白术15g，田基黄30g，虎杖15g，薏苡仁30g，猪苓30g，丹参30g，熟大黄3g，砂仁9g，车前草15g，大枣5枚。水煎服。

二诊：1995年11月2日，服药症减，舌红苔薄白，脉沉弦细，上方加通草6g，水煎服。

三诊：1995年11月23日，服药无明显不适，ALT（－），γ-GT 60U/L，A/G：47/17，舌淡红，苔薄白，脉沉细。上方继服。

至此，肝功已完全正常。

病案 21. 脂肪肝

章某，男，37岁，1996年6月6日初诊。

主诉：发现脂肪肝、HBsAg（＋）半年。

病史：半年前查体发现脂肪肝、HBsAg（＋），未予治疗。近日仍感肝区不适，恶心，腹胀，查体未发现阳性体征，ALT 101U/L，r-GT 260U/L。

诊断：脂肪肝。

治则：化痰祛湿法。

夏枯草 15g，川厚朴 9g，浙贝母 9g，生甘草 6g，郁金 15g，苍白术各 15g，猪苓 30g，板蓝根 15g，败酱草 15g，瓜蒌 15g，茜根 15g，大豆黄卷 15g，丹参 30g，田基黄 30g。12 剂，水煎服。

二诊：1996 年 6 月 18 日服药症减，近日仍感肝区不适，偶有头晕，苔薄白，脉沉弦。上方加黄芩 9g，6 剂，水煎服。

三诊：1996 年 7 月 14 日，服药平妥现已无明显不适，ALT 82U/L，AST 55U/L，r-GT 71U/L，A/G：48/26，HBsAg（＋），苔薄白，脉沉弦滑，上方加云故纸 12g 继服。

四诊：1996 年 8 月 5 日，服药有效，肝功正常，HBsAg（＋），上方继服。

病案 22. 慢性活动性肝炎、高胆红素血症

房某，女，42 岁，山东省吕剧团职工，1996 年 6 月 17 日初诊。

主诉：肝区疼痛半年余，乏力尿黄 2 个月。

病史：1987 年发现 HBsAg（＋），肝功（－），未予治疗，半年前感恶心，厌油，乏力，胁痛，在济南传染病医院诊为"急性无黄疸型肝炎"，经住院治疗 2 个月后好转出院。近日因劳累又感胁痛，鼻衄，腰痛，眠差，双目干涩，大便偏干。查 ALT 78U/L，AST 60U/L，TBil 27.1μmol/L，A/G：49/29，B 超示慢性肝病，胆囊炎。

查体：中年女性，一般情况尚可，巩膜轻度黄染，腹软，肝脾（－），腹水征（－），双下肢（－），舌淡红，苔薄黄，脉沉细。

诊断：慢性活动性肝炎（乙型）。

治则：清热祛湿，利胆退黄。

方药：茵陈 15g，栀子 9g，田基黄 30g，竹叶 9g，白茅根 15g，猪苓 30g，板蓝根 15g，赤小豆 30g，丹参 15g，赤芍 15g，砂仁 9g，羚羊角粉 1.5g（冲）。12 剂，水煎服，日 1 剂。

二诊：1996 年 7 月 1 日，服药症减，仍感倦怠乏力，双目干涩，右胁偶有不适，口干不欲饮，纳可，手足心热，尿黄，大便日 1～2 次，舌淡苔薄黄，脉沉弦，上方去羚羊角粉加夏枯草 15g，炒山药 15g。12 剂。

三诊：1996 年 7 月 15 日，服药症减，尿稍黄，胃脘隐痛，ALT（－），AST（－），TBil 24.8μmol/L，苔薄黄，脉弦细滑。上方加鲜柳枝 30g，云故纸 12g。日 1 剂。

四诊：服药平妥，仍感右胁痛，胃胀满，口干无味，眠可，尿黄，ALT（－），TBil 21μmol/L，苔薄白，脉沉弦细滑。上方加卷柏 12g 继服。

五诊：先后服用 60 余剂，诸症消失，查肝功（－），TBil 已正常，苔薄白，脉沉细略数，HBsAg（＋），A/G：49/26，上方隔日 1 剂，以善其后。

病案 23. 肝硬化腹水

田某，女，65 岁，济南历城区港沟人，1996 年 4 月 12 日初诊。

主诉：腹胀伴双下肢浮肿、尿少 8 个月。

病史：8 个月前患者无明显原因出现腹胀，尿少，随即双下肢轻度浮肿，伴纳差、神疲乏力，在当地医院诊为肝硬化腹水，曾予利尿药，时好时犯，近日突感腹胀加重，尿少，双下肢浮肿，口干不欲饮，纳少，乏力来诊。

查体：老年女性，消瘦，神志清，精神可，腹膨隆，腹胸壁未见静脉曲张，肝脾未扪及，腹水征（＋），双下肢呈凹陷性水肿，舌淡红苔薄黄腻，脉沉细。查 ALT（－），AST 47U/L，TBil 21.5μmol/L，A/G：35/30，HBsAg（－），血 RT：WBC2.2×10^9/L，RBC 3.27×10^{12}，HB 95g/L，PLT 80×10^9/L，B 超示肝脏体积明显缩小，边缘呈锯齿状，肝内光点粗，回声略强，血管走行欠清，胆囊 5.5cm×4.1cm，壁水肿，厚约 0.9cm，门脉内径 1.3cm，脾厚 3.6cm，腹腔内见不规则液性暗区，最深处达 5.8cm，提示肝硬化腹水。

诊断：肝硬化腹水。

治则：健脾行气，活血利水。

方药：净蝉蜕 9g，炒莱菔子 15g，川厚朴 9g，大腹皮 15g，白术 30g，砂仁 9g，泽兰 15g，猪苓 30g，茯苓 30g，王不留行 12g，郁李仁 15g，生黄芪 15g，汉防己 12g，灯心草 3g。6 剂，日 1 剂。

二诊：1996 年 4 月 18 日，腹胀减轻，小便量稍增，仍纳少乏力，双下肢浮肿，苔薄黄腻，脉沉细弱。上方加车前子 30g（包），灯心草改 30g，先煎代水，继服。

三诊：1996 年 5 月 13 日，上方每服 6 剂停服 2 天，服 20 余剂，自觉明显好转，饮食及体力均较前为好，仍稍视物模糊，双下肢轻度浮肿，苔薄黄，脉沉细弱。查肝功（－），B 超示肝硬化图像，腹腔内见少量液性暗区，最深 3.1cm，提示腹水已好转，上方加冬瓜皮 15g，水煎服，每服 3 剂停 2 天。

四诊：1996 年 8 月 6 日，共服 60 余剂，诸症明显减轻，小便量可，上腹时有隐痛，大便黏滞不畅，苔薄黄，脉沉弦滑，原方继服，隔日 1 剂。

另拟：老木香 9g，川厚朴 9g，当归 12g，白芍 15g，葛根 15g，黄芩 9g，黄连 9g，乌药 12g，枳壳 9g，青皮 6g。水煎服，隔日 1 剂。与第 1 方交替。共服 6 剂。

五诊：1996 年 9 月 13 日，服药后大便已正常，无明显不适，

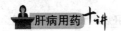

仍以利水方隔日 1 剂。

六诊：以利水方加减化裁服 120 余剂，自觉体力、饮食及二便已调，诸症消失，苔薄白，脉沉弦，查肝功（－）。

B 超示：肝右叶厚 8.0cm，左叶厚 5.6cm，边缘不光滑，光点粗大，回声强，肝内血管走行不清晰，门静脉内径 1.3cm，胆囊 5.0cm×2.7cm，壁厚 0.6cm，水肿，提示慢性肝病，肝硬化，至此腹水已消，以健脾调中、软坚散结法善其后：水红花子 15g，泽兰 15g，生黄芪 24g，白术 15g，牛膝 12g，宣木瓜 12g，汉防己 12g，茯苓 30g，薏苡仁 30g，大腹皮 15g，砂仁 9g，车前子 30g（包），炒山药 15g，楮实子 15g，灯心草 3g。水煎服，隔日 1 剂。

病案 24. 丙型肝炎

徐某，女，42 岁，农民，1996 年 8 月 7 日初诊。

主诉：发现抗 -HCV（＋）4 个月。

病史：患者于 1995 年 8 月因"有机磷中毒"而行血浆置换。今年 4 月查体发现抗 -HCV（＋），HBV-M（＋），肝功（－），无明显不适。

查体无阳性体征，舌红苔薄黄腻，脉沉弦。

诊断：丙型肝炎。

处方：柴胡 9g，甘草 3g，山楂 15g，明矾 0.1g，丹参 15g，猪苓 15g，蛇蜕 6g，半枝莲 15g，板蓝根 15g，黄芩 9g，蚤休 9g，白花蛇舌草 15g，砂仁 9g。6 剂，水煎服。

二诊：1996 年 9 月 4 日，服上方 20 余剂，饮食及体力可，二便调，舌淡苔薄黄，脉弦，继服上方。

三诊：1996 年 9 月 25 日，自述肝区隐痛，双下肢腰部酸软，乏力，眠差，纳可，小便黄，大便调，舌淡红苔薄白，脉沉弦。查肝功 ALT（－），AST（－），TBil 20μmol/L，抗 -HCV（＋），B 超（－）。

治则：滋肾清肝。予沙参 15g，当归 12g，熟地黄 15g，生甘草 3g，炒酸枣仁 15g，麦门冬 12g，郁金 15g，牡丹皮 15g，枸杞子 15g，茵陈 15g，云故纸 12g，败酱草 15g，小蓟 15g。水煎服，日 1 剂。

病案 25. 乙肝病毒携带者

曹某，男，21 岁，济南市中区电力公司职工，1995 年 6 月 12 日初诊。

主诉：发现 HBV-M（+）1 年。

病史：患者 1 年前查体发现为 HBV 携带者，肝功正常，曾在外院服中药治疗无明显改善，近日感乏力，厌油，齿衄，查肝功正常，HBsAg（+），抗 -HBe（+）、HBV-DNA（+），肝组织活检正常。

查体未发现明显阳性体征，舌暗红苔薄白、脉弦。

诊断：乙肝病毒携带者。

治则：凉血解毒。

方药：赤芍 15g，丹参 15g，猪苓 15g，板蓝根 15g，蝉蜕 9g，甘草 3g，蛇蜕 6g，山楂 15g，明矾 0.1g，茜草 12g，三七粉 3g 冲服。水煎服，日 1 剂。

二诊：1995 年 9 月 21 日，间断服药 40 余剂，效可，已无齿衄，仍乏力，厌油，口干舌燥，胃脘不适，大便偏稀，舌暗红苔薄黄，脉弦。上方去明矾加黄连 9g，砂仁 9g 继服。

三诊：1995 年 12 月 12 日，服药症减，仍稍或乏力，口干，舌暗红，苔薄白，脉弦。复查肝功正常，乙肝五项指标：HBsAg（+），余均阴性，HBV-DVA（-），前后治病半年余，HBsAg、抗 -HBC、HBV-DNA 暂已转阴，嘱其定期复查肝功及乙肝五项指标。

病案 26. 乙肝病毒携带者

赵某，女，24 岁，山东省济南市历下区农行职员，1995 年 7 月 8 日初诊。

主诉：发现 HBsAg（＋），HBeAg（＋），HBV–DNA（＋）1 个月。

病史：患者 1 个月前查体发现 HBsAg（＋），无明显不适，肝功正常，HBsAg（＋），HBeAg（＋），HBV–DNA（＋）。

查体：未发现明显阳性体征，舌淡红苔薄，有裂纹，脉弦细滑。

诊断：乙肝病毒携带者。

治法：滋肾清肝，行气解毒。

方药：柴胡 9g，甘草 3g，太子参 12g，黄精 15g，枸杞子 15g，茯苓 24g，小蓟 18g，土茯苓 15g，蝉蜕 9g，胡黄连 9g，半枝莲 15g，明矾 0.1g，薏苡仁 30g，板蓝根 15g。水煎服，日 1 剂。

二诊：服药大便偏稀，日 2～3 次，上方加砂仁 9g，马齿苋 30g 继服。

三诊：1995 年 11 月 13 日，大便已正常，无明显不适，查肝功正常，HBsAg（＋），抗 –HBc（＋），HBV–DNA（－），至此，HBeAg 及 HBV–DNA 已暂时转阴，仍以上药间日 1 剂服之，并嘱 2 个月复查。

病案 27. 乙肝病毒感染，轻度肝损害

刘某，女，45 岁，农民，1995 年 7 月 11 日初诊。

主诉：乙肝病毒携带 1 年，头晕、心烦 2 个月。

病史：患者 1 年前查体发现 HBsAg（＋），HBeAg（＋），抗 –HBc（＋），B 超示轻度肝损害。

诊断：乙肝病毒感染，轻度肝损害。

治则：滋肾养肝。

方药：沙参 15g，当归 12g，枸杞子 15g，生甘草 3g，炒麦芽 15g，青陈皮各 9g，郁金 15g，葛根 15g，川芎 9g，杜仲 9g，牛膝 12g，楮实子 15g，木香 9g，沉香 6g。水煎服，日 1 剂。

二诊：1995 年 10 月 16 日，服药症减，仍头晕咽干，心烦汗

出，背胀，腰酸痛，大便干，小便黄，舌红，苔薄白，脉细弦，查肝功正常，HBsAg（＋），HBeAg（－），抗-HBC（＋），调上方如下：苍术、白术各15g，木瓜12g，川厚朴12g，党参15g，生甘草3g，生龙牡各15g，枸杞子24g，黄芪15g，牛膝12g，丹参15g，云茯苓15g，薏苡仁30g，茵陈15g。水煎服，日1剂。

三诊：1995年11月2日，服后症减，舌红苔薄白脉弦细，查肝功正常，HBsAg（＋），HBeAg（－），抗-HBe（＋），B超示肝胆胰脾大致正常。上方隔日1剂继服。

四诊：已无明显不适，查肝功正常，HBsAg（＋），HBeAg（－），抗-HBc（＋），嘱定期复查，并注意生活调养。

病案28. 乙肝病毒携带者

李某，男，10岁，1995年9月11日初诊。

主诉：查体发现HBsAg（＋），无明显不适。查肝功正常，HBsAg（＋），抗HBe（＋），舌淡红苔薄白。脉沉细。

方药：玉屏风散加味：黄芪15g，白术15g，防风9g，生甘草3g，山楂15g，太子参15g，蝉蜕9g，蛇蜕6g，鸡内金12g，白花蛇舌草15g。水煎服，日1剂。

二诊：1995年11月20日，近日仍盗汗，余无不适，舌脉同前，上方加知母9g，黄柏6g继服。

1995年12月1日复查，肝功正常，乙肝五项指标：HBsAg（＋），余均阴性。

病案29. 乙肝病毒携带者

赵某，女，44岁，山东省美术馆干部，1995年9月11日初诊。

主诉：HBV携带史7年。

病史：查体发现HBV携带7年，肝功正常，无明显不适，未予系统治疗。近2个月感肝区不适，口干，乏力，纳差，查肝功正常，HBsAg（＋），抗–HBe（＋），HBV–DNA（＋），查体无阳性体征，舌红苔少，脉沉弦。

方药：山楂15g，儿茶6g，半枝莲15g，丹参15g，猪苓15g，板蓝根15g，生甘草3g，木瓜12g，乌梅9g，太子参5g，蛇蜕6g，蝉蜕9g，沙参15g，水煎服，日1剂。

二诊：1995年9月25日，仍口干，眼干涩，舌红少苔，脉弦细，上方去乌梅、木瓜、儿茶，加生地黄15g，龙胆6g，谷精草5g，生栀子9g继服。

三诊：1995年11月13日。服药症减，仍有心烦，腰酸，舌淡苔薄白，脉细弦，处方：生地黄15g，当归12g，杭白芍5g，丹参15g，猪苓15g，山楂15g，板蓝根15g，栀子9g，蝉蜕9g，连翘12g，牡丹皮9g，生甘草3g，枸杞子15g，肉苁蓉12g，瓜蒌13g。水煎服日1剂。

随访，服上方有效，已无明显不适，1995年12月1日查乙肝五项指标均阴性，肝功正常。3个月后于1996年3月复查乙肝五项指标除抗–HBc外均系阴性。

病案30. 肝硬化腹水

张某，女，47岁，工人，1995年10月5日初诊。

主诉：双下肢水肿半年。

病史：患者半年前无明显原因出现双下肢水肿，在外院中药疗效不著，现仍有双下肢水肿，伴左上腹胀，纳差，小便量少。查肝功正常，A/G:31.2/36.3，HBsAg（＋），抗–HBC（＋），B超示：肝脏表面欠光滑，光点粗大不均，血管变细，走行不清，肝前见少量液性暗区，脾厚84mm，门静脉内径16mm，提示肝硬化。

查体：中年女性，慢性肝病容，巩膜无黄染，双肝掌（－），腹软，肝肋下未及，脾肋下3cm，质韧，腹水征（＋），双下肢轻度浮肿，舌红苔薄白，脉沉弦。

治则：活血利水。

方药：水红花子汤加减，水红花子 15g，泽兰 15g，生黄芪 15g，鸡内金 15g，白术 15g，炒枳实 9g，蝉蜕 9g，炒莱菔子 15g，大腹皮 15g，砂仁 9g，木瓜 12g，防己 9g，茯苓 30g，炒三仙各 9g，地骷髅 30g，灯心草 30g 先煎代水，车前子 15g（包），肉桂 3g。水煎服，日 1 剂。

二诊：1995 年 10 月 23 日，仍有上腹胀，双下肢浮肿，舌脉同前。上方加乌药 9g 继服，并加服《千金》鲤鱼汤：鲤鱼一尾约 500g，砂仁 9g，陈皮 9g，松萝茶少许，红皮蒜 1 头，赤小豆 30g，纱布包，填鱼腹，加水 1000mL，清炖 1 小时，不放盐，吃鱼喝汤，每日 1 剂。

患者共服用上方 70 余剂，自觉症状消失，已无双下肢水肿，B 超示慢性肝病，脾厚 63mm，门静内径 14mm，肝功正常，嘱注意生活调摄，另图健脾磨积法治之。

病案 31. 乙肝病毒携带者

谢某，女，27 岁，某医院护士，1996 年 1 月 24 日初诊。

主诉：乙型肝炎 4 年。

病史：患者 1992 年 8 月曾患"乙肝"，经治疗好转，多次复查肝功正常，近日感肝区胀，低热（37.2～37.3℃），查肝功正常，HBsAg（＋），HBeAg（＋），抗-HBc（＋），HBV-DNA（＋），查体无明显阳性体征，舌红苔薄黄，脉弦细。

治则：清营解毒。

方药：山楂 150g，明矾 10g，半枝莲 150g，胡黄连 90g，栀子 90g，青蒿 90g，丹参 50g，牡丹皮 90g，板蓝根 150g，猪苓 150g，女贞子 150g，小蓟 120g，蝉蜕 60g，蛇蜕 60g，生甘草 30g，生黄芪 150g。共为细末，水泛为丸如绿豆大，每服 10g，每日 3 次。

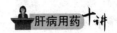

二诊：1996 年 3 月 27 日，已无明显不适，查肝功正常，HBsAg（＋），抗 –HBc（＋），HBV–DNA（－），嘱上方继服。

病案 32. 特发性门脉高压，脾大

吕某，男。46 岁，某烟草公司职工，1996 年 3 月 14 日初诊。

主诉：脾大半年，乏力两日。

病史：患者 1995 年 8 月因胃脘不适，查体发现"脾大"，HBsAg（＋），抗 –HBe（＋），未予系统治疗，近 1 个月出现乏力，鼻衄，口干。查肝功 ALT 15U/L，TBil 17.2μmol/L，A/G：50.2/33.4，HBsAg（＋），抗 –HBc（＋），B 超示肝内弥漫性回声增强，光点粗大，血管走行不清，门静脉内径 16mm，脾厚 76mm，回声偏低。

查体：中年男性，慢性肝病容，巩膜皮肤无黄染，无肝掌及蜘蛛痣，腹软，腹壁静脉无明显曲张，腹水征（－），肝肋下未及，脾肋下 8cm，质韧，双下肢（－），舌暗红苔薄白，脉沉弦。

诊断：特发性门脉高压症，肝硬化。

治则：活血化瘀，软坚散结。

方药：水红花子汤加减：水红花子 15g，泽兰 15g，黄芪 15g，鸡内金 15g，土元 9g，三棱 9g，莪术 9g，穿山甲珠 15g（先煎），鳖甲 15g（先煎），三七粉 3g（冲），杭白芍 15g，煅瓦楞子 15g，马鞭草 15g，射干 9g，白豆蔻 9g，大枣 5 枚。水煎服，日 1 剂。

二诊：1996 年 4 月 22 日，服药症减，仍有口干，乏力，眠差，大便偏稀，日 2～3 行，B 超示脾厚 63mm，肝功正常，血常规：WBC $2.2×10^9$/L，PLT $66×10^9$/L，余（－），查体脾肋下 5cm，舌暗红苔薄白，脉弦细，上方去射干，加炒酸枣仁 15g，党参 15g，继服。

三诊：1996 年 6 月 15 日，服药有效，仍有口干、腹胀，大便稍稀。查肝功正常。B 超示肝脏，光点稍粗，脾厚 50mm，门静脉

内径 14mm。血常规：WBC $2.8×10^9$/L，PLT $102×10^9$/L，余（－），查体肝肋下未及，脾肋下 3cm，质韧，余（－），舌暗红苔薄白，脉弦细，上方去炒酸枣仁、党参，加砂仁 9g，木香 9g 继服。

患者前后共服药 3 个月，脾脏明显回缩，门脉高压有所降低。

病案 33. 酒精性肝硬化、消化道出血、脾大

石某，男，47 岁，齐河县农民，1996 年 3 月 25 日初诊。

主诉：双下肢水肿 1 年，柏油样便 3 个月。

病史：患者有嗜酒史 20 余年，1 年前出现双下肢水肿，未予系统检查及治疗，近 3 个月经常出现柏油样便，查大便潜血（＋），肝功正常，HBsAg（＋），抗 –HBc（＋），钡餐透视：食道静脉重度曲张，B 超示肝硬化脾厚 79mm，门静脉内径 14mm。

查体：中年男性，慢性肝病容，巩膜皮肤无黄染，蜘蛛痣（－），双肝掌（＋），肝肋下未及，脾肋下 6mm，质韧，腹水征（－），双下肢轻度水肿，舌暗红苔薄白，脉沉弦。

诊断：酒精性肝硬化，消化道出血，脾大。

治则：凉血止血，软坚消瘀。

方药：水红花子 15g，鸡内金 15g，生黄芪 15g，茜根 15g，海蛤粉 15g，三七粉 3g（冲），炒生地黄 15g，牡丹皮 9g，鸡血藤 15g，炮山甲 10g（先煎），阿胶 11g（烊化），炒白芍 15g，当归 12g，白豆蔻 9g，生甘草 3g，藕节 12g，大枣 5 枚。水煎服，日 1 剂。

二诊：1996 年 11 月 11 日，患者服用上方近 8 个月，双下肢水肿消失，柏油样便消失，仍胃脘部胀痛，乏力，大便偏稀，舌淡红舌薄白，脉细弦。B 超示脾厚 67mm，门脉内径 14mm，提示肝硬化。另调实脾法，方药：生黄芪 15g，白术 15g，茯苓 15g，鸡内金 15g，生牡蛎 15g，丹参 15g，炒山药 15g，水红花子 15g，泽兰 15g，穿山甲 10g（先煎），砂仁 9g，白芍 15g，当归 12g，马

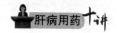

鞭草 15g, 鸡血藤 15g, 水煎服, 日 1 剂。

三诊: 1997 年 1 月 2 日, 已无明显不适, B 超示慢性肝病, 脾厚 56mm, 门静脉内径 12mm。

病案 34. 肝硬化、脾大

刘某, 男, 58 岁, 农民, 1996 年 5 月 9 日初诊。

主诉: 乏力、口干 20 余日。

病史: 患者有嗜酒史数十年, 20 天前出现黑便, 随后有呕血及头晕眼花, 经治疗后血止。仍口干口苦, 乏力, 尿黄, 查 ALT 39U/L, AST 49U/L, A/G: 45.1/23.9, B 超示肝脏体积明显缩小, 边缘呈锯齿状, 肝内光点粗大不均, 血管走行欠清, 门静脉内径 15mm, 脾厚 56mm。

查体: 老年男性, 慢性肝病容, 巩膜无黄染, 颈部见数枚蜘蛛痣, 双肝掌不明显, 腹软, 腹壁静脉曲张, 肝肋下未及, 脾肋下 2cm, 质韧, 莫菲征 (-), 舌红苔黄腻, 脉弦滑。

诊断: 肝硬化, 消化道出血, 脾大。

方药: 水红花子汤加减: 水红花子 15g, 泽兰 15g, 生黄芪 15g, 鸡内金 15g, 白茅根 15g, 生甘草 6g, 穿山甲 10g (先煎), 砂仁 9g, 生牡蛎 15g, 大枣 5 枚。水煎服, 日 1 剂。

二诊: 服上方 18 剂, 乏力及口苦口干减轻, 小便清, 舌红苔黄腻, 脉弦。查 ALT 正常, A/G: 40.7/18.7, B 超示肝脏体积尚可, 轮廓尚规整, 肝内光点密集, 实感性强, 血管变细, 门静脉内径 12mm, 脾厚 39mm, 上方加白术 15g 继服。

病案 35. 慢性丙型肝炎合并乙型肝炎

张某, 男, 28 岁, 华光机械厂工人, 1996 年 7 月 11 日初诊。

主诉: 乏力 5 个月。

病史: 患者于 5 个月前无明显诱因出现乏力、肝区胀痛, 在我外院诊为慢性肝炎，给予干扰素治疗 3 个月未收显效，近日仍有上症，伴心烦，口苦，头晕，腰酸，纳可，二便调。肝功：ALT 100U/L，AST 108U/L，A/G：42.1/31.4，TBil（－），抗 –HCV（＋），HBsAg（＋），抗 –HBc（＋）。B 超示脾厚 4.5cm，门静脉内径 1.4cm，慢性肝病图像。

查体：青年男性，巩膜及皮肤无黄染，双肝掌（＋），未见蜘蛛痣，腹软，肝肋下未及，脾肋下 1cm，质韧，腹水征（－），舌红苔薄黄腻，脉弦细。

诊断：慢性丙型肝炎合并乙型肝炎。

治则：清热解毒。

方药：茵陈 15g，田基黄 15g，山楂 15g，郁金 15g，牡丹皮 15g，女贞子 15g，蛇蜕 6g，明矾 0.1g，黄芩 9g，半枝莲 15g，赤芍 15g，猪苓 15g，夏枯草 9g，水煎服，日 1 剂。

患者服上方 3 个月共 80 余剂，自觉症状基本消失，肝功示 ALT 28U/L，AST 36U/L，A/G：45.9/27.1，TBil（－），抗 –HCV（－）HBsAg（＋），抗 –HBC（＋）。B 超示肝胆胰脾大致正常，脾厚 3.1cm，门静脉内径 1.4cm，查体亦无明显阳性体征。随访 3 个月，两次复查肝功均正常，抗 –HCV（－），HBsAg（＋），抗 –HBc（＋）。

病案 36. 肝硬化，门脉高压

许某，女，27 岁，长清县孝里镇农民，1996 年 8 月 8 日初诊。

主诉：患者 7 个月前因乏力，肝区隐痛，查体发现"乙肝"，服用乙肝宁等药疗效不佳，现仍肝区隐痛，连及后背，乏力，偶有齿衄，盗汗，小便黄。查 ALT（－），γ –GT 115U/L，B 超示肝硬化，门脉内径 15mm，脾厚 41mm。

查体，青年女性，慢性肝病容，巩膜轻度黄染，腹软，肝脾（－），双下肢（－），舌苔薄黄，脉弦。

诊断：慢性活动性肝炎。

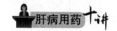

治则：活血软坚。

方药：鸡内金 15g，郁金 15g，穿山甲 15g（先煎），炒土元 9g，生牡蛎 15g，马鞭草 15g，水红花子 15g，丹参 15g，猪苓 15g，海蛤粉 15g，浙贝母 15g，青皮 12g，三棱 9g。威灵仙 15g，泽兰 15g。水煎服，日 1 剂。

二诊：1996 年 12 月 9 日，服上方百余剂，自觉症减，仍感肝区隐痛，口苦，偶有齿衄，舌暗红苔薄黄，脉细弦。查肝功正常，B 超示慢性肝病，门静脉内径 12mm，脾厚 29mm，四物汤加味：当归 12g，白芍 15g，川芎 15g，熟地黄 15g，鸡血藤 15g，丹参 15g，牡丹皮 9g，三七粉 3g（冲），鸡内金 15g，穿山甲 15g（先煎），生牡蛎 15g，马鞭草 15g，浙贝母 9g，砂仁 9g。水煎服，日 1 剂，以图巩固。

病案 37. 早期肝硬化、脾大

郝某，男，42 岁，农民，1996 年 10 月 9 日初诊。

主诉：肝区痛 2 年，恶心、纳差 2 个月。

病史：患者 2 年前因右胁痛不适，乏力诊为"乙肝"，在外院给予中西药物治疗效果不著，肝功反复异常，近 2 月又出现双踝浮肿，恶心，纳差，大便稍稀，每日 2 次，小便不黄，无明显减少。查肝功：ALT、TBil（－），A/G：44/33，HBsAg（＋），抗 -HBe（＋），抗 -HBc（＋）。B 超示肝被膜欠光滑，肝内光点粗大，结节，肝静脉变细，门静脉内径 14mm，脾厚 52mm，示早期肝硬化。

查体：青年男性，慢肝病病容，巩膜皮肤无黄染，双肝掌（＋），蜘蛛痣（－），腹软，腹壁静脉无曲张，肝肋下未及，脾肋下 1cm，质韧，腹水征（－），双踝关节轻度水肿，舌淡红苔薄白，脉弦细。

治疗：活血软坚，健脾磨积。

方药：茵陈 15g，青蒿 9g，杭白芍 15g，丹参 15g，水红花子

15g，鸡内金 15g，鳖甲 15g（先煎），三棱 9g，莪术 9g，炒山药 15g，白术 15g，炒酸枣仁 15g，砂仁 9g，青陈皮各 9g。水煎服，日 1 剂。

二诊：1996 年 10 月 30 日，服药有效，恶心及肝区隐痛减轻，仍纳差，口干，大便偏稀，舌淡红，苔薄白，脉弦细。上方加石斛 12g，桃仁 9g，生牡蛎 15g，继服。

三诊：1996 年 11 月 13 日，已无明显不适，查肝区正常，A/G：49/27。B 超示慢性肝内光点粗多斑片，肝静脉变细，门静脉内径 11mm，脾厚 39mm。查体肝脾无肿大，双踝无明显浮肿。上方去桃仁，加板蓝根 15g 继服。

病案 38. 慢性丙型肝炎

吴某，男，26 岁，干部，1996 年 10 月 11 日初诊。

主诉：恶心、纳差 1 年半。

病史：患者曾于 1995 年 6 月因外伤手术输血 800mL，1995 年 7 月出现纳差，查肝功异常，在外院给予肝炎灵药物治疗效果不著，肝功仍持续异常，纳差，恶心。查 ALT 114U/L，AST 56U/L，A/G：46.4/30.6，TBil 7.7μmol/L，抗 -HCV（＋），抗 -HBs（＋）。B 超（－）。

查体：青年男性，巩膜皮肤无黄染，无肝掌及蜘蛛痣（－），腹软，肝脾（－），腹水征（－），双下肢（－），舌暗红苔薄白，脉沉细。

诊断：慢性丙型肝炎。

治则：清营凉血解毒。

方药：茵陈 15g，田基黄 15g，山楂 15g，丹参 15g，郁金 15g，女贞子 15g，赤芍 15g，蛇蜕 6g，明矾 0.1g，黄芩 9g，板蓝根 15g，猪苓 15g，半枝莲 15g，生甘草 3g，砂仁 9g。水煎服，日 1 剂。

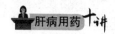

患者服上方 3 个月共 80 余剂，自觉症状消失。查肝功 ALT 44U/L，AST 33U/L，A/G：46.3/26.7，抗 –HCV（＋），抗 –HBs（＋），B 超（－），上方去蛇蜕，加山豆根 15g，又服 1 个月后复查肝功正常，抗 –HCV（＋）。

病案 39. 急性乙型肝炎

周某，男，40 岁，平邑县人，1996 年 10 月 21 日初诊。

主诉： 查体发现 HBV–M（＋）、ALT 升高 2 个月。

病史： 2 个月前患者查体发现 HBsAg（＋），肝功异常，无明显不适，服保肝降酶西药无效，近日复查 ALT 67U/L，AST 59U/L，TBil 17.8μmol/L，A/G：48/22，HBsAg（＋），HBeAg（＋），无任何不适感。

查体： 青年男性，巩膜及皮肤无黄染，肝掌（－），未见蜘蛛痣，腹软，肝脾（－），肝区叩痛（＋），舌红苔薄黄腻，脉弦。

诊断： 急性乙型肝炎。

治则： 清热祛湿，活血解毒。

方药： 熟大黄 3g，茵陈 15g，苍白术各 15g，薏苡仁 30g，白茅根 15g，丹参 15g，猪苓 15g，砂仁 9g，青陈皮各 9g，生甘草 3g，云故纸 12g，板蓝根 15g，水煎服，日 1 剂。

二诊： 1996 年 11 月 13 日，患者无明显不适，查肝功已正常，HB–sAg（＋），HBeAg（＋），抗 –HBc（＋）。B 超：肝胆胰脾正常。查体无明显阳性体征。上方去白茅根、白术、竹叶，加蝉蜕 9g，山豆根 15g，蛇蜕 6g，半枝莲 15g，继服。

病案 40. 乙肝病毒携带者、脾大

左某，男 40 岁，农民，1996 年 11 月 11 日初诊。

主诉： 患者近半月来感乏力，两胁隐痛，心烦。查肝功正常，HBsAg（＋），HBeAg（＋），抗 –HBc（＋）。B 超示胆囊炎，脾厚

43mm。查体无阳性体征，舌红苔薄黄，脉弦。

诊断：乙肝病毒携带者、脾大。

方药：党参 15g，白术 15g，茯苓 15g，生甘草 3g，木香 12g，砂仁 9g，水红花子 15g，鳖甲 15g（先煎），鸡内金 15g，元胡 15g，白花蛇舌草 15g，水煎服，日 1 剂。

二诊：仍有纳差，乏力，心烦，肝区隐痛。舌红苔薄黄，脉弦。柴芍六君子汤，柴胡 9g，白芍 15g，党参 15g，白术 15g，茯苓 15g，木香 9g，砂仁 9g，黄芪 15g，鸡内金 15g，丹参 15g，猪苓 15g，炒三仙各 12g，元胡 15g，生龙牡各 15g。水煎服，日 1 剂。

三诊：1997 年 1 月 9 日，服药症减，稍感肝区隐痛，大便偏稀。舌淡红苔薄白，脉弦。B 超示肝胆大致正常，脾厚 29mm，调方如下：炒三仙各 12g，鸡内金 15g，炒莱菔子 15g，砂仁 9g，白术 15g，石斛 15g，郁金 15g，茯苓 15g，川厚朴 12g，木香 9g，白芍 15g，大豆黄卷 12g，水煎服，日 1 剂。

服上方 12 剂，已无明显不适，查 HBsAg（＋），HBeAg（－），抗 -HBe（＋），抗 -HBc（＋），嘱其复查 HBV-DNA，并另拟解毒燥湿之法以抗病毒治疗。

病案 41. 慢性活动性乙型肝炎

朱某，女，25 岁，干部，1997 年 1 月 29 日初诊。

主诉：右胁痛半个月。

病史：1994 年患者查体发现 HBsAg（＋），肝功正常，曾予干扰素治疗 3 个月，乙肝病毒血清指标无改善。近半月无明显诱因出现右胁不适，双目发胀，双下肢酸胀乏力，大便偏干。查 ALT 715U/L，AST 284U/L，γ-GT 120U/L，A/G：48/28，TBil（－），HBsAg（＋），HBeAg（＋），抗 -HBc（＋）。

查体：青年女性，一般情况可，巩膜无黄染，腹软，肝脾

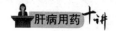

（－），肝区叩痛（＋），舌淡红苔薄黄腻，脉沉弦。

诊断：慢性活动性乙型肝炎。

治法：清热祛湿，凉血解毒。

方药：茵陈赤小豆汤加减：茵陈15g，赤小豆30g，蒲公英15g，熟大黄6g，栀子9g，板蓝根15g，田基黄15g，丹参15g，猪苓15g，赤芍15g，白术15g，竹叶9g，车前草15g，连翘9g，砂仁9g，大枣5枚。水煎服，每日1剂。

二诊：1997年2月28日，服上方18剂，诸症均减，大便稍稀，上方去熟大黄，加炒山药24g，继服。

三诊：服上方有效，已无明显不适，复查肝功正常。HBsAg（＋），抗–HBc（＋），上方去车前草，蒲公英，加山豆根15g，蝉蜕9g，继服12剂。并注意生活调养，以善其后。

病案42. 慢性活动性乙型肝炎

刘某，男，32岁，农民，1997年2月17日初诊。

主诉：HBsAg（＋）半年，右胁不适，纳差半月。

病史：患者1996年8月查体发现HBsAg阳性，肝功正常，亦无明显不适，未作系统治疗，近半月因劳累及饮酒等原因致右胁不适，纳差，无恶心，呕吐，无寒热，二便正常。查ALT 6.69U/L，HBsAg（＋），抗–HBC（＋），B超：肝胆脾大致正常。

查体：青年男性，巩膜皮肤无黄染，肝掌（－），未见蜘蛛痣，腹软，肝肋下未及，剑下4cm，质软，脾肋下未及，腹水征（－），双下肢（－）。舌红苔薄黄，脉弦。

诊断：慢性活动性乙型肝炎。

治疗：清热祛湿解毒。

方药：茵陈15g，苍白术各15g，田基黄30g，生甘草6g，丹参15g，猪苓15g，败酱草6g，通草6g，竹叶9g，青陈皮各12g，炒三仙各9g，车前草15g，板蓝根15g。水煎服，日1次。

二诊：1997 年 3 月 20 日，服上方效可，已无明显不适。查肝功正常，HBsAg（＋），HBeAg（－），抗 –HBe（＋），抗 –HBc（＋），上方去车前草、通草、竹叶、青陈皮，加蝉蜕 9g，继服。

病案 43. 酒精性肝硬化并腹水

徐某，男，38 岁，济南某化工厂工人，1997 年 9 月 26 日初诊。

主诉：腹胀大，双下肢浮肿 1 个多月。

病史：患者有饮酒史 8 年（每天饮白酒 400mL）从未间断，1 个月前感腹胀大，右胁隐痛不适，双下肢水肿，伴乏力，尿少色黄，食欲差，大便正常，时有双手震颤。查肝功 ALT 85U/L，AST 174U/L，AKP 242U/L，γ –GT 516U/L，TBil 69.0μmol/L，A/G=32.9/34.1，HBsAg（－）。B 超示肝脏体积缩小，边缘呈锯齿样，肝内光点粗大，回声强，肝内血管走行不清，胆囊壁水肿增厚，大小为 5.8cm×3.8cm，门静脉内径 1.4cm，脾厚 5.6cm，脾门静脉内径 0.9cm，腹腔内呈不规则液性暗区，最深为 5.9cm，提示肝硬化腹水。

查体：青年男性，面色苍黄，慢性肝病容，双巩膜中度黄染，胸部可见蜘蛛痣数个，双肝掌（＋），腹软稍膨隆，肝脾触及不满意，腹水征（＋），双下肢轻度浮肿。舌暗苔薄白，脉弦细。

诊断：酒精性肝硬化并腹水。

治法：清热祛湿，活血利水。

方药：泽兰 15g，水红花子 15g，丹参 15g，赤芍 30g，鸡内金 15g，茵陈 156g，白术 30g，茯苓 30g，猪苓 30g，车前子 30g（包），牛膝 12g，王不留行 12g，砂仁 9g，生甘草 3g，地骷髅 30g。水煎服，日 1 剂。

二诊：1997 年 10 月 6 日，患者服上药 10 剂后感诸症减轻，腹胀稍缓，小便量增加，仍感两胁隐痛，眠差，双下肢轻度浮肿，大便调。舌淡苔薄白，脉沉细数，原方加防己 12g，沉香 6g，水

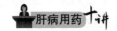

煎服，日 1 剂。

三诊：患者又服半月后自感腹胀消失，小便量已正常，双下肢浮肿已消，饮食及二便正常，查 B 超肝脏大小形态正常，肝内血管走行清晰，肝内外胆管无扩张，光点粗大，门静脉 1.4cm，胆囊 5.5cm×2.4cm，壁水肿增厚，胰腺（－），脾厚 5.6cm，慢性肝病，至此肝硬化腹水已消失。肝功：ALT 78U/L，AST 86U/L，TBil 56μmol/L，A/G=35.7/31.2。

查体：青年男性，慢性肝病容，巩膜轻度黄染，胸部可见蜘蛛痣，腹软，肝于右肋下未及，剑下 1.5cm，质韧，脾于左肋下 2cm，质韧，腹水征（－），双下肢（－），舌暗红苔薄白，脉沉细滑。另调清肝解毒，活血柔肝法治之。

病案 44. 慢性活动性肝炎、脾大

付某，男，49 岁，教师，1987 年 12 月 10 日初诊。

患者曾于 1969 年患急性肝炎，经治疗恢复。后曾因劳累等原因反复数次。近 1 个月来时感上腹痞胀，肝区钝痛，气短乏力，纳呆，皮肤干燥，时有鼻衄牙衄。查肝功能锌浊度 14U，转氨酶 62U/L，转肽酶 90U/L，白蛋白 / 球蛋白为 5.1/2.1，胎甲球阴性，白细胞 $3.6×10^9$/L，血小板 $68×10^9$/L。B 超示：肝体积增大，形态尚可，光点粗大有实感性，胆囊 6.4cm×2.3cm，壁厚毛糙，脾厚 5.7cm。

查体：一般情况差，形体消瘦。面色萎黄无华，胸部及左手背分别见一蜘蛛痣，双手见轻度肝掌。腹软，稍膨隆，肝上界于右第六肋间，肋下约 3cm，剑突下 6cm，质硬，压缩（－），莫非征（＋），脾左肋下 3.5cm，腹水征（－），双下肢静脉曲张。舌淡、苔薄白，脉沉细涩。

诊断：慢性活动性肝炎，脾大。

治则：生黄芪 15g，党参 15g，生白术 15g，白茯苓 15g，薏

苡仁 30g，怀山药 15g，白扁豆 15g，胡黄连 9g，煅瓦楞子 30g，海蛤粉 15g，鸡内金 12g，三七粉 3g（冲）。水煎服，每日 1 剂。

二诊：1987 年 12 月 20 日，自述肝区痛减轻，纳食稍增，精神及体力较前为佳，余症同前。上方加炮山甲 9g（先煎），更入生姜 6g，大枣 5 枚为引。水煎继服。

患者前后共服用 30 余剂后，诸症悉减，上腹痞胀已消，鼻衄已止，面色转佳。查肝功能（－），转肽酶 60U/L，白细胞 4.5×10⁹/L，血小板 96×10⁹/L。查体见胸部蜘蛛痣已不明显，肝掌亦变浅。腹软，肝于右肋下约 1cm，剑突下 3.5cm，质软，压痛（±）。脾于肋下可及。舌淡红，苔薄白，脉沉弦细，效不更方，上方继服，并配以人参健脾丸、人参归脾丸间日交替服之。

患者如此汤丸并进治疗五月余，自感除肝区时有隐痛、背胀外，已无明显不适，化验转肽酶 60U/L 仍稍高于正常值，余均正常。B 超示：肝大小形态尚可，光点粗大，血管走行清晰，胆囊 6.3cm×2.3cm、双下肢静脉曲张外，余无异常可见。以上方五倍量为末，米泔水泛丸，久久服之，以善其后。

病案 45. 慢性活动性肝炎、ALT 升高

张某，男，34 岁，工人，1987 年 11 月 5 日初诊。

患者于 1986 年 10 月发现肝炎，经治疗病情稳定。近一月来感肝区隐痛、头晕、目干涩，时有失眠多梦，胸部有压迫感，腰酸胀，五心烦热，乏力。查肝功能锌浊度（－），转氨酶 162U/L，转肽酶 290U/L，碱性磷酸酶（－），乙型肝炎表现抗原（＋），白蛋白 / 球蛋白为 4.8/2.7，B 超示：未见异常。曾在某医院临床诊为慢性活动性肝炎，先后给予茵陈蒿汤、龙胆泻肝汤等化裁服用半个月，病人自感头晕加重，背胀乏力，诸症未减。查肝功能转氨酶升至 200U/L，转肽酶 240U/L。

查体：一般情况尚好，腹软，肝于肋下可及，剑突下 2cm，

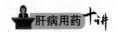

质软，脾未触及。舌红、苔薄黄，脉沉细略数。

诊断：慢性活动性肝炎（乙型）。

治则：滋肾清肝。

方药：熟地黄15g，泽泻9g，云茯苓15g，山药15g，牡丹皮9g，当归9g，白芍15g，楮实子15g，黄精15g，枸杞子24g，胡黄连9g，五味子6g，小蓟15g，败酱草15g，五味子6g，生麦芽15g，炒酸枣仁15g，水煎服，日1剂。

患者先后用本方月余，头晕、胁痛、腰酸及失眠多梦等均消失，自我感觉良好，仍偶感胸闷，大便稍稀。1987年12月23日查肝功能转氨酶已正常，锌浊度（－），转肽酶94U/L，舌淡红、少苔，脉沉弦，上方去败酱草、小蓟、炒枣仁、胡黄连，加苡米30g，芡实12g，隔日1剂。服12剂后杞菊地黄丸善后。随访半年未复发，已坚持正常工作。

病案46. 肝脓疡

尹某，男，38岁，农民，1984年5月11日初诊。

患者于半月前突感右胁疼痛呈针刺样，伴高烧，体温达39.5℃，在当地医院用药后（药物不详）体温下降，仍感胁痛口苦，便干尿赤，B超示：肝右叶第六肋间锁骨中线稍外侧可见一约7.6cm×6.0cm大小低回声实性包块，边界清晰；于第四肋间锁骨中线内侧可探及一约5.1cm×5.9cm低回声光团，性质同前，两个包块互不连通，诊为肝右叶脓疡。在某医院住院，曾用清热解毒法并配以抗生素治疗，住院25天后症状减轻。近日仍感胁痛、低热、面红、尿黄，停用抗生素，要求中药治疗。

查体：发育营养可，面红，腹软，肝于肋下2cm，剑突下3.5cm，质软，压缩（＋）。舌红、苔黄腻，脉弦滑略数。

诊断：细菌性肝脓疡。

治则：清热凉血解毒。

方药：金银花 30g，连翘 12g，黑山栀 15g，龙胆 12g，蒲公英 30g，牡丹皮 9g，赤芍 9g，鸡血藤 15g，陈皮 9g，川木香 6g。水煎服，日 1 剂。

上方连用 3 周后，胁痛已止，发热已退，精神体力均较前转佳。仍稍感胸闷，胁胀，苔薄白，脉沉弦。毒邪之势已减，调清解宣达之剂，方用洗肝散加味：黑山栀 9g，黄芩 12g，赤芍 12g，牡丹皮 9g，川羌活 9g，薄荷 6g，青黛 9g（包），牛蒡子 9g，柴胡 15g，生甘草 9g。

上方又服 12 剂后，诸症减轻，除仍时有自汗外，已无明显不适。B 超示：右肝内见一约 1.7cm×1.6cm 之低回声区，边界清晰。肝右叶脓疡较前吸收好转。宗上方加生黄芪 15g。水煎继服。服上方半月后，诸症悉除，体力如前，B 超示肝胆正常像图，至此病已痊愈。

病案 47. 慢性活动性肝炎

韩某，男，31 岁，农民，1996 年 8 月 21 日初诊。

主诉：肝区痛，齿衄，烦热 20 天。

病史：患者于半年前感恶心、厌油、纳呆、乏力、发热。查 ALT 升高，在当地医院诊为急性无黄疸型肝炎（乙型），经治疗好转。后 ALT 时常反复，近 20 日来肝区疼痛，烦热，心烦易怒，肢体酸楚不适，齿衄、鼻衄、失眠，ALT 80U/L，TTT 7U，HBsAg（+），HBeAg（+），抗 -HBc（+），B 超示慢性肝病，脾厚 4.5cm，门静脉 1.6cm，脾静脉 1cm，钡透示食管及胃底静脉中度曲张。

查体：患者青年男性，面色萎黄，巩膜及全身皮肤黄染，胸部及双手背可见蜘蛛痣数个，腹软，肝于右肋下 2.5cm，剑下 3.5cm，质韧，压痛（+）叩击痛（+），脾于左肋下 2cm。舌暗，苔薄黄，脉弦涩。

诊断：慢性活动性肝炎（乙型）。

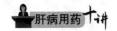

治则：舒肝化瘀，活血攻坚。

方药：舒肝化瘀汤加减：马鞭草15g，水红花子15g，生牡蛎30g，炒水蛭6g，柴胡9g，白芍15g，青皮9g，路路通12g，党参15g，生甘草3g，大枣5枚，败酱草15g，水煎服，日1剂。

二诊：服药6剂后，症状有所缓解，肝区疼痛及腹胀较前减轻，手足心热消失，仍感乏力，舌脉同前，原方继服。

三诊：患者先后服用本方1个月后，自感症状消失。肝功化验完全正常，肝于右肋下可及，剑下2cm，脾于左肋下可及，蜘蛛痣颜色变浅，以香砂六君子汤加味调补中气，巩固其治疗效果，先后共服药60余剂，症状体征消失，肝功（－），HBsAg（＋），已坚持正常工作。

病案48. 戊型肝炎

刘某,男,47岁,山东省直某机关干部。1997年8月9日初诊。

主诉：恶心，发热，乏力5天。

病史：患者于5天前发热，周身酸痛，继而恶心、厌油，曾用抗感冒药治疗未效，3天前在市传染病医院查肝功，ALT 106U/L，AST 87U/L，r-GT正常，AKP正常，TBil正常，HBsAg（－），抗－HCV（－），抗－HEV（＋），诊为急性戊型肝炎，给予护肝治疗。现仍感恶心，低烧，厌油，腹胀，乏力。

查体：中年男性，一般情况可，巩膜及全身皮肤无黄染及无肝掌及蜘蛛痣，腹软，肝脾（－），苔薄白，脉沉弦滑略数。

诊断：急性戊型肝炎。

治法：清热解毒，祛湿化浊。

方药：苍术12g，佩兰9g，竹叶9g，栀子9g，白豆蔻6g，薏苡仁30g，苇根15g，板蓝根15g，生甘草3g，白茅根15g，连翘9g，川贝母9g，羚羊角粉1g（冲）。水煎服，日1剂。

二诊：患者服上方6剂后，低烧已退，乏力减轻，仍感恶心，腹胀，上方加竹茹 12g，继服。

三诊：患者以上方加减，先后服药 21 剂后。查肝功（﹣），抗 -HEV（﹣），自感诸症消失，继用上方，间日 1 剂，以图巩固。

病案 49. 脂肪肝

王某，女，37 岁，1997 年 5 月 8 日初诊。患者既往有乙型肝炎病史 5 年，经治疗肝功恢复正常，乙肝五项指标为 HBsAg（＋），抗 -HBe（＋），抗 -HBc（＋）。近日因上腹胀满、两胁胀痛、心烦易怒而复查肝功正常，B 超示中度脂肪肝。查体肝脾未及。苔薄白，脉弦紧。诊断：慢性迁延性肝炎，脂肪肝。予行气导滞法。药用柴胡疏肝散加减：柴胡 9g，枳壳 9g，杭白芍 15g，生甘草 3g，川芎 9g，佛手 9g，橘络 9g，旋覆花 9g（包煎），威灵仙 12g，云故纸 12g，海蛤壳 15g，山楂 15g，夏枯草 15g，天竺黄 12g，生栀子 9g，水煎服，日 1 剂。

二诊：1997 年 5 月 20 日，胁痛减轻，仍稍感口干，舌红苔薄腻，有剥脱，脉沉细弦。上方去云故纸、威灵仙，加沙参 15g，玉竹 12g，水煎服。

三诊：1997 年 6 月 16 日，已无明显不适，仍舌红剥脱，脉沉弦，调行气、育阴两相兼顾：旋覆花 12g（包煎），石斛 12g，荷叶 9g，青皮、陈皮各 9g，香橼皮 9g，生甘草 3g，丝瓜络 9g，生栀子 9g，枳壳 9g，杭白芍 15g，枇杷叶 9g，水煎服。

四诊：1997 年 8 月 2 日，已无不适症状，查肝功正常，B 超示肝脏大小形态正常，被膜光滑，实质光点偏强，略致密，肝内外胆管及门静脉无扩张，胆囊充盈好，壁光滑，脾正常。至此脂肪肝已消失，仍见舌淡红苔剥脱，脉沉弦。上方加沙参 15g，间日服之，以图巩固。

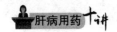

病案50. 脂肪肝

张某，男，45岁，1999年5月12日初诊。有嗜酒史多年，5年前发现HBsAg（＋），ALT升高，在当地医院诊为慢性乙型肝炎，经治疗好转，肝功正常。近日右胁胀痛，纳少，大便不爽，睡眠欠佳，乏力。舌红苔少，脉沉细涩。查肝功：ALT 60U/L，AST 52U/L，γ-GT 130U/L，HBsAg（＋），抗-HBe（＋），抗-HBc（＋）。B超示脂肪肝，脾大，胆囊炎。查体：颈部可见一蜘蛛痣，双肝掌（±），肝于右肋下可及，剑下2.5cm，质韧，压痛（＋），莫菲征（＋），脾于左肋下2cm，质韧。诊断：脂肪肝，胆囊炎，脾大。治以活血通络法。予水红花子汤加减：泽兰15g，水红花子15g，青皮9g，橘叶9g，丝瓜络12g，瓜蒌15g，红花9g，甘草3g，山楂15g，决明子15g，郁金15g，山豆根9g，番休9g，夏枯草15g，丹参15g，生牡蛎15g，白豆蔻9g。水煎服，日1剂。

二诊：服药半月后，右胁痛减轻，纳食增加，体力转佳，上方加茵陈15g继服。

三诊：患者服上方1个月后，诸症均减，右胁痛消失，已无腹胀。查肝功：ALT正常，AST正常，γ-GT 72U/L，HBsAg（＋），抗-HBe（＋），抗-HBc（＋）。B超示胆囊炎、脾大，脂肪肝已消。嘱仍用上方间日服之，以巩固疗效。

病案51. 门脉高压性胃病

李某，男，46岁，某国企职工。2003年6月7日初诊。

主诉：患者肝硬化病史6年，上腹胀痛，泛酸2个月。

病史：患者于1989年发现HBsAg（＋），肝功正常，未予治疗。患者有嗜酒史20余年，6年前因牙龈、肝区痛在某医院诊为肝硬化、脾大、门脉高压，经住院治疗好转。2个月前因进食寒凉食物感上腹撑胀、疼痛、泛酸，在其他医院行胃镜示食管及胃底中度静脉曲张，胃黏膜糜烂充血，诊为肝硬化，门脉高压性胃病。予奥美拉唑等抗酸药治疗，效果欠佳。肝功：ALT 49U/L，AST 43U/L，TBil（－），A/G=3.3/3.2，HBsAg（＋），抗–HBe（＋），抗–HBc（－），B超示肝硬化，脾厚5.2cm，门静脉内径1.6cm，脾静脉内径1.2cm。

查体：中年男性，慢性肝病容，腹软，肝于肋下未及，脾于左肋下3cm，腹水征（－），双下肢（－）双肝掌（＋），舌红苔薄白，脉沉细。

诊断：肝硬化，门脉高压性胃病

治法：温胃散寒，和胃消胀法

方药：左金丸加味：川黄连6g，吴茱萸6g，海螵蛸30g，白及9g，煅瓦楞子30g，浙贝母9g，紫苏梗9g，荜澄茄12g，三七粉3g（冲），白豆蔻9g，甘草3g，蒲公英15g，藕节12g，海蛤粉15g，水煎服，日1剂。

二诊：2003年6月19日，服药有效，上腹胀已消失，泛酸减轻，疼痛减轻，食欲稍增，苔薄白，脉沉细，上方加山柰9g，继服。

三诊：2003年7月2日，服上方共20余剂后，患者上腹部已无明显不适，仍以上方间日1剂，以善其后。

附录二　中西医结合肝病研究的三大目标

　　我国自20世纪50年代开始中西医结合肝病研究至今已走过了半个世纪的漫长历程，取得了丰硕的成果，特别是近20年来的成果与经验，极大地丰富了肝病治疗学的内容，成为我国肝病研究难以替代的方法，其特色与优势受到国内外学术界的普遍认可。但是，我们仍然面临许多来自理论与实践方面的困惑，如中西医结合肝病研究有无理论基础与实践依据？其总体目标是什么？如何把握正确的思路与方法？这些问题如不能从根本上得到解决，无疑会阻碍中西医结合肝病研究的整体推进与深入，近年来一些深层次的成果却不能很好地为临床所用，出现理论与临床实践脱节的现象，其原因也正在于此。现就个人对中西医结合肝病研究的总体目标的几点见解列陈于后，以与广大同道商榷。

一、实现理论互融

　　中西医结合肝病研究不是中医与西医的简单相加，而是理论上的互融与临床实践中的渗透。理论是临床实践的指导，实现中西医理论的有机互融，是中西医结合肝病研究的主要目标和关键所在。如按一般人所认为和经常阐述的中西医关于肝的生理病理理论完全是不同的两个理论体系的说法，中西医结合肝病研究就无法从理论上互融，而理论上的格格不入是无法也不可能实现真正的中西医结合的，失去了正确的理论指导，一切所谓的结合，都将成为无源之水，许多临床实践问题自然都难以得到真正解决。如传统方药对乙型肝炎治疗是否适用？如何解决肝病无证可辨的尴尬？怎样才能达到主观症状与客观指标的同步改善？凡此等等问题都有赖于中西医能否从理论上实现互融。

实现中西医理论互融，目的不是否定中医"肝"与西医学"肝脏"在概念和含义上的差异，而是在于更深入地探索和发现二者在生理病理学方面的广泛的内在联系，从理论与实践的不同角度进行反复印证，充分认识中医理论的科学内涵，真正找到其互融点，进行理论的相互融合。唯有如此，中西医结合肝病研究的许多理论和实践问题才有可能获得较为圆满的解决，中西医结合的临床实践也才有坚实的理论支撑。

深入研究使我们获知，中西医肝病研究的理论互融是完全可能的，是具有坚定的理论基础的。应该肯定的是，中医学对"肝"生理病理学理论首先是建立在解剖学基础上的，其次是基于对"肝"的生理功能与病理现象长期的医疗实践和细致深入的临床观察总结出来的，具有很高的科学性，与西医学理论可谓异曲同工，具体体现在以下几个方面：

（一）解剖位置几近一致

中医学中"肝"有两层含义，一为肝体，即肝脏器官本身；二为肝用，即肝的功能活动。肝以血为体，以气为用，以阴阳来概括即所谓"体阴而用阳"。古人在解剖的基础上已经认识到肝的位置在季肋部，如《内经》说："阙……在下者肝也。"《医贯》说："膈膜之下有肝……肝短叶中有胆附焉。"对肝脏的形态与重量，《难经》说："肝重四斤四两，左三叶，右四叶，凡七叶，主藏魂。"文中四斤四两原作二斤，两者平均取之则为 1600g 左右，较之西医学解剖学之男性肝重 1450g 左右大致相近。西医学中，肝脏为人体最大的实质性腺体，大部分位于右季肋部，小部分位于上腹部和左季肋部。可见中西医学关于肝的解剖位置，形态重量，都是基本一致的，中西医学对肝脏实体的物质认识是大致相同的。

（二）生理功能十分相近

中医学将肝的生理功能归纳为主疏泄，主藏血，养筋爪，开

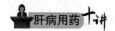

窍于目，系统阐明了肝对周转气血、分泌排泄胆汁、辅助消化功能、调节血量和对四肢及五官的影响等；西医学认为肝脏生理功能主要为分泌和排泄胆汁，参与物质代谢、解毒功能、造血作用及对凝血机制产生影响等。中医学对肝脏生理功能的认识如肝主疏泄与西医学肝脏对胆汁分泌、排泄和消化系统功能的影响，肝藏血与肝脏对血流的调节等都是非常吻合的。当然中医学之"肝"在广义上还具有某些神经系统、内分泌系统、血液系统、运动系统及视觉器官功能等。上述功能虽然并不属于西医学肝脏生理功能的范畴，但当肝脏发生某些病变时，这些系统则往往出现相应的紊乱。以病毒性肝炎为例，患者不但可以出现肝脏本身及消化系统的症状与体征，还常常有神经系统症状如烦躁易怒、神经衰弱症候群，甚至肝性昏迷等；运动系统症状如周身乏力甚至肌肉酸痛；血液系统症状如鼻衄、齿衄甚至吐血、便血等；视觉器官症状则有两目干涩、视物昏花等等。所有这些都从不同的侧面证明"肝"与肝脏在生理功能的许多方面都是一致或十分相近的。

（三）病理变化密切相关

临床所见，中医"肝"的病理变化表现与西医学肝脏疾病具有密切相关性，如肝郁化热常可造成肝胆湿热，使胆汁排泄不畅而引发黄疸；肝气伐脾可导致肝郁脾虚引起腹胀、纳呆、便溏；肝气犯胃则引起呃逆、呕吐、厌食；肝血亏虚则引致二目干涩、视物昏花；肝郁气滞可致胁痛、腹胀，气滞血瘀又可引起积聚、血缕赤痕，甚或衄血等临床证候。这些现象在许多中医典籍中均有记载，如《丹溪心法》说："胁痛者肝气也，其脉沉涩。"《内经》云："肝传之脾，病名曰脾风，发瘅，腹中热，烦心出黄。"李冠仙说："肝气一动，即乘脾土，作痛作胀，甚则作泄……又或上犯胃土，气逆作呕，两胁腹痛。"以上所言之病理变化与临床表现又恰恰是西医学许多肝脏疾病最为常见的。

中医学之肝病除肝风、肝厥与西医学神经系统、运动系统疾病关系更为密切之外，肝郁、肝火、肝虚、肝积等与西医学之许多肝脏疾病在发病规律和临床表现上都十分相近，而鼓胀病则与肝硬化腹水完全一致。彼此可以互为印证。

不仅如此，中医学对肝病病机传变规律方面提出肝病先传脾，后及肾，先及气，后及血，最后导致正气虚弱。西医学许多肝脏疾病也往往先出现肝脏本身的症状与体征，而后相继出现消化系统、血液、内分泌系统及免疫功能失衡等一系列临床表现，二者在病变发展趋势上似乎也存在一定关联。

综上所述，中西医有许多共同的理论互融点，实现理论的互融与结合是完全可能的，而这对于中西医结合肝病研究而言恰恰是最重要的，对临床的指导意义是不言而喻的。

二、完成实践渗透

进行中西医实践渗透和移植是中西医结合研究的重要内容和主要目标。实践渗透就是充分将中医历代肝病治疗的临床经验，特别是近20年来各地总结的新经验和一些重要的研究成果紧密地结合起来，将中医治法学、中药药理学、毒理学、免疫学等有机地结合起来，互相借鉴，互相补充，取长补短，以切实用。

（一）实践渗透的历史依据

历代医家在长期的医疗实践中不断深化对肝病的认识，逐渐掌握了肝病发生发展的临床规律，创立了许多符合临床实际的治法与方剂，对肝病学的发展作出了巨大的贡献。

早在两千多年前《内经》一书中就已经有了黄疸病的专门记载与论述，汉朝张仲景创立了治疗黄疸的专方茵陈蒿汤，至今仍为临床所常用，这不仅说明肝病是十分古老的疾病，也反映了古人从事肝病临床实践的悠久历史。《内经》首创甘缓、辛散、酸收三大肝病治法，《金匮要略》又补"焦苦"一法，李冠仙创肝病十法，清代王旭高更提出肝病三十法。实践证明这些治法和相应的

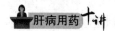

方药具有很高的科学性与实用价值，对临床实践具有现实的指导意义。时至今日，仍广泛应用于临床。

尤为难能可贵的是，中医学典籍中很早就有穿刺放腹水的记载，《内经》曰："徒㽷，先取环谷下三寸，以铍针针之，已刺而筩之，而内之，入而复之，以尽其㽷……间日以针刺之，㽷尽乃止。"《肘后备急方》中提到："若唯腹大，下之不去，改针脐下三寸，入数分，令水出孔合，须臾腹减乃止。"证明古人不仅早就发明了放腹水法，而且对穿刺的部位，间隔时间和进针深度都提出符合实际的要求。

（二）新经验的有益借鉴

近20年来，各地在肝炎、肝硬化等肝脏疾病的研究中创立了许多新的治法，这些治法以肝脏疾病的发病规律为依据，既参考传统治法，又结合西医学新观点，使之更切合实用。如疏肝健脾法、清热解毒法、活血化瘀法、柔肝滋肾法等，不仅应用频率高，对病因、病机、病位、证候都有所针对，而且对某些客观指标也有明显的改善作用。一些研究还证实了中医治法的具体疗效机制，如活血化瘀可以改善肝脏血液循环，清热解毒法可以抗肝损伤、减轻肝实质炎症，酸甘化阴则可改善肝细胞周围的酸碱环境从而抑制酶的释放等，充分反映了中西医在治法学上的互融性。

这些新经验的积累，为我们实现实践渗透提供了十分有益的借鉴，发挥了中医药宏观调控的优势，对病变实质的针对性也更强，疗效更确切。

（三）实验研究与临床研究的紧密结合

近20年来中医药实验研究在许多领域都取得了令人瞩目的成果，这些成果和结论更为中西医结合研究提供了客观有力的实践依据，主要体现在以下几个方面：其一，抗肝纤维化。中医药抗肝纤维化研究已成为我国肝病研究的热点，某些中药复方和制剂抗肝纤维化的作用和疗效已经得到肯定，主要的作用机制也已被认识和阐明，主要是：①消除肝纤维化的诱因；②保护肝细胞，恢复肝功能；③抑制炎症反应；④抑制胶原合成和促进胶原降解；⑤调节免疫功能；⑥调节细胞凋亡等。可见，多途径、多层次、多靶点的综合药理作用是中药复方抗肝纤维化的特色，中西医结合抗肝纤维化的学术论文已占据我国肝纤维化研究的主导地位。其二，抗肝损伤。许多中医治法和方药在减轻实质炎症，促进损伤肝细胞修复与再生，改善肝脏微循环及抗脂质过氧化、清除自由基方面，都具有确切的作用和功效，一些中药制剂如五味子制剂、垂盆草制剂、甘草制剂、山豆根制剂等作为护肝药广泛应用于肝炎、酒精性肝病、药物性肝损伤等肝脏疾病，收到良好效果，成为保肝药的主导。第三，抗脂肪变性。许多单味中药和复方具有较好的降低血脂、改善肝脏脂肪代谢的作用，从而用于脂肪性肝病的治疗。第四，调节免疫功能。近20多年来的研究和发现证实了许多单味中药、中药复方对人体免疫功能有影响，如增强和抑制免疫反应及双向调节作用等。

实验研究为中西医结合肝病研究提供了全新的理论依据，将其与中医理法方药进行结合与渗透，进行比较分析，才是中西医结合肝病临床研究的唯一正确途径。

三、构建中西医结合双重诊疗体系

构建中西医结合双重诊疗体系是中西医结合肝病研究的最终目标，也是肝病临床研究的迫切需要，根据中西医理论与实践，建立起中西医双重诊断和治疗体系，对丰富肝病治疗的内容，意义极为深远。

（一）具体方法与步骤

具体方法与步骤是首先对某一肝病进行明确的西医学诊断，运用病史采集、物理查体、实验室、影像学等检查方法，根据检查结果对这一肝病作出明确的疾病诊断，如病原学诊断甲型肝

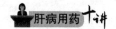

炎、乙型肝炎、丙型肝炎、药物性肝损害等，临床诊断如急性肝炎、慢性肝炎、肝硬化等；根据有关标准判定其程度轻重，如慢性乙型肝炎轻度、中度或重度等，肝硬化代偿期或失代偿期；根据临床表现和诊断标准确定其临床特征，如急性黄疸型肝炎、无黄疸型肝炎、肝性脑病等。依据中医学理论确定某一肝病某一临床阶段的证候学范围，如肝胆湿热型，气滞血瘀型。中医证型的确立首先应制定规范化标准，除将主症、次症、兼症、舌象、脉象作为中医证型确立的依据外，还应将某些客观检测指标作为某一证型的诊断内容和条件，使证型既有量的指标，又有质的分析，既能体现临床规律，又能反映疾病实质；根据不同证型确立中医相应治法，如清热利湿法，清热解毒法，活血化瘀法；然后根据治法选用相应的方药（包括中成药）。根据西医学治疗常规选择适当的治疗方法与药物，如急性肝炎，ALT 升高，可予甘利欣、阿拓莫兰等护肝药；HBV 复制活跃，ALT 升高超过 2 倍正常值符合抗病毒治疗要求的给予贺普丁治疗等。这一体系要充分反映中西医治疗的疗效评判标准，确定中西医疗程、停药标准、减药标准、调方指征，中药服用还要有相对统一固定的量的标准和煎药方法的要求。这样就形成了一病双诊双治的诊疗方案，方法明确具体，可操作性强，易于掌握。

建立中西医结合双重诊疗体系，可以发挥中西医各自的长处，优势互补。如肝硬化大量腹水的患者，可先用西药利尿药，以发挥其利尿作用快的特点，同时服用中药利水方剂，以增强其利水效果，在腹水消退之后，则可辨证应用中药以作善后治疗，一方面巩固已取得的疗效，同时又可预防腹水的再生。双重诊疗体系，既有西医病的诊断，又有中医证的分析，根据病情和治疗环节的需要，可先用西药，再用中药，也可先用中药，后用西药，或中西药同时应用，取长补短，最大限度地发挥增效、减毒、纠偏的作用。经过长期的临床观察与总结，以科学的方法进行印证和评价，获取有价值的临床规律，最终制定每一肝脏疾病的中西医最佳治疗方案。

（二）与双重诊疗体系构建相关的几个问题

1. 关于中医药辨证论治疗效的科学定位　对中医药治疗肝病的疗效作出正确的科学定位，有助于我们在建立双重诊疗体系时作出正确的选择，长期的实践证明，中医药可以在肝病的许多方面发挥作用，但其确切疗效主要还是体现在减轻和消除肝病的中医证候即西医学症状体征方面，这是因为症状和体征作为主观感觉和外在表现是辨证最主要、最直接的客观依据，许多治法与方药本来就是直接针对症状和体征的，中医药通过止痛、消胀、退热、退黄、消食、利湿、止血、止呕、止泻等功效，使肝病过程中的许多症状和体征得到减轻和消除，这可以减轻患者痛苦，为尽快康复创造必要的身体条件。

临床和实验研究还表明中医药具有减轻肝组织炎症、抗肝纤维化、利胆、抗脂肪变性、增强肝脏解毒功能、调节免疫等作用，这些方面要与西医相比较，而后进行正确取舍，中西两法可先选用疗效确切、副反应小者。一般讲客观指标异常兼有不同的症状与体征，可用西药针对前者，中药针对后者，或同时应用，这对增强综合疗效肯定是有益的。

2. 中医用药的基本原则　中医用药首先要坚持中医理论指导，坚持辨证论治原则，严格理法方药，坚持君臣佐使的配伍原则，只有这样才能发挥客观调控的优势；其次要充分借鉴西医学研究成果，将西医学检查视作中医望闻问切的延伸，将中药药理学和毒理学结论作为中药性味归经、作用功效的有益补充，这样，用药针对性才会更强，也才能最大限度地避免用药的盲目性；三是重视经验方药，注重吸收近年来各地的成功经验和经过临床检验的有效中成药。

在以上原则下，诊疗体系中所列方药要相对固定，以便于掌握。

3. 关于中成药应用 近年来国内有大量中成药问世并广泛应用于临床，极大地方便了患者，已成为中医药治疗的重要内容。在中西医双重诊疗体系中，中成药有着与汤剂同等重要的位置，随着剂型改革的进一步开展，中成药临床应用范围会更广，必将更好地发挥其简便易行、相对固定、便于掌握等优势。但是由于目前我国中药新药的研制还存在许多误区，使人们难以认知其优劣，肝病中成药主要存在以下三个方面的问题：一是较为普遍地存在着适应证范围太宽，如某一种药物适应证为乙型肝炎或肝硬化，这显然是不妥当的，这主要是研制者不了解肝病阶段用药和环节用药的特点，使临床医生难以选择；二是某些中成药对某一客观指标的针对性太具体，如清除乙肝病毒，称可以使 HBV–M 5 项指标转阴，这显然也不可信，因目前尚未能证实哪种中成药能够作用于乙肝病毒的某一环节，这是研制者未能明确中医药肝病疗效的科学定位所致；三是某些中成药在组方选药方面存在着盲目性和片面性，如护肝降酶中成药中加用灵芝、茯苓等免疫促进剂，结果使ALT 反而升高，或用川楝子、半夏、桃仁等损害肝脏药物，使肝组织炎症进一步加重，这是研制者学识与经验不足所致，凡此种种都给临床应用中成药增加了难度，中西医双重体系中选用中成药要充分考虑到以上种种因素，作出正确的选择。原则上是对某一环节作用确切，针对面小，针对性强，副反应小或无，如腹胀之木香顺气丸、止痛之元胡止痛片、护肝降酶之降酶灵、退黄之茵栀黄颗粒等。若肝病的某些环节尚无合适之药，则宁可暂缺。

实现以上三大目标，最终构建起中西医结合肝病双重诊疗体系是一项伟大而艰巨的科学工程，需要做大量艰苦、细致的工作，我们有坚实的中西医理论做指导，又有近 20 年来积累的成功经验，只要我们方向明确，方法对头，经过不懈努力，最终一定会完成这一伟大的科学使命。

附录三 病毒性肝炎中医辨证标准（试行）

中华中医药学会肝胆病专业委员会

中国中医药学会内科肝胆病专业委员会于 1991 年天津会议制订的《病毒性肝炎中医辨证标准》（试行）经 13 年的使用与实践，在中医治疗病毒性肝炎的医教研工作中起到了重要作用。为进一步使其标准化、规范化，中华中医药学会内科分会参照国家技术监督局 1997 年发布的《中华人民共和国国家标准·中医临床诊疗术语证候部分》，经一年广泛征求各方意见，对原标准进行了修订，经宜昌会议讨论通过，并发布此标准。

一、急性肝炎

（一）急性黄疸型肝炎

1. 湿热蕴结证

临床表现：身目俱黄，色泽鲜明，纳呆呕恶，厌油腻，口干苦，头身困重，胸脘痞满，乏力，大便干，尿黄赤，舌苔黄腻，脉弦滑数。

主症：①身目俱黄，色泽鲜明，尿黄赤；②纳呆呕恶，厌油腻；③舌苔黄腻。

次症：①口干苦；②大便干；③头身困重；④胸脘痞闷。

辨证要求：

（1）具备主症①及②、③两项中的 1 项者，即属本证。

（2）具备主症①及次症①或②者，属于热重于湿证。

（3）具备主症①及次症③或④者，属于湿重于热证。

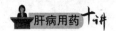

（4）具备主症①及次症①、②两项中的 1 项以及③、④两项中的 1 项者，属于湿热并重证。

2. 寒湿困阻证

临床表现：身目发黄，色泽晦暗，纳呆腹胀，或神疲乏力，畏寒喜温，大便溏薄，舌体胖，舌质淡，苔白滑，脉沉缓无力。

主症：①身目发黄，色泽晦暗；②纳呆腹胀；③脉沉缓无力。

次症：①神疲乏力，畏寒喜温；②大便溏薄；③舌体胖，舌质淡。

辨证要求：

（1）具备所有主症者，即属本证。

（2）具备主症①及次症 3 项中任何 2 项者，即属本证。

（二）急性无黄疸型肝炎

1. 湿浊中阻证

临床表现：脘闷不饥，肢体困重，怠惰嗜卧，口中黏腻，大便溏泻，舌苔腻，脉濡缓。

主症：①脘闷不饥；②舌苔腻。

次症：①肢体困重；②口中黏腻；③大便溏泻。

辨证要求：

（1）具备所有主症者，即属本证。

（2）具备主症 2 项中的任何 1 项及次症 3 项中任何 2 项者，即属本证。

2. 肝郁气滞证

临床表现：胁胀脘闷，胸闷不舒，善叹息，情志抑郁，不欲饮食，或口苦喜呕，头晕目眩，舌苔白，脉弦；女子乳房胀痛，月经不调，痛经。

主症：①胁胀脘闷；②脉弦。

次症：①不欲饮食；②头晕目眩；③情志抑郁；④女子乳房胀痛，月经不调，痛经。

辨证要求：

（1）具备所有主症者，即属本证。

（2）具备主症①及次症4项中任何2项者，即属本证。

（3）具备主症②及次症4项中任何3项者，即属本证。

二、慢性肝炎

（一）肝胆湿热证

临床表现：胁肋胀痛，纳呆呕恶，厌油腻，口黏口苦，身目发黄，大便黏滞秽臭，尿黄，舌苔黄腻，脉弦数或弦滑数。

主症：①胁肋胀痛；②舌苔黄腻。

次症：①纳呆呕恶，厌油腻；②身目发黄；③尿黄。

辨证要求：

（1）具备所有主症者，即属本证。

（2）具备主症①及次症3项中的任何2项者，即属本证。

（3）具备主症②及次症①、②者，即属本证。

（二）肝郁脾虚证

临床表现：胁肋胀痛，胸闷不舒，情志抑郁，纳食减少，口淡乏味，脘痞腹胀，午后为甚，少气懒言，身倦乏力，面色萎黄，大便溏泻或食谷不化，每因进食生冷油腻及不易消化的食物而加重，舌质淡有齿痕，苔白，脉沉弦。

主症：①胁肋胀痛；②腹胀便溏。

次症：①胸闷抑郁；②身倦乏力；③舌质淡有齿痕。

辨证要求：

（1）具备所有主症者，即属本证。

（2）具备主症①及次症②、③两项者，即属本证。

（3）具备主症②及次症①者，即属本证。

（三）肝肾阴虚证

临床表现：右胁隐痛，遇劳加重，腰膝酸软，四肢拘急，筋

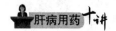

惕肉瞤，头晕目眩，耳鸣如蝉，两目干涩，口燥咽干，失眠多梦，潮热或五心烦热，男子遗精，女子经少经闭，舌体瘦，舌质红，少津，有裂纹，花剥苔或少苔，或光红无苔，脉细数。

主症：①头晕目涩；②腰膝酸软；③舌红少津。

次症：①五心烦热；②失眠多梦；③右胁隐痛，遇劳加重；④脉细数。

辨证要求：

（1）具备所有主症者，即属本证。

（2）具备主症3项中的任何2项及次症4项中的任何2项即属本证。

（3）具备主症3项中的任何1项及次症4项中的任何3项者即属本证。

（4）具备所有次症者，即属本证。

（四）瘀血阻络证

临床表现：面色晦暗，或见赤缕红丝，两胁刺痛，胁下痞块，质地较硬，朱砂掌，蜘蛛痣，女子行经腹痛，经色暗红有块，舌质暗或有瘀斑，脉沉细涩。

主症：①面色晦暗，或见赤缕红丝；②胁下痞块，质地较硬。

次症：①舌质暗或有瘀斑；②朱砂掌，蜘蛛痣；③两胁刺痛；④女子行经腹痛或经色暗红有块。

辨证要求：

（1）具备所有主症者，即属本证。

（2）具备主症及次症各1项者即属本证。

（3）具备次症中的3项即属本证。

（五）脾肾阳虚证

临床表现：畏寒喜暖，四肢不温，精神疲惫，面色不华或晦黄，少腹腰膝冷痛，食少脘痞，腹胀便溏，或晨泻，完谷不化，甚则滑泄失禁，小便不利或余沥不尽或尿频失禁，下肢或全身浮肿甚则水臌，阴囊湿冷或阳痿，舌质暗淡，有齿痕，苔白或腻或滑，脉沉细弱或沉迟。

主症：①畏寒肢冷；②精神疲惫；③舌质暗淡，有齿痕。

次症：①少腹腰膝冷痛；②腹胀便溏，或晨泻；③下肢浮肿；④阴囊湿冷或阳痿；⑤脉沉细弱。

辨证要求：

（1）具备所有主症者，即属本证。

（2）具备主症3项中的2项及次症5项中的任何2项者，即属本证。

（3）具备次症中的4项即属本证。

三、瘀胆型肝炎

（一）瘀热互结证

临床表现：黄疸较深，经月不退，皮肤瘙痒或有灼热感，抓后有细小出血点及瘀斑，右胁刺痛，口咽干燥，大便色浅或灰白，小便深黄，舌质暗红，苔少，脉实有力。

主症：①黄疸较深，经月不退；②皮肤瘙痒；③舌质暗红。

次症：①大便色浅或灰白；②小便深黄；③右胁刺痛。

辨证要求：

（1）具备所有主症者，即属本证。

（2）具备主症①及次症3项中2项者，即属本证。

（二）寒湿瘀滞证

临床表现：黄疸较深，色泽晦暗，经月不退，皮肤瘙痒，或右胁不适，形寒肢冷，食少脘痞，小便黄而清冷，大便色浅或灰白，舌质暗淡，苔白滑，脉沉缓。

主症：①黄疸较深，色泽晦暗，经月不退；②食少脘痞；③皮肤瘙痒。

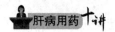

次症：①大便色浅或灰白；②形寒肢冷；③舌质暗淡，脉沉缓。

辨证要求：

（1）具备所有主症者，即属本证。

（2）具备主症①及次症3项中的2项者，即属本证。

四、重型肝炎

急性、亚急性及慢性重型肝炎病因、病机复杂，病势演变快，并发症多，属中医的"急黄（瘟黄）""鼓胀""血证"等范畴。目前治疗宜采用中西医结合多法联用的综合治疗措施。根据不同的及相关检查，中医可分为毒热炽盛证、痰闭心窍证和邪陷正脱证等进行辨证论治；也可针对其主要临床表现，从黄疸、昏迷、腹水、出血等方面进行分病分证论治。

附 非活动性肝炎病毒感染者，临床常见正虚邪留证。

临床表现：无明显不适，肝炎病毒指标检测阳性。

辨证要求：在排除以上各种肝炎证型的基础上，可根据中医的体质学说，结合患者的舌象、脉象进行辨证论治。

附录四　病毒性肝炎中医疗效判定标准（试行）

中华中医药学会内科肝病专业委员会

为使本病的疗效判定规范化，提高对本病的科研水平，经中华中医药学会内科肝病专业委员会天津会议（1991年12月）讨论通过，特制订疗效判定标准（试行）

一、急性肝炎

1. 基本治愈
（1）该证候中的主次症消失。

（2）肝脏恢复正常或明显回缩，肝区无明显压痛或叩痛。

（3）肝功能检查恢复正常。

（4）乙型肝炎病人要求HBsAg阴转。

（5）以上各项随访半年无复发者。

2. 治愈
除要求随访1年无异常改变外，其余各项与基本治愈标准相同。

二、慢性迁延性肝炎

1. 临床基本治愈
（1）该证候的主次症消失。

（2）肝脏恢复正常明显回缩，肝区无明显压痛或叩痛。

（3）肝功能检查恢复正常。

（4）乙型肝炎病人要求病毒复制指标阴转。

（5）以上四项均需稳定6～12个月者。

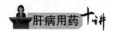

2. 显效

（1）该证候中的主次症消失占半数以上；或好转占三分之二以上。

（2）肝脏恢复正常或明显回缩，肝区无明显压痛或叩痛。

（3）肝功能检查恢复正常。

（4）乙型肝炎病人要求病毒复制指标有一项阴转。

3. 好转

（1）该证候中的主次症消失占三分之一以上，或好转占半数以上。

（2）肝脾肿大稳定无变动或回缩，无明显压痛及叩痛。

（3）肝功能检查较原值下降一半以上。

（4）乙型肝炎病人要求病毒复制指标下降。

4. 无效 未达到上述标准者。

三、慢性活动性肝炎

1. 临床基本治愈

（1）该证候的主次症消失。

（2）肝脏肿大稳定无变动或回缩，肝区无压痛及叩痛。

（3）肝功能检查恢复正常。

（4）乙型肝炎病人病毒复制指标阴转而 HBsAg 仍可阳性。

（5）以上各项保持稳定 6～12 个月者。

2. 显效

（1）该证候中的主次症消失占半数以上或好转占三分之二以上。

（2）肝脏肿大稳定无变动或回缩，肝区无压痛或叩痛。

（3）肝功能检查恢复正常或轻微异常（TTT ≤ 8 马氏单位，ALT（GPT）≤ 37.5U（正常值以 30U 为准）。

（4）乙型肝炎病人病毒复制指标有一项阴转而 HBsAg 仍可

阳性。

3. 好转

（1）该证候中的主次症消失占三分之一以上，或好转占半数以上。

（2）肝脏肿大稳定无变动或回缩，肝区无压痛及叩痛。

（3）肝功能检查较原值下降一半以上。

（4）乙型肝炎病人病毒复制指标有所下降而 HBsAg 仍可阳性。

4. 无效　未达到上述标准者。

说明：本标准中"该证候的主次证"均按"消失""好转""无变化"3级判定。

附录五 药名拼音索引

B

C

D

E

F

G

H

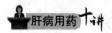

P

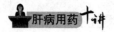

W

X

Y

Z